JN268971

小児栄養学

武藤静子
編著

朝倉書店

■ **編集者**

武 藤 静 子　　日本女子大学名誉教授

■ **執筆者** (五十音順)

赤 澤 典 子　　岩手大学教育学部教授　　〔11章〕

内 田 真理子　　聖徳大学幼児教育専門学校講師 (非常勤)　〔7章〕

及 川　　静　　和泉短期大学講師 (非常勤)　〔6, 10章〕

新 藤 由喜子　　十文字学園女子大学人間生活学部講師 (非常勤)
　　　　　　　　宇都宮大学教育学部講師 (非常勤)　〔3, 6, 8章〕

菅 原　　園　　駒沢女子短期大学講師 (非常勤)
　　　　　　　　聖徳大学幼児教育専門学校講師 (非常勤)　〔5章〕

杉 山 濱 子　　沼津っ子ふれあいセンター長　〔11章〕

辻 山 タカ子　　日本保育協会相談部・小児科医　〔2章〕

土 井 正 子　　母子愛育会総合母子保健センター愛育病院栄養科長　〔4章〕

中 村 博 志　　日本女子大学家政学部教授　〔8, 9章〕

根 岸 由紀子　　女子栄養大学栄養科学研究所助教授
　　　　　　　　彰栄保育福祉専門学校 (非常勤)　〔3章〕

向 井 美 惠　　昭和大学歯学部教授　〔2章〕

武 藤 静 子　　日本女子大学名誉教授　〔1, 3章〕

森 永 良 子　　白百合女子大学発達臨床センター顧問　〔9章〕

まえがき

　暖かで住み心地よい胎内から，この世の光の中に産まれ出た小さないのちは，想像もできない様々な身体的，精神的特性（長所，短所，可能性）をもっています．この長所や可能性を一杯にのばし得る境遇におかれた子どもは本当に幸せで，豊かな長い一生を送ることができます．運営の仕方が当を得れば短所と思われたものさえも長所に変えることができるのです．ということは，この住みにくいと考えられているこの世を生きるに甲斐ある世界にする仕事に，誰でもそれぞれの持ち物によって参加できることを意味します．そして長所も可能性も，短所と思われたものまでも貴重な社会資源として，環境がよければこの世を住みよい世界にすることにそれぞれ貢献することができるのです．環境と一口にいってもいろいろありますが，いのちを養い育てる栄養，それを具現化した食生活も大事な環境の一部です．栄養は健康と密接に関係しますし，食生活は栄養と結びついて健康を守ると同時に生きる喜びに直結します．空腹のときの一椀のご飯や，喉のかわいたときのひとすくいの水を口にしたときに発する「ああ，おいしい！！」の一声，またおいしいものを口に含んだときに思わず発する「ああ，幸せ！！」という嘆声は如実にそれを示しています．美しい音楽や絵画は人の心に安らぎと潤いをもたらしますが，それにも増して，日々，口にする食事は，その供し方によっては多くの人の心に安らぎと潤いを与えると同時に心を和ませ，食事を共にする人びとの間に愛情を育み，理解を深め合う機会を提供します．このことは大昔から広く認識され，世界各地にこれを示す諺が生まれています．たとえば，日本では，「同じ釜の飯を食った仲」などという言葉はほとんど日常語になっています．

　さあ，これから，こころとからだを育てるもとになる栄養と食物について勉強しましょう．

　　2003年1月

武 藤 静 子

目　　次

1. は じ め に ……………………………………………………………… 1

2. 小児の発育・発達 ……………………………………………………… 3
   2.1 胎児の発育・発達 ………………………………………………… 3
   2.2 子どもの発育・発達と特徴 ……………………………………… 3
   2.3 子どもの身体発育 ………………………………………………… 4
   2.4 子どもの生理機能の発達 ………………………………………… 10
   2.5 乳幼児の摂食行動の発達 ………………………………………… 12
   2.6 歯 の 発 育 ………………………………………………………… 14

3. 栄養・食品・衛生の基本的知識 ……………………………………… 15
   3.1 栄　　　養 ………………………………………………………… 15
   3.2 食　　　品 ………………………………………………………… 26
   3.3 食 品 衛 生 ………………………………………………………… 32
   3.4 実習時の基本的注意 ……………………………………………… 34

4. 妊娠・授乳期の食生活 ………………………………………………… 35
   4.1 妊娠期の食生活 …………………………………………………… 35
   4.2 妊娠・分娩の異常と食生活 ……………………………………… 38
   4.3 授乳期の食生活 …………………………………………………… 46
   4.4 実　　　習 ………………………………………………………… 47
   4.5 演　　　習 ………………………………………………………… 50

5. 乳幼児の食生活 ………………………………………………………… 51
   5.1 乳幼児期栄養の特徴 ……………………………………………… 51
   5.2 母 乳 栄 養 ………………………………………………………… 51
   5.3 人 工 栄 養 ………………………………………………………… 55
   5.4 離乳期の栄養 ……………………………………………………… 57
   5.5 実　　　習 ………………………………………………………… 63
   5.6 演　　　習 ………………………………………………………… 68

6. 幼児期の食生活 ………………………………………………………… 69
   6.1 幼児期栄養の特徴 ………………………………………………… 69

 6.2 幼児期の栄養所要量と食品の組み合わせ……………………………… 70
 6.3 幼児食の献立……………………………………………………………… 71
 6.4 間　　　食………………………………………………………………… 72
 6.5 お　弁　当………………………………………………………………… 73
 6.6 幼児期にみられる食の問題……………………………………………… 74
 6.7 実　　　習………………………………………………………………… 77
 6.8 演　　　習………………………………………………………………… 81

7.　学童期・思春期の食生活……………………………………………… 82
 7.1 心身の発育の特徴………………………………………………………… 82
 7.2 学 校 給 食………………………………………………………………… 89
 7.3 実　　　習………………………………………………………………… 91
 7.4 演　　　習………………………………………………………………… 94

8.　小児期の疾病と食事…………………………………………………… 96
 8.1 子どもの疾病症状………………………………………………………… 96
 8.2 比較的よく見られる疾病症状と食事…………………………………… 96

9.　子どもの発達に伴う食生活の問題…………………………………… 101
 9.1 発達心理学的視点よりみた子どもの食行動…………………………… 101
 9.2 発達に伴う食生活の問題―その原因と対策―………………………… 102
 9.3 健全な食行動の発達援助………………………………………………… 106
 9.4 心身障害児（者）の摂食・嚥下障害への対応………………………… 106

10.　児童福祉施設における食生活………………………………………… 108
 10.1 児童福祉施設における給食の意義…………………………………… 108
 10.2 栄養給与目標…………………………………………………………… 108
 10.3 給 食 管 理……………………………………………………………… 109
 10.4 保育所給食の実際……………………………………………………… 110
 10.5 実　　　習……………………………………………………………… 114
 10.6 演　　　習……………………………………………………………… 116

11.　保育所・幼稚園における栄養・食生活指導………………………… 117
 11.1 子どもの栄養・食生活の教育や指導について……………………… 117
 11.2 栄養・食生活の教育や指導内容の事例……………………………… 119
 11.3 食事への援助…………………………………………………………… 125
 11.4 食生活を見直す共食，行事食への取り組み………………………… 127

参考図書……………………………………………………………………………… 130
索　引………………………………………………………………………………… 133

1. はじめに

a. 母乳と乳児

　40週を母体内で過ごしている間に，胎児は母体の外で生活する準備を整える．そして産まれるとすぐに産声をあげる．その途端に肺や心臓が動きだして空気中の酸素をとり入れ，それを体のすみずみまで配り始める．酸素は，砂糖や脂肪のような体内の燃料を酸化燃焼し，その結果エネルギーが発生し，それが乳児の体温や血液循環を保ち，乳児の手足をばたばたさせる運動を助ける．

　そして乳児が口にする母乳は，歯のない乳児でもかまずに飲み込めるように液状になっており，乳児の生命維持に必要な栄養素のすべてを適度な濃さに（過不足なく）含んでいる．とくに初期の母乳（初乳）は，抵抗力の弱い乳児を感染から守ることのできる各種の免疫物質を含んでいる．新生児に初乳を与えることは，発育のうえからも，健康維持のうえからも大変大切なことである．

　乳の分泌量は，乳児の吸う力が強くなるにつれて，また栄養に対する要求が増すにつれて，次第に増え，最高で1日1000 ml 前後になる．

　興味深いことに，母乳のこのような特性は全人類共通で，地球上のどこに行っても，また皮膚の色や日常食がどんなに違っていても，ほとんど変わらない．まだ自分の力だけで生きてゆけない乳児は，世界中どこでも，こうして守られているのである．

　では，いったい，この白濁した液体に，どんな働きが秘められているのだろうか．

　母乳の成分をみてみると，①水分（母乳の87%を占める．乳児の体は水分が多く，また新陳代謝が活発なため，多くの水分が必要である），②乳糖（乳の薄い甘味成分．体内で燃料として働く．脳をつくるのに必要なガラクトースも含む．また腸の中で乳酸菌が殖えるのを助けて病原菌が繁殖しにくい環境をつくる），③あぶら（脂肪．乳糖より効率のよい燃料．乳が白濁して見えるのは脂肪球のためである．また神経や脳をつくるのにも大切），④たんぱく質（乳にみかん汁を混ぜると細かい粒子が生じるのは，たんぱく質が固まるからである．筋肉や各種の臓器，骨や歯，爪，毛，皮膚などをつくる），⑤脂肪に溶けるビタミン（ビタミンA，D，E，Kなど．骨，歯，血液などの形成に欠かせない．母乳中の脂肪が身体各部に運ぶ），⑥水に溶けるビタミン（ビタミンB_1，B_2，B_{12}，ナイアシン，Cなど．体内での乳糖や脂肪の燃焼の際に介添え役として働く），⑦ミネラル（灰分．乳を焼くと少量の灰が出るが，その素である）などである（5.2節参照）．母乳にはこれらの健康と発育に必要な成分（栄養素）が全部程よく含まれている．生後数カ月の間は，母乳さえ十分飲んでいれば，栄養についてはほとんど心配はいらないのである．

b. 母乳から食物へ

　乳児にとって理想的な飲み物である母乳は，お母さんの体の中で，その赤ちゃん専用につくられる．そして乳児の体が徐々に母乳以外の食物で栄養がとれる準備が整うまで面倒をみて，その後母乳の量はしだいに減少していく．

　生まれて数カ月経つと，口の中に小さな白い歯（乳歯）が現れてくる．この頃から乳児は知恵もつき，母乳以外の食物にも興味を示すようになり，手に触れたものをなんでも口にもっていき，かむような動作をするようになる．乳児の体は大きく育ち，動きも活発になるので，今までよりたくさんの栄養が必要になっていく．しだいに乳歯の数も増して，3歳頃までには生え揃い，乳なしで—すなわち，食物だけで栄養をとることができるようになっていく．こうして乳児から，幼児，

いわゆる子どもになるのである．

c. 子どもの食物

　子どもや大人の食べている食物の種類を眺めてみると，なんと種類が多いことだろう．しかし，その中には，母乳のように必要な栄養素をすべて必要なだけ含んでいる食物は，残念ながらない．たくさんある食物はそれぞれ異なった特徴をもっていて，一品ですべての必要条件を満たすことはできない．

　子どもの健全な発育・発達を促すには，それぞれ特徴ある種々の食品を組み合わせて，それをおいしく食べられるような料理法を考え（ここまでが子ども・大人共通の献立），献立に従って料理する．ときによっては，大人用の味をつける前に，味の薄いうちに子どもの分を取り分け，まだ十分かむことのできない年齢の子どもには，細かく刻むとか粗くつぶす，あるいは軟らかくなるまでよく煮込むなどして，子どもの食べ方の発達段階に応じて食べやすいように手を加えてあげなければならない．

　母乳だけで育っていたときに比べて，なんと手のかかることだろう．しかし，これは子どもが一歩一歩乳児の時代から抜け出して幼児になり，学童になっていく心強い，とても頼もしい過程なのである．学童になれば，もう大人とほぼ同じものが食べられるようになるので，食物に手のかかるのは，離乳期から幼児期の間だけである．親は忙しいだろうけれど，この時期を大事にして，子育てを楽しもう．こんな時期はもう二度とこないのだし，思い切ってやってみると，そう手もかからず，いろいろ発見もあって，結構楽しいものだ．周りの人たちも，親がこの時期の子育てを心から楽しむことができるよう，気を遣ってあげてほしい．

　どんな組み合わせにすれば，調和のとれた食事になるのか考えることは，簡単な栄養学の基本を理解すれば，そう面倒なことではないのである．

d. 食物と栄養

　栄養のバランスよく，おいしく料理された，そして，食器やテーブルや食事仲間にもやさしく，こころ配られた食事は，優れた指揮者に恵まれたオーケストラの創りだす調和のある美しいメロディーによく似ている．楽器が1つ欠けてもオーケストラは成立しないし，それぞれの音が弱すぎても，強すぎても，よい音楽にはならない．食事も同じで，いずれかの栄養素が欠けた食事が続くと，なんらかの健康障害が起こる．

　これまで，優れた先人達が多年の研究によって健康障害の原因を突き止め，現代人に向いた対処の仕方が考えられてきた．

　日本を例にとると，鈴木梅太郎博士は，何トンという大量の米糠から何ミリグラムという微量のビタミン B_1 を抽出した．脚気がビタミン B_1 欠乏によって引き起こされること，そして日本人の間に脚気が蔓延するのは，米の精白によって（それまでは玄米または雑穀を混ぜた米を食用にしていた）米糠に含まれているビタミン B_1 が失われてしまうことによることが明らかになった．その後，麦飯が勧められ，また米の胚芽にビタミン B_1 が非常に多いことから，香川綾博士が，胚芽のついた白米（胚芽米）を案出し，それが普及するようになった．また，食事の欠陥（ビタミン B_1 不足による脚気）を予防または治療するには，季節や地方色をふんだんに取り入れた野菜豊富のわが国の手作り伝統食が有効であることもわかってきて，脚気禍は一応おさまった．昔の人の生活の知恵にも驚かされる．これは，ひたすら時間と労力を省き，美食に走ろうとする現代に対する警鐘であると考えられなくもない．

　上記は日本における一例をあげたにすぎないが，世界各地でいろいろな角度から，これに類した研究努力が重ねられて栄養学が構築され，今に至っている．私たちは知らず知らずのうちに，多くの先人達の恩恵に浴しているのである．わが国の世界に冠たる長寿も，栄養の基本を日々の食生活に活かしやすいように工夫された指導が実を結んだ結果ということができるのではないだろうか．

　栄養学は今後も新しい視点から人類の心と体の健康をめざして進歩を続けるであろう．その面から，人類の福祉に少しでも貢献できたら，これに越した幸いはない．

2. 小児の発育・発達

2.1 胎児の発育・発達

人間の生命は，卵子と精子の結合（受精）によって始まる．受精卵は細胞分裂をくり返しながら卵管を通りぬけ，数日後に子宮体部にしっかりと着床する（受胎）．クワの実状の受精卵はさらに分裂を重ねて人間の形に近づいていく．妊娠8週頃には，それまでのタツノオトシゴのような形から尾やエラのような部分が消失し，心臓，脳，顔，手足などが形成され，だんだんに胎児らしい形となってくる（妊娠9週未満を胎芽と称する）．脳の表面にも皺が現れ，深くなり，数も増し，心臓も活発に働き始めて，超音波断層画像で鼓動をみることができる．眼，鼻，口などがはっきりとして顔らしくなり，指も形づくられ，妊娠12週頃には性別も外見で区別できるようになる．妊娠20週頃になると，人間の器官はすべて形成され，子宮内での胎児の動きも活発となる．指しゃぶりやあくびをしたり，背伸びをしたりする胎児の動きを超音波断層画像で見ることができ，親としての歓びと自覚を改めて感じさせられる頃である．

しかし，人間としての器官が形成されても，胎児も器官も全く未熟であり，さらに20週ほどの間を子宮内で母体の力を借りて生育せねばならない．その間に身長・体重は増加し，臓器，筋肉，骨なども発育し，多くの器官の機能が発達する．このように，胎児は受胎後約40週を子宮内で過ごし，母体外で生きるための準備をしっかり整えて，誕生のときを迎えることとなる．

妊娠期の約40週間は，胎児にとっても，母親にとっても長い大切な期間である．この期間を「いかに順調に過ごして出産を迎えるか」は，母子にとって，その後の人生に大きく関わることである．生活環境を整え，母体の心身の安定をはかるなど，出産に備えての条件はいろいろあるが，妊婦の食生活の良否が胎児の発育に与える影響は大きい．ことに妊娠初期は，受精卵が胎芽となり，人間としての大切な器官が形成される時期である．この時期の適正な栄養の摂り方は，健康な胎児が育つためにとくに重要な関わりをもつ．

しかし，この大切な時期には，一般に「つわり」を生じることが多い．最近は医療の進歩に伴い，点滴療法などの対応で症状を軽くすることが容易になったが，つわりに苦しむ妊婦の食生活へのアドバイスは，健全な妊婦生活を過ごさせるために重要なことといえよう．

つわりの原因は，医学的にはいろいろあげられるが，大切な妊娠初期をうっかりと過ごしやすい妊婦に対しての，胎児からのサインとも思われる．「ここに赤ちゃんがいるのだから無理しないでね」とのメッセージと考えて，日々の生活を大切に過ごし，適正な栄養指導のもとに無事につわりの時期を過ごしたいものである．

妊娠後期の胎児は，それぞれの器官の機能的な発達に加えて，身長・体重の増加が著しい．ことに32週頃からの増え方が大きく，誕生後の生活に備えているためとも考えられる．

2.2 子どもの発育・発達と特徴

子ども（胎児も含む）の身体および脳や心臓などの臓器は，時の経過とともに量的に大きくなり，形も変化していく．この現象を発育（または成長）という．また，臓器や器官は発育とともに未熟な機能が成熟に向かって進化していく．この現象を発達といい，発育と発達は互いに密接な関

人間の発育現象は成人後も続くが，子どもの発育過程とは大いに異なる．子どもの発育・発達には進化がみられるという特徴がある．未熟な身体が，量的にも質的にも成熟に向かって発育し，機能が発達していく過程にあるのが子どもである．

また，子どもの発育は個人差を伴うものであることも大きな特徴である．生活年齢に応じて発育状態のおおよその目安があるとしても，正常な範囲には大きな幅があり，どの子どもも同じように発育・発達するものではない．

個人差が生じる原因としては，性別，人種，遺伝など先天的なもので簡単に変えることができないものもあるが，疾病の罹患状況，保育環境の良否・保育者の愛情の有無など後天的な条件も子どもの発育を大きく左右する．ことに食生活のあり方，栄養の摂取状況は，短期間に結果を現わしやすい．子どもに適切な食生活を与えることは，健康な子どもの発育・発達を促す重要な条件の1つであることを，現在の日本の保育者は改めて考え直す必要があると思われる．

このように，① 子どもは成熟に向かって発育・発達の途上にあること，② 発育の正常範囲には幅があること，③ 発育過程には個人差があることなどの特徴を熟知し，保育者として適切な対応を行いたいものである．

2.3 子どもの身体発育

子どもとは，一般に0歳から15歳までをいうが，18歳まで（成人への移行期）を含むこともある．

年齢によって，子ども時代は乳児期（離乳期を含む）：誕生から1歳，幼児期：1～5歳，学童期：6～12歳，思春期・青年期：12歳頃～成人，に大別される．

子どもの身体発育は，身長，体重，頭囲，胸囲の計測値で示されることが多い（図2.1～2.5）．

発育の目安としては，次のように覚えるとよい．身長：出生時約50 cm → 1年で約1.5倍 → 4年で約2倍となる．体重：出生時約3 kg → 3カ月で約2倍 → 1年で約3倍 → 4年で約5倍となる．頭囲：出生時約33 cm → 1年で約46 cm → 4年で約50 cmとなる．胸囲：出生時約32 cm → 1年で約46 cm → 4年で約52 cmとなる．

これらの数値でわかるように，発育は月齢，年齢が小さいほど著しい．急速に発育する乳幼児期を第一次急伸期という．その後しばらくの間は緩やかに発育するが，思春期の頃に再び発育が旺盛となる．この時期は第二次急伸期とよばれるが，それまでに関わっていた甲状腺ホルモンや脳下垂体ホルモンの働きに加え，活発化した性ホルモンの働きによるものである．

身体発育値は，一応の目安として調査結果が図で表示されてはいるが，あくまでも平均の値であり，その値や増加度には個人差があることは言うまでもない．

出生体重も，妊娠週数，妊婦の生活，健康状態などによって大きな幅がある．4,000 g以上を巨大児，2,500 g未満を低出生体重児と称し，さらに極低出生体重児，超低出生体重児に分けられ，出生後の保育対応を考える重要な指針となっている（4章参照）．

未熟児という名称もあるが，早産（妊娠37週未満）に伴う低出生体重の場合が多い．低出生体重児すなわち未熟児とはいえず，機能的には問題のない場合も多い．

乳児期に発育が著しいことはすでに述べたが，その増加量は月齢，年齢によって異なり，月齢が小さい時期ほど多い．

1歳を過ぎる頃より身長・体重の増加量は減ってくるが，身長の増加量減少は体重の増加量減少よりも少ないので，幼児期には，背が高くなったとか，やせたのではないかなどの印象を抱かせられる．

頭囲も出生時は胸囲をやや上回るが，2カ月頃になると等しい大きさを示し，その後だんだん胸囲が大きくなる．頭囲の値は，その大きさおよび増加量により，小頭症，水頭症の対応への手がかりとなる．

頭囲の経過は，出生直後の測定値と，1カ月および4カ月健診時の測定値とを比較してはならな

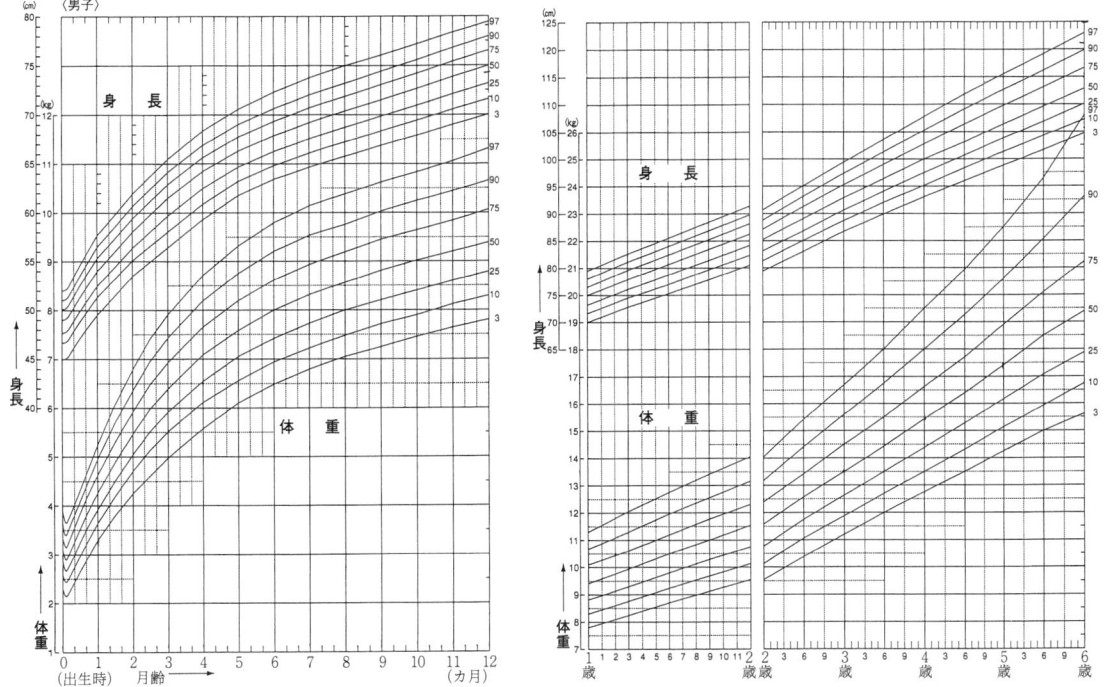

図 2.1 乳児身体発育パーセンタイル曲線（平成12年調査）
身体と体重についてそれぞれ7本の線は，下から3，10，25，50，75，90，および97の各パーセンタイル値を示す（以下のグラフも同じ）．
1歳代の身長は仰臥位身長を示し，2歳以降は立位身長を示す．

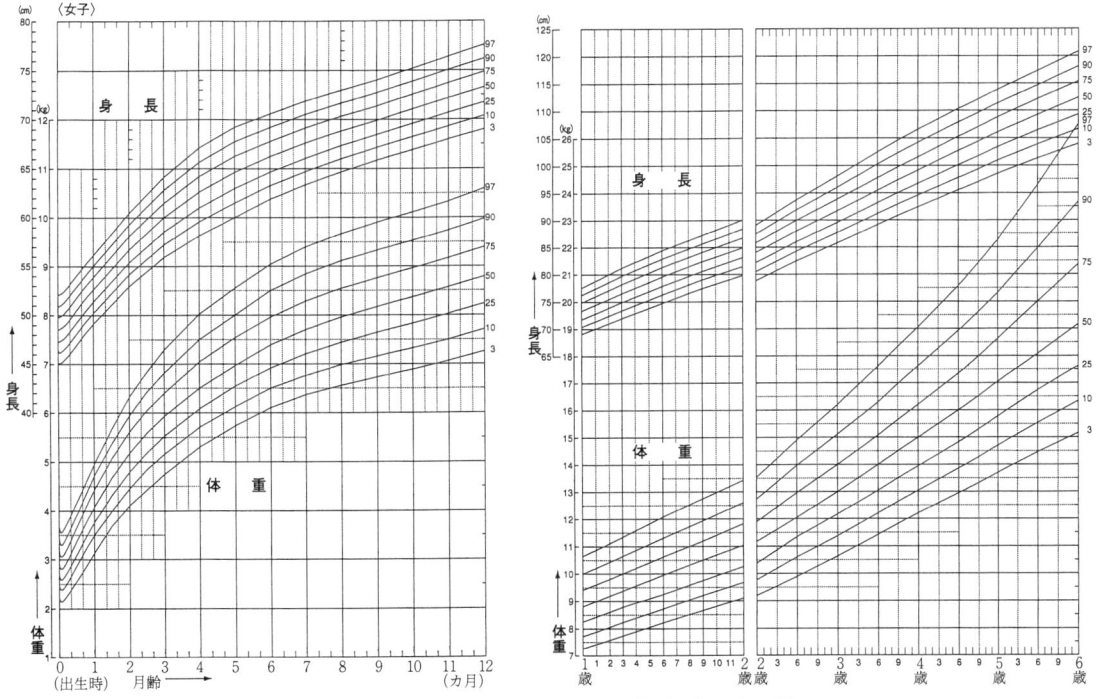

図 2.2 乳児身体発育パーセンタイル曲線（平成12年調査）

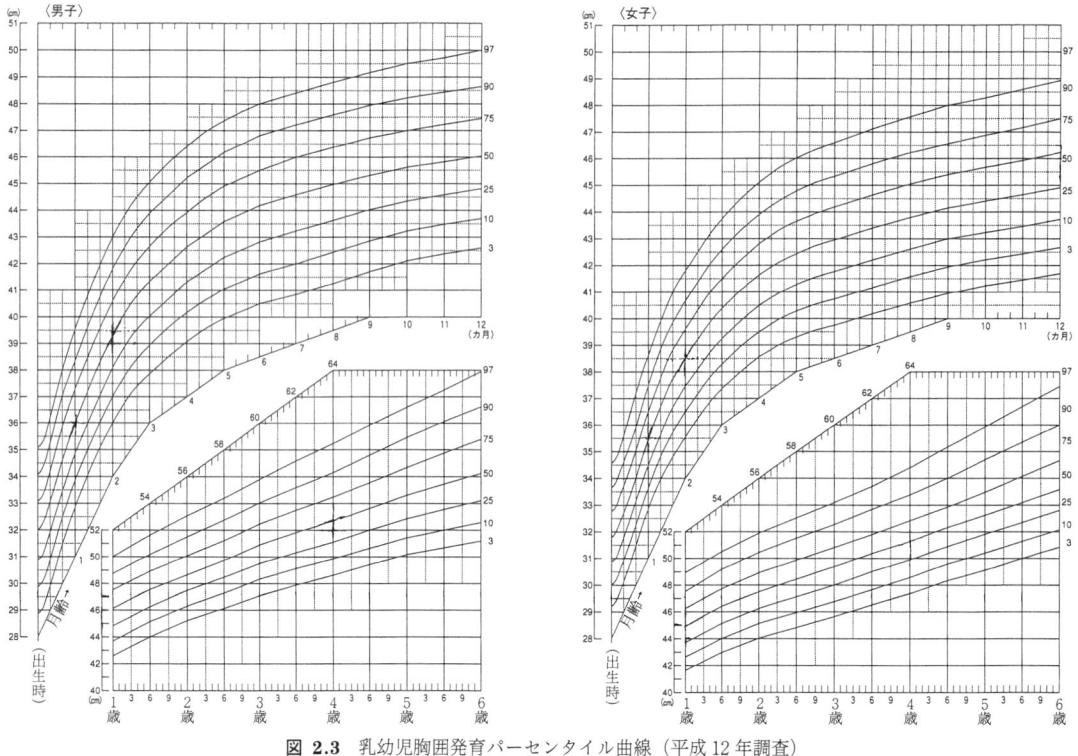

図 2.3 乳幼児胸囲発育パーセンタイル曲線（平成 12 年調査）

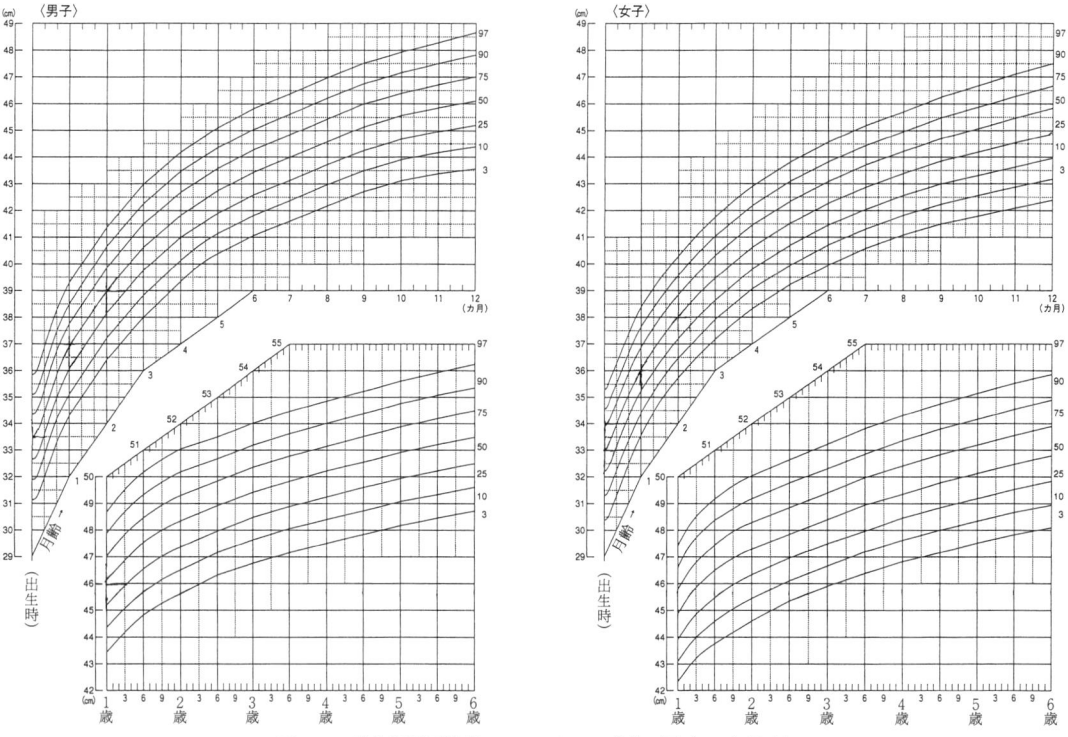

図 2.4 乳幼児頭囲発育パーセンタイル曲線（平成 12 年調査）

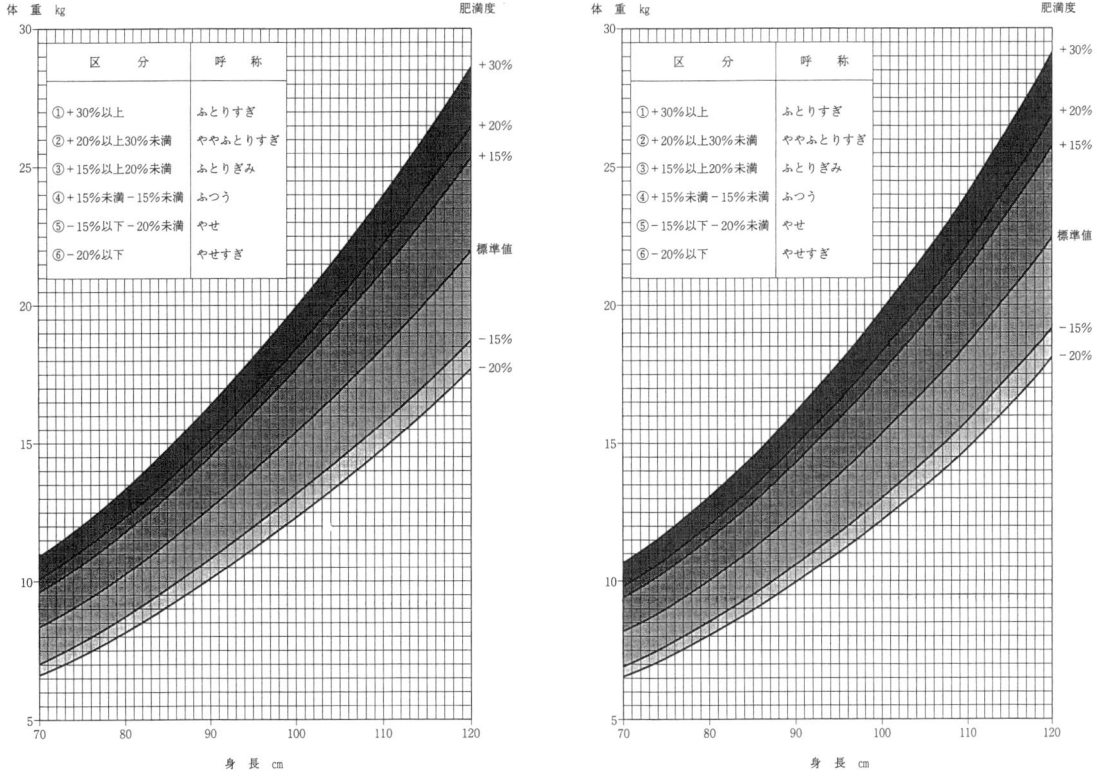

図 2.5 幼児の身長体重曲線（左：男子，右：女子）

い．出生直後は狭い産道を通り抜けるため，頭蓋骨の縫合部がわずかながら重なっていたりして，正確な頭囲を示していない場合が多い．新生児期を過ぎると圧迫による頭蓋への影響も消失して本来の頭囲に戻るので，戻った後の測定値と比較しなければ急激な増加と誤り，水頭症の疑いを無用に生じることとなる．

1) 身体発育調査

わが国の子どもの身体発育調査は，1950年から全国的に行われている．1940年の調査もあるが戦争中のことでもあり，1950年も戦後まもない時期のため，その後の調査と比べるには条件が異なりすぎる．1960年以後は厚生省（当時）が中心となり，保健所や病院をも対象として全国的な規模で行われている．その調査結果は母子手帳に表示され，乳幼児健診や育児指導に役立っている．

この全国調査は10年ごとに行われているが，2000年の調査は2001年に集計され，最新の身体発育値として2002年改正の母子手帳に表示されている．

身長・体重などの数値は，初期の母子手帳では一本の線として平均値が示されていた．しかし，1つの値にこだわる傾向があり，その後は正常値の幅として表示され，最近は数値ではなく，パーセンタイル値*で評価されるようになった．その後，一般の人びとにもパーセンタイル値が理解されているとの見解のもとに，1992年改正以後の母子手帳の発育値は，パーセンタイル値で表示されている．

＊ **パーセンタイル値**：総計測値を最高100として分類したとき，求めるものが下から何番目にあるかという示し方で表す統計学的な値である．

学齢期の子どもは，毎年学校で実施されている身体検査の計測値が集計され，基準となっている（表2.1）．

2) 身体発育表による発育の評価

子どもの栄養状態や発育の評価を，単に数値だ

表 2.1 年齢別 身長・体重・座高の平均値および標準偏差（小児保健研究, 2001）

区分			身長 (cm)		体重 (kg)		座高 (cm)	
			平均値	標準偏差	平均値	標準偏差	平均値	標準偏差
男	幼稚園	5歳	110.7	4.74	19.2	2.76	62.1	2.82
	小学校	6歳	116.7	4.94	21.7	3.68	64.9	2.90
		7	122.4	5.21	24.3	4.42	67.7	2.98
		8	128.2	5.38	27.6	5.57	70.4	3.06
		9	133.5	5.74	31.1	6.81	72.8	3.21
		10	138.9	6.23	35.0	7.99	75.1	3.37
		11	145.3	7.13	39.5	9.25	77.9	3.81
	中学校	12歳	152.9	8.07	45.4	10.46	81.6	4.55
		13	160.2	7.64	50.6	10.64	85.1	4.47
		14	165.3	6.66	55.5	10.55	88.1	3.98
	高等学校	15歳	168.6	5.89	60.1	11.06	90.1	3.46
		16	170.0	5.78	61.7	10.67	90.9	3.28
		17	170.9	5.76	62.8	10.47	91.5	3.26
女	幼稚園	5歳	109.9	4.68	18.8	2.72	61.6	2.83
	小学校	6歳	115.9	4.88	21.2	3.45	64.6	2.82
		7	121.7	5.11	23.7	4.08	67.4	2.88
		8	127.5	5.52	26.9	5.16	70.1	3.07
		9	133.5	6.20	30.5	6.36	72.8	3.43
		10	140.3	6.73	34.7	7.29	76.0	3.78
		11	147.1	6.70	40.1	8.35	79.5	3.88
	中学校	12歳	152.2	5.86	44.9	8.61	82.3	3.57
		13	155.2	5.39	48.3	8.37	83.8	3.20
		14	156.8	5.23	50.9	8.12	84.8	3.00
	高等学校	15歳	157.2	5.24	52.2	8.53	85.1	3.02
		16	157.7	5.31	53.2	8.14	85.3	2.99
		17	158.0	5.32	53.2	8.11	85.4	2.95

注：1 年齢は，平成13年4月1日現在の満年齢である．
2 全国平均の5歳から17歳の標本誤差（信頼度95％）は，身長 0.06〜0.10 cm，体重 0.04〜0.17 kg，座高 0.04〜0.46 cm である．

けで判断することはむずかしい．体格が大きければ体重が重くても問題ないし，小柄でも健康な子どもは多い．重要なことは，身長と体重のバランスである．バランスを示すものとして，以前はカウプの指数，ローレルの指数などが用いられていた．しかし，その指数は男女の性差，年齢，月齢，身長などを考慮しなければならない繁雑さがあるため，現在では肥満度で評価されるようになり，1997年からは，母子手帳にも身長体重曲線（肥満度）の表で示されている．

子どもの発育状態を判定するときは，身長・体重の数値を知るだけでなく，各月齢の値を線で結んだ曲線の傾向を知ることが大切である．とくに肥満度を判定する場合は，その数値がどこのパーセンタイルにあるかということとともに，各月齢（年齢）の値を結ぶ曲線が上向きか下向きかということを見逃してはならない．急カーブで上昇するとき，あるいは下方に向かうときは，肥満や低栄養を念頭において，栄養状態や食事生活などの問題を提起するものとして考えねばならない．

3) 調査結果で示される身体発育の推移と問題点

1960年の調査結果は，1950年，1940年の結果に比べて身体発育の向上は著しい．戦争中，戦後の社会状況を考えれば当然のことといえよう．

1960年以降は，安定した社会情勢のなかで育児も重要視され，粉乳の改良も急速に進み，離乳食を主とした栄養指導の改善・普及などが行われ

2.3 子どもの身体発育

表 2.2 1960 年, 1970 年, 1980 年, 1990 年および 2000 年の調査結果 (平均値) 比較 (身長・体重)

[身長 (cm)]

年・月齢	男子						女子					
	1960年	1970	1980	1990	2000	伸び*	1960年	1970	1980	1990	2000	伸び*
出生時	50.0	50.2	49.7	49.6	49.0	-0.6	49.8	49.7	49.3	48.9	48.4	-0.5
0年1〜2月未満	55.4	56.1	56.0	56.7	56.2	-0.5	54.2	54.9	55.2	55.6	54.9	-0.7
2〜3	58.5	60.1	59.8	60.3	60.0	-0.3	57.2	58.5	58.4	58.9	58.7	-0.2
3〜4	60.9	63.0	62.7	63.2	62.9	-0.3	59.9	61.3	61.1	61.5	61.6	0.1
4〜5	63.2	65.1	64.9	65.4	65.2	-0.2	61.9	63.5	63.3	63.6	63.7	0.1
5〜6	65.5	66.7	66.6	67.1	66.8	-0.3	64.0	65.2	65.3	65.4	65.4	0.0
6〜7	67.0	68.2	68.1	68.5	68.3	-0.2	65.4	66.6	66.8	66.8	66.9	0.1
7〜8	68.5	69.5	69.4	69.7	69.6	-0.1	66.8	67.9	68.2	68.1	68.1	0.0
8〜9	69.7	70.7	70.8	70.9	70.9	0.0	68.2	69.1	69.4	69.3	69.3	0.0
9〜10	70.8	71.9	72.0	72.0	72.0	0.0	69.4	70.4	70.6	70.6	70.5	-0.1
10〜11	72.0	73.1	73.2	73.2	73.2	0.0	70.4	71.8	71.8	71.8	71.6	-0.2
11〜12	73.1	74.2	74.3	74.3	74.4	0.1	71.6	73.0	73.0	73.0	72.7	-0.3
1年0〜1月未満	74.1	75.4	75.5	75.4	75.5	0.1	72.7	74.2	74.1	74.2	73.8	-0.4
1〜2	75.1	76.5	76.6	76.5	76.5	0.0	73.5	75.2	75.1	75.3	74.9	-0.4
2〜3	75.8	77.6	77.6	77.6	77.5	-0.1	74.5	76.1	76.2	76.4	76.0	-0.4
3〜4	76.7	78.5	78.5	78.6	78.4	-0.2	75.2	77.0	77.3	77.4	77.0	-0.4
4〜5	77.5	79.3	79.3	79.7	79.4	-0.4	76.2	77.9	78.2	78.4	78.0	-0.4
5〜6	78.4	80.1	80.1	80.6	80.2	-0.4	77.1	78.7	79.0	79.4	79.1	-0.3
6〜7	79.4	80.8	80.8	81.5	81.1	-0.4	77.8	79.5	79.9	80.3	80.0	-0.3
7〜8	80.1	81.6	81.9	82.4	82.1	-0.3	78.5	80.2	80.8	81.1	81.0	-0.1
8〜9	80.7	82.4	82.8	83.2	83.0	-0.2	79.2	80.9	81.7	81.9	81.9	0.0
9〜10	81.4	83.2	83.6	84.0	83.9	-0.1	79.9	81.8	82.6	82.7	82.7	0.0
10〜11	82.2	84.1	84.4	84.6	84.8	0.2	80.6	82.7	83.4	83.3	83.6	0.3
11〜12	83.0	84.9	85.2	85.3	85.5	0.2	81.4	83.7	84.1	83.9	84.4	0.5
2年0〜6月未満	85.0	87.1	87.2	87.4	87.1	-0.3	83.7	86.1	86.3	86.0	86.0	0.0
6〜12	88.5	90.8	91.1	91.3	91.0	-0.3	87.2	89.5	90.2	90.1	89.9	-0.2
3年0〜6月未満	91.9	94.4	94.8	95.0	94.7	-0.3	90.7	93.0	93.9	94.0	93.7	-0.3
6〜12	95.0	97.8	98.2	98.6	98.3	-0.3	94.1	96.4	97.5	97.7	97.4	-0.3
4年0〜6月未満	98.2	101.2	101.5	102.1	101.6	-0.5	97.3	99.8	100.9	101.3	101.0	-0.3
6〜12	101.4	104.3	104.6	105.4	104.9	-0.5	100.4	103.1	104.1	104.7	104.3	-0.4
5年0〜6月未満	104.4	107.3	107.7	108.6	108.1	-0.5	103.3	106.2	107.1	107.9	107.6	-0.3
6〜12	107.4	109.9	110.7	111.6	111.4	-0.2	106.3	109.1	109.8	110.9	110.8	-0.1
6年0〜6月未満	109.6	112.6	113.6	114.5	114.9	0.4	108.9	111.7	112.2	113.8	113.8	0.0

[体重 (kg)]

年・月齢	男子						女子					
	1960年	1970	1980	1990	2000	伸び*	1960年	1970	1980	1990	2000	伸び*
出生時	3.1	3.2	3.23	3.15	3.04	-0.11	3.0	3.1	3.16	3.06	2.96	-0.10
0年1〜2月未満	4.7	5.0	5.08	5.10	4.87	-0.23	4.5	4.6	4.76	4.66	4.60	-0.06
2〜3	5.7	6.1	6.09	6.16	5.88	-0.28	5.2	5.6	5.55	5.61	5.53	-0.08
3〜4	6.3	6.9	6.84	6.88	6.72	-0.16	5.8	6.4	6.24	6.32	6.22	-0.10
4〜5	6.8	7.4	7.39	7.38	7.32	-0.06	6.4	6.9	6.83	6.84	6.75	-0.09
5〜6	7.4	7.8	7.80	7.75	7.79	0.04	6.9	7.3	7.33	7.23	7.18	-0.05
6〜7	7.8	8.2	8.15	8.09	8.17	0.08	7.2	7.7	7.71	7.54	7.54	0.00
7〜8	8.1	8.5	8.47	8.40	8.48	0.08	7.5	8.0	8.00	7.82	7.82	0.00
8〜9	8.3	8.7	8.77	8.69	8.74	0.05	7.7	8.2	8.24	8.09	8.05	-0.04
9〜10	8.5	9.0	9.04	8.95	8.94	-0.01	8.0	8.5	8.47	8.35	8.26	-0.09
10〜11	8.6	9.2	9.27	9.18	9.13	-0.05	8.2	8.7	8.70	8.60	8.46	-0.14
11〜12	8.8	9.3	9.49	9.39	9.33	-0.06	8.4	8.9	8.91	8.83	8.67	-0.16
1年0〜1月未満	9.1	9.5	9.71	9.58	9.51	-0.07	8.5	9.1	9.09	9.04	8.88	-0.16
1〜2	9.3	9.7	9.91	9.75	9.68	-0.07	8.7	9.2	9.27	9.24	9.08	-0.16
2〜3	9.4	9.9	10.07	9.95	9.85	-0.10	8.9	9.4	9.47	9.42	9.26	-0.16
3〜4	9.6	10.1	10.20	10.15	10.02	-0.13	9.1	9.5	9.70	9.58	9.46	-0.12
4〜5	9.8	10.3	10.33	10.36	10.19	-0.17	9.2	9.7	9.91	9.76	9.67	-0.09
5〜6	10.0	10.4	10.50	10.56	10.37	-0.19	9.5	9.9	10.10	9.95	9.86	-0.09
6〜7	10.2	10.6	10.73	10.75	10.55	-0.20	9.6	10.0	10.29	10.14	10.04	-0.10
7〜8	10.3	10.9	10.98	10.95	10.75	-0.20	9.8	10.2	10.48	10.34	10.23	-0.11
8〜9	10.5	11.1	11.21	11.14	10.92	-0.22	10.0	10.4	10.70	10.53	10.42	-0.11
9〜10	10.6	11.3	11.43	11.33	11.10	-0.23	10.1	10.7	10.93	10.71	10.59	-0.12
10〜11	10.8	11.5	11.64	11.51	11.28	-0.23	10.2	11.0	11.14	10.90	10.78	-0.12
11〜12	11.0	11.6	11.82	11.70	11.43	-0.27	10.4	11.3	11.34	11.09	10.97	-0.13
2年0〜6月未満	11.6	12.3	12.18	12.33	12.07	-0.26	11.1	11.7	11.89	11.72	11.55	-0.17
6〜12	12.5	13.2	13.27	13.35	13.12	-0.23	12.0	12.6	12.88	12.79	12.58	-0.22
3年0〜6月未満	13.3	14.1	14.28	14.32	14.13	-0.19	12.9	13.4	13.86	13.83	13.62	-0.21
6〜12	14.2	15.0	15.22	15.28	15.15	-0.13	13.8	14.3	14.82	14.85	14.63	-0.22
4年0〜6月未満	15.0	15.6	16.12	16.24	16.15	-0.09	14.6	15.2	15.76	15.88	15.73	-0.15
6〜12	15.8	16.6	17.01	17.22	17.27	0.05	15.4	16.1	16.67	16.92	16.79	-0.13
5年0〜6月未満	16.6	17.4	17.91	18.27	18.36	0.09	16.2	17.0	17.55	17.99	17.92	-0.07
6〜12	17.4	18.2	18.86	19.38	19.48	0.10	17.0	18.0	18.38	19.11	18.94	-0.17
6年0〜6月未満			19.88	20.60	20.56	-0.04			19.15	20.14	20.04	-0.10

*: 伸びとは, 1990 年からの増分を示す.

たこともあり，1970年の子どもの身長・体重は，前回の調査に続いて大きく伸びた結果を示している（表2.2）．

1980年の発育値は1970年に比べて増加してはいるが，その増加量は前回に比べて少ない．1990年の結果は，年齢ごとの身長・体重は増加しているが，出生体重がわずかながら減少していることが，前回の調査結果と異なっていた．

2000年の調査にも，この傾向がみられた．今回の出生体重の減少は，乳児期前半だけではなく乳児期後半から幼児期の体重にも影響を及ぼし，減少した値を示している．

この連続して減少し，さらに幼児期にまで及んでいるということは，その背景に何があるのかを考えてみる必要があるだろう．

1990年にその結果が示されたとき，考えられる原因として次の点があげられた．

① 医学の進歩に伴う妊婦指導の向上：適切な栄養指導が行われ，妊婦の過剰栄養による胎児の増大化がコントロールされるとともに，良好な健康管理により，糖尿などに伴う巨大児が減少している．

② 計画出産の普及：出産を予定日に少しでも近い日に，少しでも大きな子どもを産みたいという考えが減り，さまざまな事情で計画的に出産を早めることが一般的に行われるようになった．

③ 少子化：一般に，1子よりも2子が，2子よりも3子が，3子よりも……と，漸次出生体重は増大する．4子，5子の出産も珍しくない時代と異なり，現在は1子，2子で終わるのが圧倒的である．

④ アルコール：最近は，若い女性や母親の年代でのアルコール摂取は珍しいことではない．飲む量が適量であれば問題も少ないと思われるが，妊娠中の常飲は，胎児の発育によくない影響を及ぼすものと思われる．

⑤ ダイエット志向：日本女性の「やせ願望」は，健康上の大きな問題となっている．その傾向が低年齢化を示し，学童期にまで及んでいる現在の現象は，早急な対策が必要と思われる．

その「やせ願望」，太りたくない気持ちが妊娠後も続き，妊娠月齢に伴う適正な体重増加が得られない妊婦も増えている．出産時までの妊婦の体重増加量は，やせ型の妊婦で10～12 kgを，標準型でも7～10 kgを目標としており，7 kg未満の場合は出生体重が少ないという統計結果も示されている（4章参照）．

⑥ 喫煙：アルコールを常飲する女性の増加とともに，タバコを愛用する女性の増加は著しい．タバコの害が大きく発表され，日本でもタバコ人口は減少の傾向を示している．しかし，そのタバコ人口のなかで女性，とくに若い女性の喫煙者の数は年ごとに急増している．喫煙と低出生体重との関係は統計上明らかであり，またタバコの本数が増えるほど出生体重が少ないことも，有意な統計値として示されている．

⑦ 極小未熟児の出生：医療の進歩に伴い，超低出生体重児も生育しうるようになった．このことは，出生体重減少の一因とも考えられるが，例数が少ないため，平均値に影響をもたらすものではないともいわれている．

出生体重減少の原因としては，上記のように多くの問題が考えられる．妊婦指導の適切さ，予定日に満たない早期出産の安全管理など，医学の進歩・向上に伴う結果であれば問題ないが，喫煙，ダイエット志向は現在なお増加の傾向にある．やせたいという願望が拒食・過食をもたらし，摂食障害に悩む例も急増している．前回の調査（1990年）に続いて今回（2000年）でもなお出生体重及びその後の体重が前回に比べて減少の傾向にあるという結果は，保育・健康相談に関わる者が真剣に取り組まねばならない問題である．

2.4 子どもの生理機能の発達

1） 循環機能

人間の全身に流れている血液は，各組織に酸素や栄養を与え，不要な代謝産物や二酸化炭素をとり込んで運び出し，発育・発達に役立っている．

この血液循環は胎児期にも行われているが，子宮内で発育する胎児は，胎盤を通して母体側の血液から酸素や養分をとり入れ，不要な代謝産物や

二酸化炭素を母体側に排出している．しかし，出生後は自力で行わなくてはならない．娩出後，自発呼吸とともに肺に空気が送られ，ガス交換が可能となる．酸素に富んだ血液は心臓に戻り，心臓の働きで血液は全身に送り出され各組織で酸素を与え二酸化炭素をとり込んで心臓に戻り，肺に送られてガス交換が行われる．この新生児の新しい独立した血液循環は，娩出と同時に瞬時の間に行われる．数日後には成人同様の血液循環が行われるようになるが，1回の心臓の拍動による血液の拍出量は少ないため，必要な酸素量を送り出すには数を増すことで補うこととなり，心拍数は多い（新生児約140，乳児120～130，幼児100～110，学童80～90）．

2）呼吸機能

胎児は，分娩時に狭い産道を通りぬけるとき胸部が圧迫され，肺の中の羊水などが排出される．娩出後，胸部は弾力で膨らみ，肺に空気が入って第一呼吸（うぶ声）が生じる．その後自発呼吸が確立していくが，肺の機能はまだ未熟なため，呼吸数が乱れたり呼吸が止まることもしばしばみられる．数日後には肺も十分に開くようになり，呼吸も整ってくる．

① 外呼吸：普通行われている呼吸である．鼻や口から酸素を含んだ空気を吸い込み，肺に送りこむ．肺胞に達した空気は，そこで酸素を与えて二酸化炭素をとり入れるというガス交換が行われ，再び気道を通って鼻や口から排出される．

乳幼児においては（とくに新生児）腹式呼吸が行われており，口呼吸がうまくできないことが特徴といえる．また，気道の筋肉や呼吸中枢などが未熟なために，1回の呼吸で十分な空気を肺に送りこむことができず，呼吸数も多く，不規則にもなりやすい（1分間に，新生児40～50，乳児30～40，幼児25～30，学童18～25）．

② 内呼吸：血液循環により，各組織で行われる酸素と二酸化炭素が交換される現象．

3）摂食機能

一般には，食物を口にとり込み，飲み込むまでの機能を摂食という．その機能の発達を知り，対応する食物の種類・形状などを考慮しなければならない．

① 哺乳反射：出生直後は大脳の働きが未熟なために，自らの意志で乳汁を飲むのではなく，反射作用として哺乳が行われる．この哺乳反射により，生命が保たれているともいえる．

② 吸啜反射：口唇に触れたものは何でも吸うという反射で，生後2～3カ月頃までみられる．口をもぐもぐさせる動作としてもしばしばみられるために，空腹と間違えられることが多い．

これらの反射が消失する頃には，自分の意志で哺乳ができるようになる．さらに生後4～5カ月頃には，乳汁以外の食物をとることもできるようになる．

4）消化吸収機能

摂取された乳汁や食物は，口腔内の唾液，胃の中の胃液，十二指腸内の膵液，十二指腸液，胆汁など，いろいろな消化液の影響を受けて，消化されながら小腸に達する．

新生児期にはこの消化液の分泌量も少なく，作用も十分でないが，乳児期にはその機能もほぼ成熟に達する．

しかし，たんぱく質の分解酵素の働きは糖質に比べてかなり未熟であり，分泌量も少ない．

小腸では，消化された分解物質が腸粘膜を通過して吸収される．十分に消化されていないたんぱく質などが腸粘膜を通過して吸収されると，抗原性が高いために免疫反応（アレルギー反応）が起こりやすくなる．とくに乳児期前半では，こうしたことが起こりやすい．離乳食の進め方など，適切な食生活の指導が重要となる．

5）排泄機能

① 排便：小腸では，消化された食物の約90％が吸収される．残りは大腸に送られ，その大部分の水分が吸収される．消化されなかった食物残渣や腸細胞などが直腸に送られ，肛門近くにとどまり，便意を生じて排便される．

② 排尿：血液中の不要な物質は，腎臓でつくられる尿にとり込まれ，尿管を通って膀胱にためられる．一定量がたまると尿意を感じて尿道から排尿される．排便・排尿のいずれの場合も，便意・尿意は脳中枢に伝えられ，脳の神経支配によ

り排便・排尿が行われる．しかし，乳児は大脳からの抑制機能がまだ未熟なために，排泄は反射的に行われることとなる．

2歳近くになると大脳皮質も発達し，排泄も自分で調節できるようになる．

6）体　温

乳幼児の体温は，体温調節機能が未熟であり，身体の体表面積が広いので，衣類の着せすぎ，気温が高い，泣く，活発な動きによって体温が高くなるなど，環境や行動に影響を受けやすい．学童期に達すると機能も成熟してくる．

また発育途上にあり，代謝が旺盛なため，乳幼児の体温は一般にやや高い（37℃前後）．

2.5　乳幼児の摂食行動の発達

摂食・嚥下機能は，食物が視覚，触覚，嗅覚などによって認知された後に口腔にとり込まれ，咽頭，食道を通過して胃に至るまでの過程をさす．この過程のなかで，上部消化器官である口腔・咽頭領域の解剖学的な形態をみると，乳児期から幼児期前半には下顔面の著しい成長変化や乳歯の萌出などによる形態変化が著しい．この時期は，摂食行動の旺盛な発達期に相当する．特徴的な成長変化は口蓋と中咽頭の形態変化である．

このような形態変化がなされる場で営まれる摂食・嚥下機能についても，口腔・咽頭領域の形態成長とともに，乳幼児期にその基本的な機能の発達がなされる（図2.6）．

1）口腔の形態と吸啜運動

・口蓋の形態は，乳児が吸啜を容易に行えるように口蓋中央部が乳首の形に適応して陥凹（吸啜窩）した特徴的な形（図2.7）である．

・乳汁摂取は吸啜反射を中心にした哺乳反射（原始反射）によってなされるが，口蓋中央陥凹部に乳首を引き込み，舌の波動様の運動による陰圧形成によってなされる．

・乳首から吸啜運動によって乳汁を摂取している乳児前半期は，口蓋垂と喉頭蓋の先端が接近しており，中咽頭がほとんどない状態である（図2.8）．

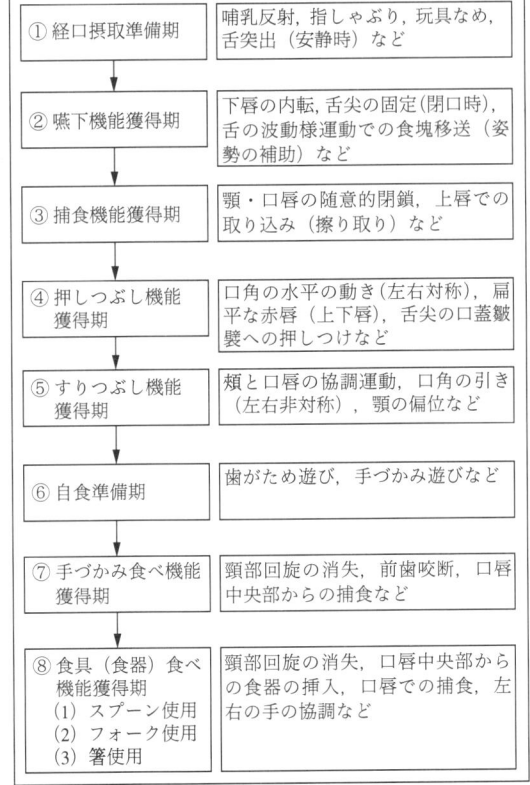

図 2.6　摂食機能の発達過程

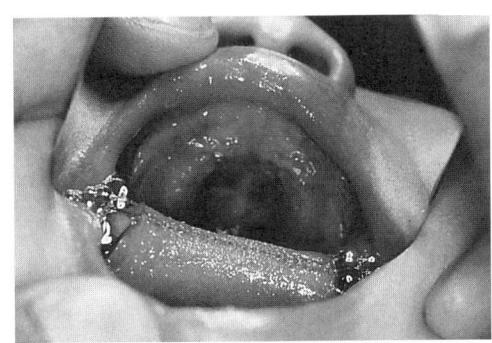

図 2.7　健康な乳児（2カ月児）の口蓋（中央の凹みが吸啜窩）

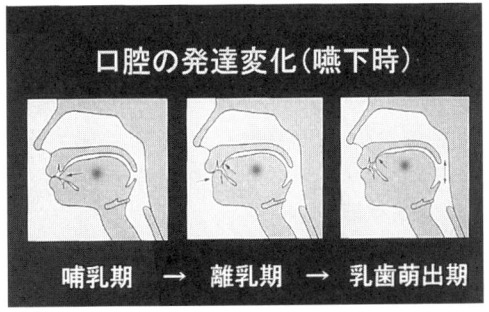

図 2.8　口腔・咽頭部の発育変化（矢状断面）

2) 離乳期

- 哺乳は吸啜運動に最も適した口腔の形態下でなされているが，離乳期にかけて顎や歯槽堤などの口腔領域の成長に伴って，固有口腔の容積が増大し，固形食物を食べる機能の発達の準備が整う．
- 口蓋皺壁部は成長変化によって前方へのなだらかな斜面となり，また傍歯槽堤が歯槽堤に比較して相対的に低くなり，いわゆるドーム型に変化していく．
- 離乳期の前半には，嚥下の口腔期の舌を中心にした動きでなされる食塊形成と食塊の咽頭への送り込みの機能発達がなされる．
- 嚥下機能発達の初期には顎運動の随意性が乏しいため，嚥下時に顎の開閉運動がくり返されてしまい，舌前額断面の舌の動きは単にU字形になるだけである（図2.9左）．
- 顎運動の随意性が増し，歯槽堤の成長に伴い安定した閉口位がとれるようになることによって，舌側縁部から順次正中部に向かって舌背面をドーム状の口蓋に押しつけながら正中部に食塊を形成できるようになる（図2.9中，右）．
- 安定した顎位のもとで，前下方に成長した口蓋前方部に舌尖を押しつけ，そこを始点として舌根に向かって食塊を咽頭に送る波動様運動によって嚥下がなされる．
- 乳児期後半から幼児期にかけて，顎骨と歯槽骨の成長に伴って喉頭の位置が相対的に下方に位置するようになる（図2.8中，右）．
- 中咽頭部の成長が著しい時期は，乳歯が生え揃う乳児期から幼児期にかけてばかりでなく，最近の研究では，5歳から7歳にかけての時期においても永久歯の萌出に伴う著しい成長がみられるとの報告がある．
- 舌，顎，口唇などの動きが協調して嚥下の口腔期の機能が獲得されると，①捕食（口唇による口腔内への食物摂取）機能，②押しつぶし（舌で食物を口蓋前方部に押しつけてつぶす）機能，③すりつぶす（臼歯や臼歯相当部歯槽堤での臼磨運動によるつぶす動き，狭義の咀嚼運動にあたる）機能の発達がなされていく．
- 食物が押しつぶされる口蓋前方部は，円形のドーム形をなし，押しつけた食物が滑らないように襞（口蓋皺壁）があり，下顎の随意的な動きの発達と舌筋の発達によって，押しつぶすことが可能な硬さが順次増していく．
- 咀嚼機能が，発達するに従って，歯槽堤上への食物を保持するのが上手になって口腔前堤に落ちることが少なくなる．また，歯槽堤の成長や歯の萌出と咀嚼筋の発達によって，硬さに対応してすりつぶしながら唾液と混和できるようになる．
- コップなどの食器から液状食物を摂取する動き：咀嚼が可能な程度に随意的な動きが可能になると，水分を感知して液状食品を処理する動きを引き出すとともに量を調節する役目である上唇を安定して液に触れつづけながら，コップのふちを上下唇で挟んだままで連続して液状食品を摂取する機能が発達する．

3) 食事の自立に関わる動きの発達

i) 手づかみ食べ

- 食物を手指で摑んで口に運び，顎・口唇の動きと協調させて捕食がなされる一連の動きが手づかみ食べである（図2.10）．
- 手づかみ食べ機能が未熟の場合には，食物のある手指に向かって頸部が回旋して，食物を口に押し込むようにして捕食する．
- 手づかみ食べが上手になるに従い，顔が横向きにならずに正面を向いたままで，手指の動きで口の中央部に食物を運ぶことができ，口唇の動きで捕食が可能になる．
- 前歯に食物を挟んだままで手指を引いて引きちぎる動きから，手を動かさずに前歯の力だけでかみ切ることができるようになる．

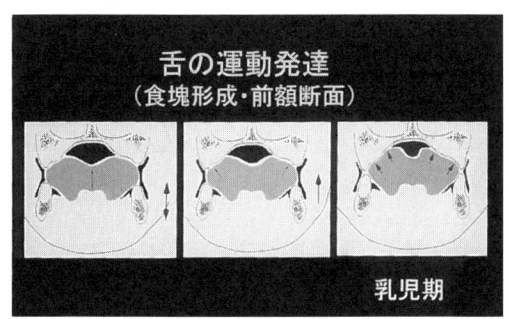

図 2.9 嚥下口腔相（食塊形成）の舌運動の発達変化（前額断面）

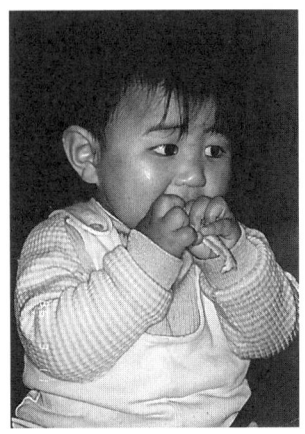

図 2.10 手づかみ食べ（10 カ月児）

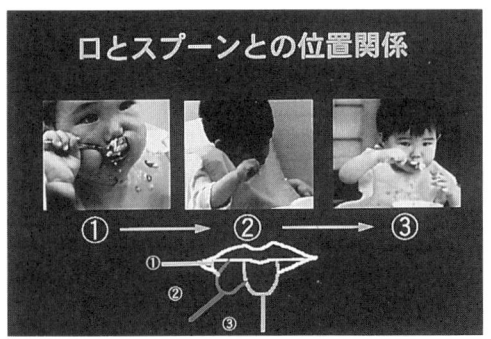

図 2.11 食具（スプーン）食べの発達変化
（顔・口と上肢の肢位，スプーンが口唇に入る位置）

・食物をかみ切る咬断の動きは，前歯が受ける歯根膜感覚から，食物・硬さを歯が感知して硬さに応じてかむ力を調節することを容易にする．

ii) 食具（食器）食べ

・手づかみで食べることによる手指と口の協調運動の獲得を基礎として，食具（食器）を用いて食べる機能の発達がなされる．

・食具（食器）食べの発達経過は，手づかみで食べる機能と同様の手指と口との特徴的な動きの協調過程を踏む．

・食具食べが未熟な場合は，頸部が回旋して，顔が手に持ったスプーンに向かっていくか，あるいはスプーンが口角から口に侵入してくるかのどちらかの動きである．

・スプーンなどによる食具食べが上手になるに従い，肘関節が次第に体幹から離れて前方へ動き，スプーンの先端が口に垂直に近くなり，口唇の中央から入れることができるようになる（図2.11）．

2.6 歯の発育

子どもの歯には乳歯と永久歯がある．

1) 乳　歯

生後 6 カ月頃から生え始めるが，妊娠 6～7 週頃には歯の基礎はすでにでき始めており，16～20 週頃には石灰化も始まっている．

生後 6～7 カ月より前歯が生え，やがて奥の歯が生えて，2 歳頃までに 20 本の乳歯が生え揃う．

2) 永久歯

5～6 歳になると，乳歯の奥に第一大臼歯が生える（6 歳臼歯）．やがて乳歯の前歯から抜け始め，10～12 歳頃には 20 本の乳歯は永久歯に生え変わる．その後，第二大臼歯，第三大臼歯が生え，成人までに 32 本の永久歯が生え揃う．

歯の衛生は食生活と大いに関わりをもつ．健康な歯がなければ適切な食生活は得られず，子どもの発育に影響を与えることになる．また食生活の良否は，むし歯など歯の健康を損ねることにもなり，カルシウムを始め，多くの栄養素が偏らないように，また，歯に付着しやすい甘い食品は控えるなど献立作製・調理には十分な配慮が必要となる．

臼歯の生え揃わない離乳後期に，不適切な調理状態の食物を与えること（5.4.d.参照）が原因といわれる「かまないで飲み込む子ども」の増加などは，生歯状況を考慮しない離乳食のすすめ方が影響しているとも思われ，適正な食生活を与えることの重要さを改めて考えさせられることが多い．

3. 栄養・食品・衛生の基本的知識

3.1 栄　　養

a. 栄養素について

　私たちが摂取する食物は体内で必要とする各種の栄養素を供給する.

　栄養素のうち，たんぱく質，脂質および炭水化物の3種は最も多く，エネルギーを供給する役目をもち，一般に三大栄養素とよばれている．これに無機質，ビタミンを入れた5種を五大栄養素とよぶ．

　エネルギーは，生命維持のために一定の体温を保つのに必要である．さらに各臓器が働く生理作用のためにも日々，一定量が必要である．

　エネルギー代謝：たんぱく質，脂質および炭水化物の3種は，エネルギー源つまり体内で使用する燃料であるが，体内で酸化燃焼した場合は吸収利用率を考慮する必要があり，食品のエネルギー値を計算する場合アトウォーター（Atwater）係数，FAOが提唱する係数などが用いられる．食品のエネルギー値計算には，例えば次式のようにこれらの換算係数（1g当たりのkcal値）が用いられる．

　　炭水化物(g)×4(kcal)＋脂質(g)
　　　×9(kcal)＋たんぱく質(g)×4(kcal)
　　　＝食品のカロリー値

次に各々の栄養素について述べる．

1) たんぱく質

　人の体はすなわち筋肉，皮膚，毛髪，臓器など，いずれも主としてたんぱく質でつくられている．また，各種酵素やホルモン，免疫体などの生命活動に重要な役割を演じている化学物質の構成要素としてもたんぱく質は欠くことのできない成分である．

　たんぱく質は，単純たんぱく質・複合たんぱく質・誘導たんぱく質の3群に大別される．

　① 単純たんぱく質：アミノ酸だけが結合している高分子化合物で，血清アルブミン，ラクトアルブミン，卵白アルブミンなど．

　② 複合たんぱく質：アミノ酸のほかに鉄を含むヘモグロビン（血液中），リンを含むカゼイン（乳汁中），糖質を含むムチン（唾液中）など．

　③ 誘導たんぱく質：熱，光，酵素，酸，アルカリなどで変性あるいは分解したもので，凝固したたんぱく質，ゼラチン，ペプトンなど．

　たんぱく質は約20種のアミノ酸からなる高分子化合物である．アミノ酸のうち，イソロイシン，ロイシン，リジン，メチオニン，フェニルアラニン，スレオニン，トリプトファン，バリン，ヒスチジンの9種は，食物として摂取したたんぱく質から体内で合成できないため，食物として摂取しなくてはいけないので，これらを必須アミノ酸という．

　食品に含まれるいろいろなたんぱく質は，各々のアミノ酸組成が異なり，栄養価も違う．たんぱく質の栄養価評価には3つあり，その1つに発育期の動物を用いた生物学的評価法があり，これを生物価という．また，鶏卵のたんぱく質はほぼ100%利用されるので（生物価100%に近いと評価する），これと比較した値（%比率）を卵価とよぶ．また，理想的な必須アミノ酸組成を基準として比較し，不足度の大きいアミノ酸を制限アミノ酸とよび，これが基準の何%にあたるかで評価したものをアミノ酸価（プロテインスコア）という．一般に，動物性たんぱく質は植物性たんぱく質より栄養価が高い卵価およびプロテインスコアをもつ．

　しかし実際の食事では，動物性，植物性などい

ろいろ摂取するので，必須アミノ酸の多少がうまく補足し合い，たんぱく質の栄養価が高められる（たんぱく質の補足効果という）．

たんぱく質は，組成や機能からも他の栄養素では代わり得ないので，毎日一定量を摂ることが必要であり，その所要量は，1歳未満では体重1kg当たりで計算され，それ以上の年齢では1日の総量で示される（たんぱく質所要量（p. 21）参照）．

2) 脂 質

人の体内の脂質は，皮下脂肪，腹腔内，筋肉組織の間などの脂肪組織に体脂肪として貯えられている．エネルギー効率が高いので，貯蔵エネルギーとして優れ，エネルギー摂取が不足すると，この貯蔵脂肪が分解してエネルギーを供給する．体脂肪は中性脂肪からなり，エネルギー源となるほか，体熱の放散を防いで外界の寒気から身を守る．

脂質には単純脂質，複合脂質，ステロール類がある．

① 単純脂質：グリセリンと脂肪酸の結合したものであるが，脂肪酸には多くの種類があり，グリセリンがどの脂肪酸と結びつくかにより，脂質の性状や栄養価に差ができる．グリセリンは分子内に3つのアルカリ基（OH基）をもっており，3つの脂肪酸と結合したものを中性脂肪（トリグリセリド）とよぶ．

② 脂肪酸：脂肪酸の分子では，炭素が偶数個，鎖状に連なっている．さらに脂肪酸分子内に二重結合（C=C）のないものを飽和脂肪酸，二重結合をもつものを不飽和脂肪酸といい，2つ以上の二重結合をもつ場合を多価不飽和脂肪酸（不飽和度が高い）という．二重結合の数が多くなるほど液状に近くなり，化学的に不安定で酸化されやすく，生体に有害な過酸化脂質を生じやすい．リノール酸，リノレン酸，アラキドン酸などの多価不飽和脂肪酸には血中コレステロール低下作用があり，生命や発育維持にも不可欠である．これらの脂肪酸は体内で合成できず，食物として摂取する必要があり，必須脂肪酸とよばれる．魚油中に多い多価不飽和脂肪酸，たとえばドコサヘキサエン酸（DHA）（C 22）やエイコサペンタエン酸（EPA）（C 20）には血圧を下げる効果がある．

血中コレステロールにはいろいろ形態があるが，LDLはいわゆる悪玉とよばれ，血管に沈着して動脈硬化を引き起こしやすく，他方HDLは，コレステロールを動脈壁から運び去る働きをするので，善玉とよばれる．

③ 複合脂質：グリセリンと脂肪酸のほか，リン酸および塩基性コリンを含む．卵黄，心臓，腎臓，脳に多い．特に複合脂質の1つレシチンは脂質代謝で重要な役割をもっている．

④ ステロール類：化学構造は脂質と異なるが，脂質溶媒に溶けるので便宜上脂質と一緒に扱われる．動物組織中にあり，とくに脳，神経組織に多いコレステロールは重要な生理作用に関与すると考えられている．紫外線照射によりビタミンD_3に変化する．しいたけ，菌類，酵母など植物組織に含まれるステロールの1つ，エルゴステロールは紫外線照射によりビタミンD_2に変化する．

食物中の脂質は腸管内でグリセリンと脂肪酸に分解されて吸収される．脂質がエネルギーを産出する酸化過程は主に肝臓で行われる．

3) 炭水化物（糖質）

単糖類（ブドウ糖，果糖，ガラクトース）は糖質の最小単位で，ブドウ糖はブドウに，果糖は蜂蜜に含まれ，ガラクトースは乳糖の分解により生じる．

単糖類2分子が縮合した二糖類では，しょ糖（スクロース），麦芽糖（マルトース），と乳糖が重要である．しょ糖は，果実や甘しょ，てん菜に多く含まれ，これらから工業的に生産される．しょ糖を加水分解するとブドウ糖と果糖になる．麦芽糖は麦芽に，乳糖は哺乳動物の乳汁中にあり，分解してガラクトースとブドウ糖となる．乳児の腸内で乳酸菌の繁殖を促す．

多糖類は，単糖類が多数縮合した高分子化合物で，ブドウ糖が縮合したでん粉，グリコーゲンおよびセルロースなどがある．

でん粉は穀類，いも類に含まれるエネルギーの貯蔵糖質であり，植物固有の粒子を形成するので，そのもとをさぐるのが容易である．でん粉は

水に溶解しにくく難消化性であるが，水を加えて加熱糊化したものは消化酵素の作用を受けやすくなる．これをアルファでん粉という．

セルロースは植物の細胞壁の成分で，哺乳動物の腸内では消化されず，エネルギー源とはならないが，保水性があり，腸内容物のかさを増し，排便を促すため，健康との関係が注目されている．海藻中に含まれるガラクタン，果実中のペクチン，こんにゃくマンナンなど，いずれも多糖類で，さまざまな生理作用が期待されている．

糖質は，腸内で消化され，単糖類として吸収され，肝臓でグリコーゲンとなり，貯蔵される．必要に応じてブドウ糖の形で血中に送り出され，体内の各組織へ運ばれ，酸化燃焼して二酸化炭素と水となるが，この際にエネルギーを生じる．

糖質を過剰に摂取すると，グリコーゲンとして

表 3.1 主な無機質（ミネラル）の種類とその特徴

名称	人体内の所在	生理作用	欠乏症状	含有/供給源となる食品
カルシウム（Ca）	99％は歯・骨の成分に，他は血液・筋肉・神経などの組織にイオン，塩として含まれる．	骨・歯など硬組織をつくる．細胞の情報伝達に関係し，刺激に対する神経の感受性を静める．	成長不良．骨や歯が弱くなる．神経過敏となる．	小魚類 脱脂粉乳・牛乳・乳製品など
リン（P）	リン酸カルシウムなどとして骨・歯をつくる．筋肉・脳・神経その他すべての組織に含まれる．	骨・歯など硬組織をつくる．血中のリン酸塩は酸，アルカリを中和する．リン脂質，核酸の成分，補酵素となる．	歯が弱くなる．ビタミンDが不足すると利用率が低下する．	粉乳，卵黄 獣鳥肉類，魚介類 胚芽
鉄（Fe）	赤血球のヘモグロビン，筋肉のミオグロビンおよび肝臓のフェリチンに含まれる．	ヘモグロビンの鉄は酸素を運搬し，ミオグロビンの鉄は血中の酸素を細胞へとり入れる．	貧血，疲れやすく，忘れっぽくなる．発育が遅れる．	肝臓，卵 きな粉，ゆば 緑黄色野菜 煮干，のり
ナトリウム（Na）	骨格，細胞外液中，体液中に含まれる．	筋肉・神経の興奮性を弱める．血漿など細胞外液の浸透圧保持の調節をする．体液のアルカリ性を保つ．	長期欠乏は消化液や胃酸の減少．急激な欠乏では，倦怠，めまい，失神	食塩 味噌・しょうゆ 塩辛，佃煮，ハム
カリウム（K）	リン酸塩として，あるいはたんぱく質と結合して細胞中に含まれる．	心臓機能・筋肉機能を調節．細胞内液の浸透圧を一定に保つ．	筋力低下．マヒ状態．知覚が鈍くなり，反射が低下．	動・植物組織
ヨウ素（I）	甲状腺ホルモンの成分	成長期では発育促進．成人では基礎代謝を盛んにする．	甲状腺肥大，疲れやすくなる．新陳代謝が鈍くなる．	海藻類 海産類
マグネシウム（Mg）	70％は骨に含まれる．筋肉・脳・神経にも存在する．	刺激による筋肉の興奮性を高め，刺激による神経の興奮性を低める．	血管拡張による過度の充血により心悸亢進しやすく神経が興奮しやすい．	魚介類 獣鳥肉類
マンガン（Mn）	肝臓・膵臓・毛髪に含まれる血清中β-グロブリンと結合．	骨・肝臓の酵素作用活性骨の生成促進	骨の発育低下 生殖能力低下 運動失調を起こす．	肉類 豆類 酵母
銅（Cu）	筋肉・骨・肝臓に含まれる．	骨髄でヘモグロビンをつくるときに鉄の吸収をよくする．	貧血 骨折・変形を起こす．	肝臓，卵 筋子 ココア，ごま
塩素（Cl）	食塩・塩化カリウムとして細胞内外に含まれる．塩酸（HCl）として胃液中に存在する．	胃液のHClの成分．血液の酸度および浸透圧の維持．	低塩素性アルカローシス	食塩
亜鉛（Zn）	皮膚・硝子体・肝臓に多いインスリン構成元素	炭酸脱水酵素・乳酸脱水酵素の成分．核酸・たんぱく質の合成に関与．	成長不良 皮膚障害，味覚障害	魚介類 牛乳 玄米・ぬか・豆

肝臓，筋内で貯蔵し，さらに余剰分は脂肪として貯えるため肥満となりやすい．摂取不足は，血糖値を一定に維持するために，たんぱく質がエネルギー源として分解利用されるため，たんぱく質の合成が妨げられ，たんぱく質源としての利用率が低下するので，炭水化物不足にも注意が必要である．

4) 無機質（ミネラル，灰分）

人体を構成する約20種の元素のうち，酸素(O)，炭素(C)，水素(H)，窒素(N)で96%を占め，これらは水のほか炭水化物，脂質，たんぱく質などの有機化合物を構成していて，残りの約4%が無機質である．焼いたときに灰となって残る部分なので，灰分ともよばれる．表3.1に示したとおり，近年ミネラルの役割と重要性が解明されてきた．

5) ビタミン

ビタミンは，その溶解性により脂溶性ビタミン(A, D, E, K)と，水溶性ビタミン（B群, C）に分けられ，その各々の生理作用と欠乏症，分布は表3.2(1)，(2)に示したとおりである．体内での化学反応に関与する酵素の補酵素として，または補酵素の構成要素として重要な役割をもつ．しかし，大部分は体内で合成できないので，不足すると特有の欠乏症状がでる．

b. 栄養所要量と食品構成
1) 栄養所要量

日本人の栄養所要量（食事摂取基準）は，健康人を対象として，国民の健康の保持・増進，あるいは生活習慣病予防のために，標準となる1日のエネルギーおよび各栄養素の摂取量を示すもので，5年ごとに改定されている．

第六次改定日本人の栄養所要量は，1999年（平成11年）に発表され，平成12年度から平成16年度に使用するものである．栄養欠乏症を予防する観点から，特定の年齢層や性別集団の必要量を測定し，その集団における50%の人が必要量を満たすと推定される1日の摂取量を「平均必要量」とした．「栄養必要量」は，特定の年齢層や性別集団のほとんどの人（97~98%）が1日の必要量を満たすのに十分な摂取量であり，原則として「平均量＋標準偏差の2倍（2SD）」で表される．

一方，過剰摂取による健康障害を予防する観点から，特定の集団においてほとんどすべての人に健康上悪影響を及ぼす危険のない栄養摂取量の最大限の量を「許容上限摂取量」とした．

国際的により多くの項目の策定がなされている現状や最新の科学的知見をふまえ，ビタミン6項目，無機質7項目を新規に設定している．

表 3.2(1) 脂溶性ビタミン

	生 理 作 用	欠 乏 症	分 布
ビタミンA	骨，歯，神経組織の発育を促す．上皮組織の正常性を保つ暗所でものを見るのを助ける	胎児や小児の発育阻害細菌感染に対し抵抗力が弱くなる．夜盲症，角膜軟化症，失明	動物性食品：鶏・魚の肝臓，バター，卵黄植物性食品（カロチンという黄色色素が体内でビタミンAに変化）：緑黄色野菜，にんじん，かぼちゃ，のり
ビタミンD	カルシウム，リンの吸収を促す．骨組織へのカルシウムの沈着，骨形成，骨からのカルシウムの溶出に関与	胎児や乳児の骨や歯の発育阻害くる病，骨の軟化，わん曲，関節の肥大	卵黄，バター，肝油 ① 人体の皮内にある7-デヒドロコレステロールは紫外線照射によりビタミンDに変わる ② 植物性食品（しいたけや酵母）に含まれるエルゴステロールは紫外線照射によりビタミンDに変わる
ビタミンE	抗酸化作用 白内障，がん，神経障害を予防し老化を遅らせる	食品中に広く分布しているので日常食では不足することはない欠乏症は知られていない	食品中に広く分布し，日常食では不足の恐れはないとくに多いもの：小麦胚芽，胚芽米，植物油，ナッツ類，魚肉
ビタミンK	血液凝固に必要な酵素トロンビンの前駆物質プロトロンビンの生成に必要	血液中のプロトロンビンが少なくなると血液凝固時間が遅れる新生児の出血症	食品中に広く分布し，とくに緑黄色野菜，卵黄，大豆油，肝臓などに多い．また腸内細菌のあるものはビタミンKを合成するので日常食で十分である

注 ①：ビタミンDの摂取が十分でないときは日光浴をすると体内でビタミンDがつくられる．
②：しいたけを日光に当てるとビタミンDが増える．

表 3.2(2) 水溶性ビタミン

	生理作用	欠乏症	分布	性質
ビタミンB_1（チアミン）	糖質の代謝過程で重要な役割を果たしており，糖質の摂取量に比例して必要量も増加する	軽度の不足：食欲減退，不眠，疲労感，膝反射消失 欠乏症：脚気，手足の麻痺，浮腫，けいれん，神経症状	豚肉，牛・豚の肝臓，卵黄，豆類（落花生，大豆など），胚芽，野菜類，ビタミンB_1強化米，米ぬか	加熱すると効力を失う 水に溶けやすいので調理・加工中に損失しやすい
ビタミンB_2（リボフラビン）	エネルギー代謝やたんぱく質，脂質の代謝などの酸化・還元反応に補酵素または酵素として関与する	発育の停止，口角炎，口唇炎，眼炎，皮膚炎などを起こす	牛・豚・鶏の肝臓，卵，牛乳，豆類，緑葉野菜，きのこ	熱には中性や酸性では安定，紫外線により分解され，効力を失う
ビタミンB_6（ピリドキシン）	たんぱく質（アミノ酸代謝に補酵素として関与），脂質（不可欠脂肪酸）の代謝に関与	皮膚炎，しかし特異な欠乏症は知られていない	獣鳥の肉，肝臓，腎臓，魚肉，胚芽，酵母，牛乳，豆類	水に溶けやすく，熱，酸，アルカリに安定 紫外線により分解され，効力を失う
ビタミンB_{12}（コバラミン）	アミノ酸のメチル基の移動，核酸の合成，たんぱく質合成などに補酵素として関与する 子どもの発育を促す 悪性貧血に有効	悪性貧血，赤血球の直径が大きくなり倦怠感，脱力感，食欲不振，神経症状 普段の食事では不足しない	酵母，肝臓，腎臓，卵，肉類，豆類，米ぬか，いも類，野菜類，チーズ，みそ，納豆	中性で加熱しても壊れない アルカリ性では容易に分解する
ナイアシン（ビタミンB複合体の一因子，抗ペラグラ性因子ともよばれる）	糖質およびたんぱく質代謝過程で補酵素の成分として必要とされる	ペラグラ症（皮膚炎，下痢を特徴とする胃腸障害，神経錯乱を伴う）	肝臓，酵母，米胚芽，落花生	水に溶けやすく，熱，酸，アルカリ，紫外線，酸化剤などに安定．トリプトファンは体内でナイアシンに変化する．貯蔵に耐える
パントテン酸	エネルギー代謝過程で必要とされる補酵素の成分として重要，また体内で脂肪酸やコレステロール合成にも関与する	食品中に広く分布しているので不足することはあまりない	酵母，肝臓，豆類，胚芽，穀類，肉類，牛乳，野菜，卵，豆類	水に溶けやすい カルシウムと結びついたものは酸，アルカリ，熱，光に安定だが，遊離のものは不安定
ビオチン	脂質，糖質およびアミノ酸代謝に関与するらしい	腸内細菌によって合成され吸収利用されるらしいので，欠乏症は現れない	肝臓，豆類，鶏卵	水に溶けにくい
葉酸	赤血球の正常な生成に必要，またヘモグロビンの再生を促す作用がある．貧血を予防，治療する	妊婦や小児の巨赤芽球性貧血．葉酸は腸内細菌で合成される．また動植物界に広く分布しているので欠乏症はまれである	緑葉野菜，レバー，かき，酵母，牛乳，肉	水に溶けにくい 酸性溶液中で加熱すると壊れやすい 紫外線により分解され，効力を失う
ビタミンC（アスコルビン酸）	強い還元力をもち，自体は容易に酸化されるので体内では酸化・還元系に関与しているらしい	軟骨，歯質，骨質などの細胞間に異常が起こり，歯肉の腫脹，出血，骨格形成異常を起こす．壊血症を起こす．	葉菜類，いも類，かんきつ類，豆もやし	野菜のなかのビタミンCは貯蔵中に減少する 水に溶けやすく，加熱すると効力を失うので調理・加工中に損失しやすい

所要量の計算のもととなった性・年齢階層別基礎代謝基準値と基礎代謝量を表3.3に示した．エネルギー所要量は表3.4に示したとおりで，脂質の所要量は脂肪エネルギー比率で（表3.5），たんぱく質所要量は表3.6に示されている．各々の体格，個体差などに対する配慮が必要であるが，本書では省略する．エネルギー所要量は，1日の基礎代謝量に生活活動強度の指数を乗じて算出する（表3.3）．生活活動強度の区分（目安）を表3.7に示した．無機質（ミネラル）所要量を表

表 3.3 性・年齢階層別基礎代謝基準値と基礎代謝量

年齢(歳)	男				女			
	基準単位		基礎代謝基準値 (kcal/kg/日)	基礎代謝量 (kcal/日)	基準単位		基礎代謝基準値 (kcal/kg/日)	基礎代謝量 (kcal/日)
	身長(cm)	体重(kg)			身長(cm)	体重(kg)		
1～2	83.6	11.5	61.0	700	83.6	11.5	59.7	700
3～5	102.3	16.4	54.8	900	102.3	16.4	52.2	860
6～8	121.9	24.6	44.3	1,090	120.8	23.9	41.9	1,000
9～11	139.0	34.6	37.4	1,290	138.4	33.8	34.8	1,180
12～14	158.3	47.9	31.0	1,480	153.4	45.3	29.6	1,340
15～17	169.3	59.8	27.0	1,610	157.8	51.4	25.3	1,300
18～29	171.3	64.7	24.0	1,550	158.1	51.2	23.6	1,210
30～49	169.1	67.0	22.3	1,500	156.0	54.2	21.7	1,170
50～69	163.9	62.5	21.5	1,350	151.4	53.8	20.7	1,110
70以上	159.4	56.7	21.5	1,220	145.6	48.7	20.7	1,010

1日のエネルギー所要量＝1日の基礎代謝量×生活活動強度指数
1日の基礎代謝量＝性・年齢別基礎代謝基準値×体重

表 3.4 生活活動強度別エネルギー所要量

(kcal/日)

年齢(歳)	生活活動強度							
	Ⅰ(低い)		Ⅱ(やや低い)		Ⅲ(適度)		Ⅳ(高い)	
	男	女	男	女	男	女	男	女
0～(月)	110～120/kg							
6～(月)	100/kg							
1～2	—	—	1,050	1,050	1,200	1,200	—	—
3～5	—	—	1,350	1,300	1,550	1,500	—	—
6～8	—	—	1,650	1,500	1,900	1,700	—	—
9～11	—	—	1,950	1,750	2,250	2,050	—	—
12～14	—	—	2,200	2,000	2,550	2,300	—	—
15～17	2,100	1,700	2,400	1,950	2,750	2,200	3,050	2,500
18～29	2,000	1,550	2,300	1,800	2,650	2,050	2,950	2,300
30～49	1,950	1,500	2,250	1,750	2,550	2,000	2,850	2,200
50～69	1,750	1,450	2,000	1,650	2,300	1,900	2,550	2,100
70以上	1,600	1,300	1,850	1,500	2,050	1,700	—	—
妊婦	＋350							
授乳婦	＋600							

1．生活活動強度の判定については，表3.7「生活活動強度の区分（目安）」を参照されたい．
2．生活活動強度が「Ⅰ（低い）」または「Ⅱ（やや低い）」に該当する者は，日常生活活動の内容を変えるかまたは運動を付加することによって，生活活動強度「Ⅲ（適度）」に相当するエネルギー量を消費することが望ましい．

（表3.3～3.11は第六次改定日本人の栄養所要量，1999より引用）

3.8に，ビタミン所要量を表3.9に示した．

2）所要量に対応した食品の組み合わせ

栄養所要量は，どのような栄養素をどのくらいとったらよいかを性別，年齢別に示すものである．これを食生活に活かすためには，また当該栄養所要量を満たすためには，どのような食品をどれくらいとったらよいのか目安が必要となる．

年齢別に栄養摂取目標量を示したのが表3.10で，これに従い日常の食生活に活用できるように考えられた．

食品構成は，本来，対象集団や対象者各々の条件（健康状態，嗜好，経済性，地域特性など）を考慮のうえ作成すべきものであるので，ここでは目安が例示されているだけである（表3.11）．食品群別摂取目標は，栄養所要量を満たすとともに，許容上限摂取量以下となっている．

表 3.5 脂質所要量

年齢 (歳)	脂肪エネルギー比率 (％)
0〜(月)	45
6〜(月)	30〜40
1〜17	25〜30
18〜69	20〜25
70以上	20〜25
妊婦，授乳婦	20〜30

1. 飽和脂肪酸(S)，一価不飽和脂肪酸(M)，多価不飽和脂肪酸(P)の望ましい摂取割合は概ね3：4：3を目安とする。
2. n-6系多価不飽和脂肪酸とn-3系多価不飽和脂肪酸の比は，健康人では4：1程度を目安とする。

表 3.6 たんぱく質所要量

(g/日)

年齢 (歳)	男	女
0〜(月)	2.6/kg	
6〜(月)	2.7/kg	
1〜2	35	
3〜5	45	
6〜8	60	55
9〜11	75	65
12〜14	85	70
15〜17	80	65
18〜29	70	55
30〜49	70	55
50〜69	65	55
70以上	65	55
妊婦		+10
授乳婦		+20

表 3.7 生活活動強度の区分（目安）

生活活動強度 と指数（基礎 代謝量の倍数）	日常生活活動の例		日常生活の内容
	生活動作	時間	
Ⅰ (低い) 1.3	安静 立つ 歩く 速歩 筋運動	12 11 1 0 0	散歩，買物など比較的ゆっくりした1時間程度の歩行のほか，大部分は座位での読書，勉強，談話，また座位や横になってのテレビ，音楽鑑賞などをしている場合
Ⅱ (やや低い) 1.5	安静 立つ 歩く 速歩 筋運動	10 9 5 0 0	通勤，仕事などで2時間程度の歩行や乗車，接客，家事等立位での業務が比較的多いほか，大部分は座位での事務，談話などをしている場合
Ⅲ (適度) 1.7	安静 立つ 歩く 速歩 筋運動	9 8 6 1 0	生活活動強度Ⅱ（やや低い）の者が1日1時間程度は速歩やサイクリングなど比較的強い身体活動を行っている場合や，大部分は立位での作業であるが1時間程度は農作業，漁業などの比較的強い作業に従事している場合
Ⅳ (高い) 1.9	安静 立つ 歩く 速歩 筋運動	9 8 5 1 1	1日のうち1時間程度は激しいトレーニングや木材の運搬，農繁期の農耕作業などのような強い作業に従事している場合

注) 生活活動強度Ⅱ（やや低い）は，現在，国民の大部分が該当するものである。生活活動強度Ⅲ（適度）は，国民が健康人として望ましいエネルギー消費をして，活発な生活行動をしている場合であり，国民の望ましい目標とするものである。

食品群別分類は，国民栄養調査で用いる分類を基本としている．

これに従って食生活を営めば，ほぼ栄養所要量をバランスよく満たしていることになる．しかし，同じ食品群でも種類が多く形態も異なるので，簡単ではないかもしれない．しかも消化器の栄養素利用にも個体差があるため，栄養に対する配慮は必要であるが，実際に活かすためには大まかに考えるのがよい．食品をうまく調理した食物のさまざまな好ましさは，栄養効果を高め，生活を豊かにするのに役立つ．

表 3.8 無機質（ミネラル）摂取基準

年齢 (歳)	カルシウム 所要量 (mg) 男	女	許容上限摂取量 (mg)	鉄 所要量 (mg) 男	女	許容上限摂取量 (mg)	リン 所要量 (mg)	許容上限摂取量 (mg)	マグネシウム 所要量 (mg) 男	女	許容上限摂取量 (mg)	カリウム 所要量 (mg) 男	女	許容上限摂取量 (mg)	銅 所要量 (mg) 男	女	許容上限摂取量 (mg)
0〜（月）	200		—			—	130	—		25	—		500	—	0.3		—
6〜（月）	500		—	6	6	10	280	—		30	—		700	—	0.7		—
1〜2	500		—	6	6	15	600	—		60	130		900	—	0.8		—
3〜5	500		—	7	7	20	700	—		80	200		1,100	—	1.0		—
6〜8	600	600	—	8	8	25	900	—	120	120	250	1,350	1,200	—	1.3	1.2	—
9〜11	700	700	—	9	9	30	1,200	—	170	170	500	1,550	1,400	—	1.4	1.4	—
12〜14	900	700	—	10	10*¹	35	1,200	—	240	220	600	1,750	1,650	—	1.8	1.6	—
15〜17	800	600	—	12	12	35	1,200	—	290	250	650	2,000	2,000	—	1.8	1.6	—
18〜29	700	600	2,500	10	12	40	700	4,000	310	260	700	2,000	2,000	—	1.8	1.6	9
30〜49	600	600	2,500	10	12*²	40	700	4,000	320	260	650	2,000	2,000	—	1.8	1.6	9
50〜69	600	600	2,500	10	12*²	40	700	4,000	300	240	700	2,000	2,000	—	1.8	1.6	9
70以上	600	600	2,500	10	10	40	700	4,000	280		700	2,000		—	1.6	1.4	—
妊婦	+300		2,500	+8		40	+0	4,000	+35		700	+0		—	+0.4		9
授乳婦	+500		2,500	+8*³		40	+0	4,000	+0		700	+500		—	+0.6		9

*¹ 11歳女子は 12mg/日
*² 閉経後 10mg/日
*³ 分娩後 6 カ月間

1. 食塩摂取量は、高血圧予防の観点から、150mg/kg/日未満とし、15歳以上では 10 g/日未満とすることが望ましい。
2. カリウム摂取量は、高血圧予防の観点から、15歳以上では 3,500mg/日とすることが望ましい。

年齢 (歳)	ヨウ素 所要量 (μg) 男	女	許容上限摂取量 (mg)	マンガン 所要量 (mg) 男	女	許容上限摂取量 (mg)	セレン 所要量 (μg) 男	女	許容上限摂取量 (μg)	亜鉛 所要量 (mg) 男	女	許容上限摂取量 (mg)	クロム 所要量 (μg) 男	女	許容上限摂取量 (μg)	モリブデン 所要量 (μg) 男	女	許容上限摂取量 (μg)
0〜（月）	40		—	0.003		—	15		—		1.2*⁴	—			—			—
6〜（月）	50		—	1.2		—	20		—	4		—			—			—
1〜2	70		—	1.8		—	25		—	5		—	16		60	6	6	60
3〜5	80		—	2.5		—	35		—	6		—	20		80	8	8	80
6〜8	100		3	3.0	3.0	—	40	40	—	6	6	30	25	25	120	12	12	120
9〜11	120		3	3.5	3.0	—	50	45	—	7	7	30	30	25	150	15	15	150
12〜14	150		3	3.5	3.0	—	55	50	—	8	8	—	35	30	200	20	20	200
15〜17	150		3	4.0	3.0	10	60	45	250	10	9	30	35	30	250	30	25	250
18〜29	150		3	4.0	3.0	10	60	45	250	11	9	30	35	30	250	30	25	250
30〜49	150		3	4.0	3.5	10	55	45	250	12	10	30	35	25	250	30	25	250
50〜69	150		3	4.0	3.5	10	50	45	250	11	10	—	30	25	250	30	25	250
70以上	150		3	3.5	3.0	—	45	40	250	10	9	—	25	20	200	25	25	200
妊婦	+25		3	+0		10	+7		250	+3		30	+0		250	+0		250
授乳婦	+25		3	+0		10	+20		250	+3		30	+0		250	+0		250

*⁴ 人工乳の場合は 3 mg/日

3.1 栄養

表 3.9 ビタミン摂取基準

年齢 (歳)	ビタミンA 所要量 (μgRE*1) 男	ビタミンA 所要量 (μgRE*1) 女	ビタミンA 許容上限摂取量 (μgRE*1)	ビタミンD 所要量 (μg)	ビタミンD 許容上限摂取量 (μg)	ビタミンE 所要量 (mgα-TE*2) 男	ビタミンE 所要量 (mgα-TE*2) 女	ビタミンE 許容上限摂取量 (mgα-TE*2)	ビタミンK 所要量 (μg) 男	ビタミンK 所要量 (μg) 女	ビタミンK 許容上限摂取量 (μg)	ビタミンB1 (mg) 所要量 男	ビタミンB1 (mg) 所要量 女	ビタミンB1 許容上限摂取量	ビタミンB2 所要量 男	ビタミンB2 所要量 女	ビタミンB2 許容上限摂取量
0～(月)	300 (1,000IU)	300 (1,000IU)	1,200 (4,000IU)	10 (400IU)	25 (1,000IU)	3	3	200	5	5	5,000	0.2	0.2	—	0.2	0.2	—
6～(月)	300 (1,000IU)	300 (1,000IU)	1,200 (4,000IU)	10 (400IU)	25 (1,000IU)	3	3	200	10	10	5,000	0.3	0.3	—	0.3	0.3	—
1～2	300 (1,000IU)	300 (1,000IU)	1,200 (4,000IU)	10 (400IU)	50 (2,000IU)	5	5	300	15	15	10,000	0.5	0.5	—	0.6	0.6	—
3～5	300 (1,000IU)	300 (1,000IU)	1,200 (4,000IU)	10 (400IU)	50 (2,000IU)	6	6	400	20	20	14,000	0.6	0.6	—	0.8	0.8	—
6～8	350 (1,200IU)	350 (1,200IU)	1,200 (4,000IU)	2.5 (100IU)	50 (2,000IU)	6	6	400	25	25	17,000	0.8	0.7	—	1.0	0.8	—
9～11	450 (1,500IU)	450 (1,500IU)	1,200 (4,000IU)	2.5 (100IU)	50 (2,000IU)	8	8	500	35	35	22,000	1.0	0.8	—	1.1	1.0	—
12～14	600 (2,000IU)	540 (1,800IU)	1,500 (5,000IU)	2.5 (100IU)	50 (2,000IU)	10	8	600	50	50	27,000	1.1	1.0	—	1.2	1.1	—
15～17	600 (2,000IU)	540 (1,800IU)	1,500 (5,000IU)	2.5 (100IU)	50 (2,000IU)	10	8	600	60	55	28,000	1.2	1.0	—	1.3	1.1	—
18～29	600 (2,000IU)	540 (1,800IU)	1,500 (5,000IU)	2.5 (100IU)	50 (2,000IU)	10	8	600	65	55	30,000	1.1	0.8	—	1.1	1.0	—
30～49	600 (2,000IU)	540 (1,800IU)	1,500 (5,000IU)	2.5 (100IU)	50 (2,000IU)	10	8	600	65	55	30,000	1.1	0.8	—	1.2	1.0	—
50～69	600 (2,000IU)	540 (1,800IU)	1,500 (5,000IU)	2.5 (100IU)	50 (2,000IU)	10	8	600	65	55	30,000	1.1	0.8	—	1.2	1.0	—
70以上	600 (2,000IU)	540 (1,800IU)	1,500 (5,000IU)	2.5 (100IU)	50 (2,000IU)	10	8	600	55	50	30,000	1.1	0.8	—	1.2	1.0	—
妊婦	+60 (200IU)	+60 (200IU)	1,500 (5,000IU)	+5 (200IU)	50 (2,000IU)	+2	+2	600	+0	+0	30,000	+0.1	+0.1	—	+0.2	+0.2	—
授乳婦	+300 (1,000IU)	+300 (1,000IU)	1,500 (5,000IU)	+5 (200IU)	50 (2,000IU)	+3	+3	600	+5	+5	30,000	+0.3	+0.3	—	+0.3	+0.3	—

*1 RE：レチノール当量　　*2 α-TE：α-トコフェロール当量

年齢 (歳)	ナイアシン 所要量 (mgNE*3) 男	ナイアシン 所要量 (mgNE*3) 女	ナイアシン 許容上限摂取量 (mg)	ビタミンB6 所要量 (mg) 男	ビタミンB6 所要量 (mg) 女	ビタミンB6 許容上限摂取量 (mg)	葉酸 所要量 (μg)	葉酸 許容上限摂取量 (μg)	ビタミンB12 所要量 (μg)	ビタミンB12 許容上限摂取量 (μg)	ビオチン 所要量 (μg)	ビオチン 許容上限摂取量 (μg)	パントテン酸 所要量 (mg)	パントテン酸 許容上限摂取量 (mg)	ビタミンC 所要量 (mg)	ビタミンC 許容上限摂取量 (mg)
0～(月)	2*4	2*4	—	0.1	0.1	—	40	—	0.2	—	5	—	1.8	—	40	—
6～(月)	4	4	—	0.1	0.1	—	50	—	0.2	—	6	—	2.0	—	40	—
1～2	8	8	10	0.5	0.5	30	70	300	0.8	—	8	—	2.4	—	45	—
3～5	9	9	15	0.6	0.6	40	80	400	0.9	—	10	—	3	—	50	—
6～8	12	10	20	0.8	0.7	50	110	500	1.3	—	14	—	3	—	60	—
9～11	14	13	20	1.1	0.8	70	140	600	1.6	—	18	—	4	—	70	—
12～14	16	14	30	1.4	1.1	90	180	800	2.1	—	22	—	4	—	80	—
15～17	17	14	30	1.6	1.2	90	200	900	2.3	—	26	—	5	—	90	—
18～29	17	13	30	1.6	1.2	100	200	1,000	2.4	—	30	—	5	—	100	—
30～49	16	13	30	1.6	1.2	100	200	1,000	2.4	—	30	—	5	—	100	—
50～69	16	13	30	1.6	1.2	100	200	1,000	2.4	—	30	—	5	—	100	—
70以上	16	13	30	1.6	1.2	100	200	1,000	2.4	—	30	—	5	—	100	—
妊婦	+2	+2	30	+0.5	+0.5	100	+200	1,000	+0.2	—	+0	—	+1	—	+10	—
授乳婦	+4	+4	30	+0.6	+0.6	100	+80	1,000	+0.2	—	+5	—	+2	—	+40	—

*3 NE：ナイアシン当量　　*4 単位：mg

表 3.10 年齢区分別摂取目標量

栄養素など		1～2歳	3～5歳	6～8歳	9～11歳	12～14歳	15～17歳	18～29歳	30～49歳	50～69歳	70歳以上
エネルギー	(kcal)	1,200	1,550	1,800	2,150	2,450	2,500	2,350	2,300	2,100	1,900
たんぱく質	(g)	35	45	60	70	80	75	65	65	60	60
カルシウム	(mg)	500	500	600	700	800	750	650	600	600	600
鉄	(mg)	7	8	9	10	12	12	11	11	11	10
ビタミンA											
A効力	(IU)	1,000	1,000	1,200	1,500	1,900	1,900	1,900	1,900	1,900	1,900
レチノール	(μg)	300	300	400	500	633	633	633	633	633	633
ビタミンB_1	(mg)	0.5	0.6	0.8	0.9	1.1	1.1	1.0	1.0	1.0	1.0
ビタミンB_2	(mg)	0.6	0.8	0.9	1.1	1.2	1.2	1.1	1.1	1.1	1.1
ビタミンC	(mg)	45	50	60	70	80	90	100	100	100	100
脂肪エネルギー比 (%)		25～30	25～30	25～30	25～30	25～30	25～30	20～25	20～25	20～25	20～25

表 3.11 年齢区分別食品構成　　　　　　　　　　(単位：g)

食品群	1～2歳	3～5歳	6～8歳	9～11歳	12～14歳	15～17歳	18～29歳	30～49歳	50～69歳	70歳以上
穀類	150	180	250	320	360	400	380	380	350	320
種実類	5	5	5	5	5	5	5	5	5	5
いも類	40	60	70	100	100	100	110	100	80	70
砂糖類	5	5	5	5	5	5	5	5	5	5
菓子類	20	30	30	30	30	30	20	20	20	20
油脂類	10	15	15	15	20	20	20	15	15	10
豆類	30	40	50	60	80	70	60	60	60	60
果実類	150	150	150	150	150	150	150	150	150	150
緑黄色野菜	90	90	90	90	100	120	120	120	120	120
その他の野菜	120	150	150	200	200	230	230	230	230	230
きのこ類	5	5	5	5	10	10	10	10	10	10
海藻類	5*	5	5	5	10	10	10	10	10	10
調味嗜好飲料	50	50	50	60	60	70	100	100	50	50
魚介類	30	40	50	70	70	70	60	60	70	70
肉類	40	40	50	70	70	70	60	60	50	50
卵類	30	30	40	40	50	40	40	40	40	40
乳類	200	200	250	300	350	300	200	200	200	200
その他の食品	5	5	5	5	5	5	5	5	5	5

* 乳類に換えてもよい

表 3.12 健康づくりのための食生活指針 (1985年5月)

1. 多様な食品で栄養バランスを
   - 一日30食品を目標に
   - 主食,主菜,副菜をそろえて
2. 日常の生活活動に見合ったエネルギーを
   - 食べすぎに気をつけて,肥満を予防
   - よく体を動かし,食事内容にゆとりを
3. 脂肪は量と質を考えて
   - 脂肪はとりすぎないように
   - 動物性の脂肪より植物性の油を多めに
4. 食塩をとりすぎないように
   - 食塩は一日10g以下を目標に
   - 調理の工夫で,むりなく減塩
5. こころのふれあう楽しい食生活を
   - 食卓を家族ふれあいの場に
   - 家庭の味,手づくりのこころを大切に

c. 食生活指針

「健康づくりのための食生活指針」

わが国では1981年,厚生省栄養課が「疾病予防と栄養に関する検討委員会」を編成し,1983年に「循環器疾患,がん,糖尿病の予防と食生活」という報告書を公表した.これを原点に1985年に「健康づくりのための食生活指針」が作成された.表3.12に示すように,5つの大項目と各々に気をつけるべき具体的な目標を小項目で示している.

さらに,生活の向上や栄養改善の推進などにより食生活は著しく改善され,平均寿命はのびているが,加工食品の普及や外食の機会が増え,食内容や食行動の個別化,多様化が進行している.生

表 3.13 成人病予防のための食生活指針

1. いろいろ食べて成人病予防
   ―主食,主菜,副菜をそろえ,目標は一日30食品
   ―いろいろ食べても,食べ過ぎないように
2. 日常生活は食事と運動のバランスで
   ―食事はいつも腹八分目
   ―運動十分で食事を楽しもう
3. 減塩で高血圧と胃がん予防
   ―塩辛い食品を避け,食塩摂取は一日10g以下
   ―調理の工夫で,無理なく減塩
4. 脂肪を減らして心臓病予防
   ―脂肪とコレステロール摂取を控えめに
   ―動物性脂肪,植物油,魚油をバランスよく
5. 生野菜,緑黄色野菜でがん予防
   ―生野菜,緑黄色野菜を毎食の食卓に
6. 食物繊維で便秘・大腸がんを予防
   ―野菜,海藻をたっぷりと
7. カルシウムを十分とって丈夫な骨づくり
   ―骨粗しょう症の予防は青壮年期から
   ―カルシウムに富む牛乳,小魚,海藻を
8. 甘い物は程々に
   ―糖分を控えて肥満を予防
9. 禁煙,節酒で健康長寿
   ―禁煙は百益あっても一害なし
   ―百薬の長アルコールも飲み方次第

表 3.14 成長期のための食生活指針

1. 子供と親を結ぶ絆としての食事―乳児期―
   ① 食事を通してのスキンシップを大切に
   ② 母乳で育つ赤ちゃん,元気
   ③ 離乳の完了,満1歳
   ④ いつでも活用,母子健康手帳
2. 食習慣の基礎づくりとしての食事―幼児期―
   ① 食事のリズム大切,規則的に
   ② 何でも食べられる元気な子
   ③ うす味と和風料理に慣れさせよう
   ④ 与えよう,牛乳・乳製品を十分に
   ⑤ 一家そろって食べる食事の楽しさを
   ⑥ 心がけよう,手づくりおやつの素晴らしさ
   ⑦ 保育所や幼稚園での食事にも関心を
   ⑧ 外遊び,親子そろって習慣に
3. 食習慣の完成期としての食事―学童期―
   ① 一日3食規則的,バランスとれた良い食事
   ② 飲もう,食べよう,牛乳・乳製品
   ③ 十分に食べる習慣,野菜と果物
   ④ 食べすぎや偏食なしの習慣を
   ⑤ おやつには,いろんな食品や量に気配りを
   ⑥ 加工食品,インスタント食品の正しい利用
   ⑦ 楽しもう,一家団らんおいしい食事
   ⑧ 考えよう,学校給食のねらいと内容
   ⑨ つけさせよう,外に出て体を動かす習慣を
4. 食習慣の自立期としての食事―思春期―
   ① 朝,昼,晩,いつもバランス良い食事
   ② 進んでとろう,牛乳・乳製品を
   ③ 十分に食べて健康,野菜と果物
   ④ 食べすぎ,偏食,ダイエットにはご用心
   ⑤ 偏らない,加工食品,インスタント食品に
   ⑥ 気を付けて,夜食の内容,病気のもと
   ⑦ 楽しく食べよう,みんなで食事
   ⑧ 気を配ろう,適度な運動,健康づくり

活習慣病の増加,高齢化の進行に伴い,それらの予防と,健康づくりのために,各人の特性,状況に応じた,より具体的な目標を示した食生活の実践が重要となり,表3.13の「成人病予防のための食生活指針」,表3.14の「成長期のための食生活指針」,および表3.15の「女性(母性を含む)のための食生活指針」に示す,1990年9月「健康づくりのための食生活指針(対象特性別)」(厚生省)が策定された.

「健康日本21」

栄養・食生活は,多くの生活習慣病との関連が深く,また,日々の生活のなかで人びとの生活の質(QOL)との関連も深い.そこで国民の健康およびQOLの向上を図るために,身体的,精神的,社会的に良好な食生活の実現を図ることを目標に,「健康日本21」という,国民健康づくり運動が進められることとなった.この栄養・食生活の目標のために,表3.16に示す新たな「食生活指針」(平成12年3月/文部省・厚生省・農林水産省決定)が示された.

d. 献立作成

1) 献 立

必要な栄養素を摂取し健康を維持するためには,適切な食事計画が重要である.献立とは「料理の種類や材料の組み合わせ,順序の予定を立てること.またはその種類や順序のこと」で,提供する食事の目的が達成できるように料理を組み合わせることである.これは時と場合において,1食単位,1日単位あるいは一定期間単位(週,月,季節など)で立てられる.食事の目的は健康を増進させたり,成長発達を助けたり,疾病予防や特殊な栄養(治療食,妊婦・授乳婦食)や饗応・行事食などがある.献立,すなわち料理の基

表 3.15 女性（母性を含む）のための食生活指針

1. 食生活は健康と美のみなもと
   ① 上手に食べて体の内から美しく
   ② 無茶な減量，貧血のもと
   ③ 豊富な野菜で便秘を予防
2. 新しい生命と母に良い栄養
   ① しっかり食べて，一人二役
   ② 日常の仕事，買い物，良い運動
   ③ 酒とたばこの害から胎児を守ろう
3. 次の世代に賢い食習慣を
   ① うす味のおいしさを，愛児の舌にすり込もう
   ② 自然な生活リズムを幼いときから
   ③ よく噛んで，よーく味わう習慣を
4. 食事に愛とふれ合いを
   ① 買ってきた加工食品にも手のぬくもりを
   ② 朝食はみんなの努力で勢ぞろい
   ③ 食卓は「いただきます」で始まる今日の出来ごと報告会
5. 家族の食事，主婦はドライバー
   ① 食卓で，家族の顔見て健康管理
   ② 栄養バランスは，主婦のメニューで安全運転
   ③ 調理自慢，味と見栄えに安全チェック
6. 働く女性は正しい食事で元気はつらつ
   ① 体が資本，食で健康投資
   ② 外食は新しい料理を知る良い機会
   ③ 食事づくりに趣味を見つけてストレス解消
7. 「伝統」と「創造」で新しい食文化を
   ① 「伝統」に「創造」を和えて，わが家の食文化
   ② 新しい生活の知恵で環境の変化に適応
   ③ 食文化，あなたとわたしの積み重ね

表 3.16 新・食生活指針（2000 年 3 月，厚生省・農水省・文部省）

1. 食事を楽しみましょう
2. 1 日の食事のリズムから，健やかな生活リズムを
3. 主食・主菜・副菜を基本に，食事のバランスを
4. ごはんなどの穀類をしっかりと
5. 野菜・果物，牛乳・乳製品，豆類，魚なども組み合わせて
6. 食塩や脂肪は控えめに
7. 適正体重を知り，日々の変動に見合った食事量を
8. 食文化や地域の産物を活かし，ときには新しい料理も
9. 調理や保存を上手にして無駄や廃棄を少なく
10. 自分の食生活を見直してみましょう

本型は，「主食を一定量とり，主菜（主なたんぱく質源），副菜（ビタミン，ミネラル源）は多種類のものをとり合わせ，栄養素のバランスをとること」で，おいしい食事づくりを目標とする．

さらに，調理や保存を工夫して無駄や廃棄を少なくし，食料の浪費や環境負荷への配慮を心がけたい．

2) 調 理

食品には生で食べられるもの，生で食べた方がおいしいもの，アク抜きが必要なもの，加熱するとおいしくなるもの，加熱すると消化されやすくなるもの，加熱しないと栄養素の利用を妨げるものがあり，それぞれにあった調理法が工夫されてきた．また，食材の切り方によってもバラエティに富んだ料理が工夫できる．

i) 調理法 煮る，焼く，ゆでる，揚げる，炒める，煎る，蒸す，電子レンジによるマイクロ波加熱，和えるなど．

ii) 調理の目的

① おいしくする：おいしさを感じる感覚に味覚・触覚・嗅覚・視覚がある．味覚は，「塩・甘・酸・苦味」の組み合わせを味わう．温度によりその感じ方は変化する．触覚は「かみごたえ（弾力性・滑らかさ）・のどごし・舌ざわり」を感じる．嗅覚は，ケーキやクッキーを焼くにおいや果物のように食材そのもののもつにおいなどからおいしさを感じる．視覚は，食物の彩り，盛りつけ方，つややかさ，こげ色などからおいしさを感じる．このように五感を働かせ，おいしさを感じられるような調理法を選ぶ．

② 消化をよくし栄養の効率を高める：加熱によるでん粉の変化や，油脂を使用する調理により脂溶性ビタミンの吸収をよくするなど．

③ 安全にする：加熱することにより，人体に有害な物質を分解したり，食品に付着している細菌を殺菌したりして安全な食べ物にする．

3.2 食 品

健康を維持するためには食物を摂取して必要な栄養素や機能性成分を過不足なく得る必要があり，おいしく安全に食物をとり，楽しく食事をするためには素材の食品についての知識・情報が必要である．

食品の基本特性は食品中の成分の栄養素としての機能（一次機能）であり，次にその食品成分の色，味，香気など嗜好に対する機能（二次機能）

と，さらに生体調節作用や疾病の予防および老化の抑制などの機能（三次機能）がある．

a. 食品の分類

食品の種類は非常に多く，分類は目的や必要性に応じてさまざまな観点でなされる．

自然界での所属や起源による分類としては，植物性食品・動物性食品・鉱物性食品などに分類される．

生産様式や加工法による分類としては，農産食品・林産食品・水産食品・畜産食品など一次産業の種別による分類のほか，加工法・保存法による生鮮食品・冷凍食品・発酵醸造食品・乾物・塩蔵品・缶詰・びん詰・インスタント食品・レトルトパウチ食品・高圧食品などがある．

主要栄養成分による分類としては，でん粉質食品・たんぱく質食品・油脂食品などがある．

摂取できる栄養素源としての分類としては，糖質源（穀類・いも類・甘味類），脂質源（油脂類・種実類・豆類），たんぱく質源（豆類・魚介類・肉類・卵類・乳類・穀類），カルシウム源（乳類・野菜類・小魚類・藻類），ビタミンA源（緑黄色野菜類・乳類・卵類），ビタミンB_1源（肉類・いも類・豆類・乳類・貝類），ビタミンB_2源（いも類・豆類・きのこ類・肉類・卵類・乳類），ビタミンC源（野菜類・果実類・緑茶類），ビタミンD源（きのこ類・肉類・魚介類）などがある．

栄養指導を目的とした分類としては，「三色食品群」，「六つの基礎食品」などがある．「三色食品群」は1952（昭和27）年，広島県庁の岡田正美が提唱し，栄養改善普及会の近藤とし子らが普及に尽力した食品群で，たんぱく質に富む食品を血や肉を表す「赤」，エネルギー源となる食品を体力や力を表す「黄」，体の調子を整えるビタミンやミネラルを多く含む野菜や果物を表す「緑」

表 3.17 六つの基礎食品―毎日の食事に必ず6つを組み合わせましょう―

	食品の種類	主要（副次的）栄養素	はたらき	食品の例示
1群	魚，肉，卵，大豆	良質たんぱく質（脂肪，カルシウム，鉄，ビタミンA，B_1，B_2）	体をつくる	魚，貝，いか，たこ，かに，かまぼこ，ちくわなど 牛肉，豚肉，鳥肉，ハム，ソーセージなど 鶏卵，うずら卵など 大豆，豆腐，納豆，生揚げ，がんもどきなど
2群	牛乳，乳製品，骨ごと食べられる魚	カルシウム（良質たんぱく質，ビタミンB_2）		牛乳，スキムミルク，チーズ，ヨーグルトなど めざし，わかさぎ，しらす干など 注：わかめ，こんぶ，のりなど海藻を含む
3群	緑黄色野菜	カロテン*（ビタミンC，カルシウム，鉄，ビタミンB_2）	体のはたらきを調節する	にんじん，ほうれん草，小松菜，かぼちゃなど
4群	その他の野菜，果物	ビタミンC（カルシウム，ビタミンB_1，B_2）		だいこん，はくさい，キャベツ，きゅうりなど みかん，りんご，なし，ぶどう，いちごなど
5群	米，パン，めん，いも	糖質性エネルギー源（ビタミンB_1，C）	エネルギーのもととなる	飯，パン，うどん，そば，スパゲティなど さつまいも，じゃがいも，さといもなど 注：砂糖，菓子など糖質含量の多い食品を含む
6群	油脂	脂肪性エネルギー源		てんぷら油，サラダ油，ラード，バター，マーガリンなど 注：マヨネーズ，ドレッシングなど多脂性食品を含む

*：第3群に分類される野菜は原則として，その100gにカロテンとして600μg以上含有されるものとする．
注：昭和58.4.15衛栄第30号 "「四訂日本食品標準成分表」の取り扱いについて" の公衆衛生局栄養課長通知で周知のとおり，"トマト" は緑黄色野菜として分類すること．
「五訂成分表」では「有色野菜」の分類が示されていないが，「緑黄色野菜」の取扱いについては，従来「緑黄色野菜」としてきたものに，「五訂成分表」中，「可食部100g当たりカロテン含量が600μg以上のもの」を追加して取り扱うものとすること．
（健習発第73号平成13年6月28日厚生労働省健康局総務課生活習慣病対策室長）

の3群に分類している.

「六つの基礎食品」は厚生省保健医療局（当時）から栄養教育の教材として示されたもので，食品を表3.17のように6群に分け，毎日の食事においてこれらを組み合わせることでバランスのとれた食生活をおくるよう勧めている.

「五訂日本食品標準成分表」では，1,882の収載食品を18の食品群に分類している．食品群の名称と配列は，1穀類，2いも及びでん粉類，3砂糖及び甘味類，4豆類，5種実類，6野菜類，7果実類，8きのこ類，9藻類，10魚介類，11肉類，12卵類，13乳類，14油脂類，15菓子類，16し好飲料類，17調味料及び香辛料類，18調理加工食品類，である.

b. 食品の種類と特徴

1) 穀類

米，小麦，大麦，あわ，えん麦，きび，とうもろこし，はと麦，ひえ，もろこし，ライ麦，そばなどがある.

① 米：楕円粒の日本型（ジャポニカ）と長粒のインド型（インディカ）がある．でん粉の性質により，うるち米ともち米に分け，うるち米のでん粉はアミロースが20～30%（日本型17～21%，インド型24～31%）で，残りがアミロペクチンである．一方，もち米でん粉は100%がアミロペクチンである．米の部位により成分が異なるので，どのようなつき方（搗精の程度）かにより，栄養価，食味および消化率が異なる．搗精しない玄米，搗精の程度により，三分つき米，五分つき米，七分つき米，精白米および胚芽精米などがある．米の主成分はでん粉で70～80%と多く，たんぱく質は約7%，たんぱく質のアミノ酸組成は穀類の中では優れ，第1制限アミノ酸はリジンである．加工品には，飯，上新粉，白玉粉，ビーフンなどがある.

② 小麦：たんぱく質含量は，パンやパスタ用の硬質小麦（11%以上），めん類用の中間質小麦（9～10%），ケーキやてんぷら粉用の軟質小麦（9%以下）と用途により異なる．主成分はでん粉である．小麦粉に加水してこねるとグルテンが形成され，発酵などによるガスで膨張し，焼くとパン組織ができる．その他，加工して伸ばしてめんとして細切りにしたものは生めんとなり，乾燥させると乾めんとなる．グルテンから小麦たんぱく質食品（麩など）がつくられる.

2) いもおよびでん粉類

じゃがいも，さといも，こんにゃくいもは塊茎，さつまいもは塊根，やまのいもは根と茎の中間の性質をもつ担根体を利用している.

① じゃがいも：ナス科で味が淡白なため連食にも適する．品種や栽培条件により成分組成の変動が大きく，水分の次に多いでん粉含量にも差がある．でん粉の多い粉質と，でん粉は少ないが煮くずれしにくい粘質を調理加工で使い分けるとよい．他成分ではビタミンCが比較的多い．特殊成分として，中枢神経毒であるアルカロイド配糖体のソラニンを含むが，発芽部や日光により緑化した皮部に多く，剝皮により70%程度は除かれる．加工品はマッシュポテト，春雨などがある.

② さつまいも：甘味成分は麦芽糖で，加熱により甘味度が増すのはβ-アミラーゼにより，でん粉が加水分解され還元糖が増加するためである．切り口から出る乳状の汁は，外皮部に多く含まれる樹脂配糖体のヤラピンである.

③ さといも：葉柄の基部が発育肥大して親芋ができ，親芋の節から小芋ができる．主成分はでん粉であり，粘質物は一種の糖たんぱく質である．葉柄をずいきとよび，食用にする品種もある.

④ やまのいも：長形のナガイモ，扁平のイチョウイモ，塊茎のヤマトイモがある．主成分はでん粉である．粘質物はマンナンとグロブリン様たんぱく質の結合物である．アミラーゼ活性が強く生食しても消化がよい.

⑤ こんにゃくいも：こんにゃくいもの炭水化物はでん粉ではなく，主にグルコマンナンで，水酸化カルシウムなどでアルカリ性にするとゲル化して，こんにゃくができる.

3) 豆類

豆類の可食部は子葉の部分である．豆類のうち大豆と種実類の落花生はたんぱく質と脂質に富

み，その他の豆類である小豆，いんげんマメ，えんどう，ささげなどはたんぱく質と炭水化物（でん粉）に富む．

乾燥した豆類は水分が少なく貯蔵性に富む．

① 大豆：たんぱく質，脂質が多く，カルシウム，鉄，ビタミン B_1 などが多く含まれる．糖質にはでん粉ではなく，しょ糖，ラフィノース，スタキノースなどの少糖類と，ペントザン，ガラクタンなどの多糖類である．食物繊維が多いことも特徴である．たんぱく質のアミノ酸組成ではリジンが多い．たんぱく質の多くが水抽出できるので，ゲル化して豆腐をつくるなどの加工利用に活かされている．

脂質含量が18～24%と多いので油脂原料としても用いられる．脂肪酸組成ではリノール酸が多い．

加工食品では，非発酵食品では豆腐・油揚げ・ゆば・きなこなどがあり，発酵食品では，みそ・しょうゆ・納豆などがある．

② 小豆：脂質が少なく，でん粉が多い．たんぱく質の80%がグロブリンであるため加熱により不溶性となり，でん粉の皮膜となるので，のり状になりにくく，「あん」の加工にむく．

③ 緑豆：でん粉から春雨をつくる．大豆や緑豆などを発芽させ，もやしとして利用するが，これらは野菜として扱う．

4) 種実類

ナッツ，堅果，木の実あるいは種子として扱われるもので，炒り，あるいはゆでて食用とするほか，製菓材料，油脂原料とする．利用方法が類似しているので群別されている．一般成分組成では，脂質とたんぱく質が多く，糖質も含まれる．

5) 野菜類

水分が多く，ビタミン類（プロビタミンAであるカロテンとビタミンC），無機質（カリウム・カルシウム・鉄などが多く，ナトリウムやリンが少ない），食物繊維が多いのが特徴である．カロテン含量の多い野菜を緑黄色野菜，少ない野菜をその他の野菜と分類する．特有の色素や芳香成分を含む．

根菜類（ごぼう，大根，にんじんなど），茎葉菜類（キャベツ，小松菜，チシャ，にら，ねぎなど），果菜類（きゅうり，トマト，なす，ピーマンなど），花菜類（カリフラワー，ナバナ，ブロッコリーなど）がある．

生鮮食品としては，水分が多く，呼吸作用により，しおれたり，ビタミン類の損失や変色，腐敗が生じやすく貯蔵性に乏しい．

加工品には，冷凍野菜，漬物，野菜ジュース，缶詰類がある．

6) 果実類

果実は完熟すると糖分が多く，糖は主にブドウ糖，果糖およびしょ糖である．有機酸が多く，糖量/酸量（糖酸比）が味の主要因子である．多糖類のペクチンと，糖および酸でペクチンゼリーが形成される．香気成分はエステル，芳香族アルコール，アルデヒドであるが，かんきつ類には，リモネンが含まれる．ビタミンC，カリウムと食物繊維の供給源となる．その他，ポリフェノール化合物，芳香成分，色素成分も含まれる．パパイヤにはパパイン，パイナップルにはブロメライン，キウイフルーツにはアクチニジンなどのたんぱく質分解酵素を含むものもある．

加工品には，缶詰，果実飲料，ジャム，砂糖漬などがある．

7) きのこ類

ビタミンDを含むが，ビタミンCおよびカロテンを含まないこと以外は野菜類に似る．食物繊維量は野菜よりやや多い．特異的な香気成分，旨味成分が含まれ，コレステロール低下作用など特異な生理作用もある．加工品には，ツクリタケ（マッシュルーム）の缶詰や，素干し品として乾しいたけ，きくらげなどがある．

8) 藻類

最も多いのは海水産の海藻類で，のり，こんぶ，わかめ類である．食品としては野菜類に似るが，主成分は炭水化物で，非消化性のいわゆる食物繊維である．無機質組成はカリウム，ナトリウム，リン，カルシウムが多く，またヨウ素が多いのも特徴である．

9) 魚介類

日本は魚類の種類も多く消費量も多い．一般成

分は，魚の種類，季節，雌雄，栄養状態，部位などによりかなり変動する．たんぱく質，不飽和度の高い脂質の重要な供給源である．EPAおよびDHAなどのような高度不飽和脂肪酸を多く含んでいる．

可食部とする筋肉は，普通肉と血合肉に分けられる．また，普通肉は可食部筋肉の大部分を占める筋肉で，白色または淡赤色をしており，一方血合い肉は魚類特有の筋肉組織で赤黒色でミオグロビンが多い．白身魚とは，たら，たい，ひらめなど筋肉が白色で血合肉が少ないもので，脂質含量が少ない底生魚類である．赤身魚とは，血合肉が多くミオグロビンが多い，まぐろ，さんま，さばなどである．これらは回遊魚で海の表層にすむ．季節により脂肪含量が大きく変動する．

鮮度が低下すると，トリメチルアミンやアンモニアなど揮発性のにおい物質が生成され，魚臭が強くなる．

10) 肉 類

牛，豚，羊，鶏など，生体そのものを食肉とする．牛肉は乳用肥育雄牛・黒毛和種・褐毛和種が，豚肉はヨークシャー種・バークシャー種の大型種が生肉用に，ベーコンタイプとしてランドレース種が主に流通している．食鶏は食肉専用に大量飼育される若鶏，すなわちブロイラーである．羊肉は，生後1年未満の子羊肉をラム，1年以上の成羊肉をマトンとよぶ．

肉類は，たんぱく質が多く必須アミノ酸のバランスがよく良質なたんぱく質供給源となり，脂肪も多く，リンや鉄の供給源となる．

たんぱく質は，その特性および溶解性に基づき，筋漿たんぱく質，筋原線維たんぱく質および肉基質たんぱく質に分けられる．筋漿たんぱく質は各種酵素やミオゲン，ミオグロビンを含み，これらは肉の色や熟成と関係する．筋原線維たんぱく質は，食肉たんぱく質の大半を占めミオシン，アクチンなどがあり，筋肉の収縮や弛緩に関与し，死後硬直や加工品の特性と関係する．肉基質たんぱく質はコラーゲン，エラスチンなどがあり，その増加は肉を硬くする．

蓄積脂質はほとんどが中性脂肪で，構成脂肪酸の主なものは，飽和脂肪酸のパルミチン酸，ステアリン酸，不飽和脂肪酸のオレイン酸である．組成は動物の種類により異なり，融点が違うので，調理や加工の際に考慮する．牛脂は融点が豚肉や鶏肉に比べて高く，豚脂は融点が体温に近いので，豚肉はハムやベーコンなどで冷食されるが，牛肉は冷食に適さない．

ビタミンの中では，B群を比較的多く含んでおり，特に豚肉はB_1のよい供給源となる．

筋肉中の糖質は多糖類のグリコーゲンが主で，ブドウ糖は微量であるが，屠殺されると短時間で解糖作用を受け，乳酸に変わる．屠体から体温が失われると筋肉の硬化が始まり，これを死後硬直とよぶ．硬直が解け軟化すると，pHが上昇し，自己消化が起こり，たんぱく質分解酵素などの働きで遊離アミノ酸や旨み成分のイノシン酸も増加する．これを熟成という．

11) 卵 類

卵類はたんぱく質，脂質およびビタミンのすぐれた供給源となる．鶏卵が最も多く利用されている．卵黄と卵白を合わせて全卵といい，全卵たんぱく質はアミノ酸組成に優れ栄養価が高い．卵黄は全卵の重量の約36%であり，約15%のたんぱく質，30%の脂質を含み，水分は51%と卵白より少ない．卵の微量栄養素はビタミンB_2を除いて大部分が卵黄に含まれている．卵白は88%の水分と約10%のたんぱく質からなる．卵黄のたんぱく質はグロブリン，リポたんぱく質およびリンたんぱく質からなり，卵白のたんぱく質はアルブミン，グロブリン，糖たんぱく質からなる．

卵黄の凝固温度は65〜70℃で，卵白は58℃で混濁し，62〜65℃で流動性が少なくなり，80℃で完全に凝固するので，100℃で短時間加熱すると卵黄が固化せず卵白が凝固する半熟卵となり，67℃で加温すると卵黄は凝固するが，卵白は半熟状態のいわゆる温泉卵となる．

生鶏卵は鮮度低下とともに比重は低下する．

12) 乳 類

わが国で通常利用されるのは牛乳が主である．たんぱく質，脂質，ビタミンおよびミネラルなど良質の栄養成分がバランスよく含まれており，ま

たカルシウム，ビタミン B_2 供給源として重要である．約3％のたんぱく質の約80％はカゼインで，残りは，ホエー（乳清）に含まれるラクトアルブミンやラクトグロブリンである．牛乳に酸を加えると酸カゼインとなり，沈殿を起こし，キモシンを加えても凝固する．これらの沈殿はカードと呼ばれ，カゼインと結合するカルシウムの量によりソフトカード，ハードカードとなる．脂質は餌により変動するが，ホルスタイン種は約3～4％，ジャージー種は約5％である．脂肪球として牛乳中に分散しており，生乳では脂肪球が大きく不均一なため，均質，細分化を行って市販される．

糖質は約4.5％で，そのうち99.8％が乳糖である．乳糖の消化酵素であるラクターゼの欠落に起因する乳糖不耐症の人がいる．カルシウム，リン，カリウム，マグネシウムなどが主要な無機質である．とくに乳のカルシウムは吸収利用率が高い．

微生物を死滅させ，製品の品質を保つための殺菌法，減菌法は，次のとおりである．

① 低温殺菌法（LTLT）：62～65℃で30分間あるいは75℃で15分以上処理し，主として有害微生物を死滅させる方法である．

② 高温短時間殺菌法（HTST）：72～75℃で15秒間殺菌を行う方法で，連続的に流して殺菌するので経済的で衛生的である．

③ 超高温減菌法（UHT）：120～130℃で数秒の加熱処理をする．一般細菌も含め微生物を完全に滅菌できるので長期保存が可能である．140～145℃で4秒前後の加熱後，無菌的に充填したものがLL牛乳（long life milk）であり，常温で長期間保存可能な製品である．

飲用乳には，牛乳（生乳のみを原料とし脂肪の均質化，殺菌処理をしたもの），加工乳（生乳以外に脱脂粉乳，クリームその他を加え成分規格に合わせたもの），部分脱脂乳（牛乳から乳脂肪の一部を除いたもの）などがある．

乳加工品には，次のようなものがある．

① 粉乳：水分を除き（3％以下），粉末化した全粉乳，脱脂乳を粉末にした脱脂粉乳（skim milk powder），乳幼児用に調整した調製粉乳などがある．

② 練乳：牛乳を濃縮した無糖練乳，しょ糖を加えて濃縮した加糖練乳があり，加糖練乳は防腐性がある．

③ クリーム：牛乳を遠心分離して上層に浮いた脂肪に富む部分で，たんぱく質，乳糖，水分，ビタミンなどを含み，調理，製菓用およびバター製造の原料となる．

④ バター：牛乳から分離したクリームの脂肪を攪拌操作により塊状に集合させてつくったもの．加塩および無塩のものがある．

⑤ チーズ：乳を乳酸発酵させるか，または乳に酵素を加えてできた凝乳から乳清を除いたものをいう．さらに発酵熟成させたもの，熟成させないものなど，種類は多い．

⑥ ヨーグルト：生乳や脱脂乳を，そのまま，あるいはしょ糖や香料などを添加して乳酸菌で発酵させたものである．

⑦ アイスクリーム：牛乳および乳製品に砂糖や香料などを加えて凍結したもので，乳脂肪分3％をアイスミルク，8％以上をアイスクリームと称する．

13) 油脂類

サラダ油などの植物油脂類が大半を占め，動物脂類ではラードやバターの使用が多く，牛脂の利用は少ない．油脂類は熱源ばかりでなく，植物油脂類は必須脂肪酸の供給源となり，精製油脂を乳化したマーガリンやバターはビタミンAの供給源にもなる．

c. 機能性食品など

1952（昭和27）年に成立した栄養改善法12条に規定されている食品では，1995年の改定で，それまでの「特殊栄養食品」「強化食品」の名称が廃止され，「特別用途食品」が残されている．特別用途食品は，健康に対する影響が大きく，かつ疾病による制限が必要である病者用食品ならびに妊産婦，授乳婦用粉乳および乳児用調製粉乳が許可の対象であったが，1990年に「特定保健用食品」が，1994年に「高齢者用食品」が追加さ

特定保健用食品とは,「機能性食品」を制度化するために設けられたもので,「食品や食品成分と健康の関わりに関する知見からみて,ある種の保健の効果が期待される食品であって,食生活において特定の保健の目的で使用する人に対し,その摂取により,その保健の目的が期待できる旨の標示が許可された食品」と定義されている.

「機能性食品」とは文部省(当時)の特定研究「食品機能の系統的解析と展開(昭和59～61年度)」から生まれ,健康志向の風潮のなかで,食品メーカーを中心にブームとなった.

厚生省(当時)が積極的健康づくりを目指すなかで,日常の食事において食品と薬品の間に位置する食品,すなわち「機能性食品」をとり入れることにより,医療品の一部を食品に置き換えることとなった.前出の栄養改善法第12条の枠内で特定保健用食品として認めることになった.2002年で約300品目が認可されている.

特定保健用食品の許可申請では,食品メーカーなどが製品の製造方法,成分分析表,試験成績表などの書類を添えて保健所へ申請し,検討会や検査を経て厳しい基準で判定される.

3.3 食品衛生

a. 食中毒の種類

食中毒とは,何らかの有毒,有害な物質で汚染された食物を摂取することで,激しい下痢や嘔吐などの急性障害を起こした場合をいう.食中毒の約9割が細菌性食中毒であり,暑い時期をピークに発生している.しかし近年ライフスタイルの変化から冬季の食中毒事例も増加している.主なものを図3.1に示した.

1) 腸炎ビブリオ

わが国での食中毒の発生頻度は最も高い.真水に弱く,0.1%の塩水では5分以内に死滅する.海水に由来し,温度が上昇すると繁殖し増殖が速い.魚介類やその加工品,折り詰め弁当が感染源となる.潜伏期間は平均12時間で,消化器症状のほか発熱や頭痛を伴う.

2) サルモネラ菌

食肉,魚,卵やその加工品が原因食品で,さらに保菌者や保菌動物(ねずみ,犬,ミドリガメなど)の排泄物にも注意する.野菜サラダやあん類など複合調理品での発症もある.熱に弱い.潜伏期間は12～24時間で,消化器症状のほかに高熱,

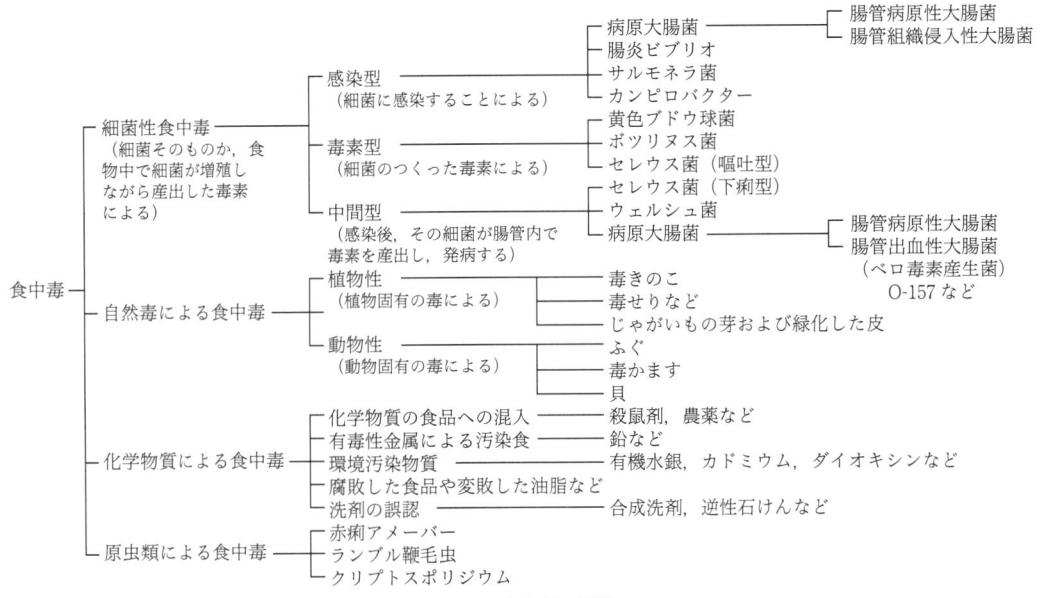

図 3.1 食中毒の種類

3) カンピロバクター

鶏肉，豚肉，感染した牛乳や飲料水が原因食品となる．潜伏期間は1〜7日と長い．年間数十件あり，多数の患者が発生することがある．症状は腹痛，下痢，まれに嘔吐，発熱を伴うことがある．菌は乾燥と熱に弱い．

4) ウェルシュ菌

魚介類，肉およびその加熱調理品が原因食品である．熱に強く，酸素の少ない状態で発育する耐熱性芽胞をもつため，加工調理後放置された食品の中で増殖し，感染，発症することもある．わが国では夏に集団給食で発症することがあるので給食病ともよばれている．潜伏期間は平均12時間で，消化器症状のほか，まれに発熱もみられる．

5) 病原性大腸菌

大腸菌は1885年に発見された腸内常在菌である．下痢起因性大腸菌としては，腸管病原性大腸菌，腸管毒素原性大腸菌，腸管組織侵入性大腸菌，腸管出血性大腸菌があげられる．各々が感染の結果，下痢などの症状を起こすが，腸管出血性大腸菌はベロ毒素を発生し重症化しやすい．

腸管出血性大腸菌 O-157 感染症 1984年に米国でハンバーガーによる食中毒の原因菌として注目された．

わが国では，1990年に埼玉県の幼稚園で井戸水から感染したのが集団発生の始まりである．1996年には岡山，大阪などから始まり，全国的に多数の重症者や死者まで出た．

病原性大腸菌 O-157 は経口感染し，腸管の粘膜に付着しベロ毒素を出して粘膜組織を傷つけ，重症の出血性大腸炎の症状を引き起こす．発熱，激しい腹痛，頻回の水様血便などがみられ，合併症として溶血性尿毒症症候群を生じやすく，腎不全，脳症などを併発して死に至りやすい．潜伏期間は1〜10日と長いので治療開始の遅れとなりやすい．少ない菌量でも感染，発病するが，熱に弱く，75℃で1分間の加熱で死滅する．

6) 黄色ブドウ球菌

化膿菌の仲間で，切創，化膿巣（できもの），鼻腔内などに多く存在する．汚染された食品の中でエンテロトキシンという毒素をつくり，その感染により中毒症状を発生する．毒素は熱に強く，通常の調理法では壊れない．穀類およびその加工品，菓子類が原因食品となる．潜伏期間は短く，30分〜6時間である．

7) ボツリヌス菌

わが国では，いずし，辛子れんこんによる食中毒として有名である．熱に弱い．酸素の少ない状態を好み，土壌，まれに海水，湖水に存在するが，芽胞を有し，その芽胞が増殖中に毒素が発生する．腹痛，頭痛，複視，失声，呼吸困難，四肢運動麻痺を引き起こし死亡することもある．潜伏期間は2時間〜8日である．

乳児ボツリヌス菌感染症 蜂蜜の中に存在するボツリヌス菌の芽胞を乳児が食べると，その芽胞が乳児の腸内で繁殖して毒素をつくり，中毒症状を発生する．便秘，哺乳力低下，全身の脱力感，呼吸困難などを生じ，時には重症化する．乳児特有のもので，幼児に発症例がみられていないので，1歳未満の乳児には蜂蜜を与えないように注意する．

8) セレウス菌

調理後放置された米飯や炒飯などの中で増殖し，エンテロトキシンという毒素をつくり，その感染により症状が発生する．潜伏期間は嘔吐型は1〜5時間，下痢型は10〜12時間である．

b. 細菌性食中毒の予防

食中毒の原因は数が多く，その原因や菌の性質によっても対応は異なる．

1) 原因菌の性状を知る

菌により，加熱に弱い，高温にも強い，低温に弱い，低温にも強い，酸素（空気）に弱い，酸素がなくても生存するなど，性質が異なるので，それぞれの菌の種類によって予防法や食品の保存法も適した対応が必要である．

2) 症状を知る

一般に消化器症状が主となるが，症状の程度，潜伏期間の長短，合併症（神経系障害，脳症状，腎不全など）を起こしやすいなど，症状の特徴を知っていれば対応を的確に早く行うことが可能で

ある.

3) 衛生観念の確立と実行

適切な衛生教育とさらに情報を得ることで，発生の予防と犠牲者を出さないことに努めることができる．

衛生知識と習慣を身につける基本的なことで汚染を防ぐことができる．

① 流水による手洗いの励行：調理の前，食前，トイレの使用後，汚物に触れた後，帰宅時など，確実な手指の洗浄を習慣づける．

② 食物の加熱：食中毒の発生しやすい時期に生ものは食べない，食物は摂取前に加熱する．

③ 食器，調理器具の消毒：消毒を確実にし，保管も清潔を心がける．

④ 食品材料の選別，調理法，保存法および運搬：清潔な食品を選別し，食物は長時間室温に放置せず低温に保存するなど注意する．

HACCP（Hazard Analysis Critical Control Point，危害分析重要管理点方式）とは，安全性を高め，食中毒などの発生を抑えるためのシステムである．生産および給食施設でのみ行ってきた食品衛生の安全管理を，食品の製造・流通の各段階から危害の発生防止のための重要ポイントを特定して守るべき基準を設置し，チェックする方法である．

子どもをはじめ体力のない者は重症化しやすく食中毒の犠牲者となりやすいので，発生の予防に努め「菌をつけない，増やさない，殺菌する」を原則に，食中毒の被害から守るべきである．

3.4 実習時の基本的注意

調理実習時には，次のような基本的な点に注意する．

i) 身支度および手洗い 実習着あるいはエプロン，三角巾を着用し，時計，装飾品をはずし爪を切り，身支度を清潔に整える．流水による手洗い，手指の消毒を十分に行い，調理室の衛生保持に心がけ，清潔にする．

ii) 食品の選択と管理 食品は新鮮で品質のよい，出盛りで適正な価格の衛生的なものを選び購入する．食材をチェックし，よく洗い，有害物や不潔物を除く．食材が汚染されず，劣化しないように，また調理加工品も汚染されないように保管に気をつけ，必要に応じて冷蔵，冷凍を使い分ける．

iii) 調理時の注意 器材を正しく使用する．とくに加熱調理においては，加熱温度と時間に注意し，中心温度が適正となるよう加熱する．調理には刃物や火気を利用するので，けがや火傷をしないように十分注意する．

iv) 器具類の整理整頓 布きん，台ふきおよび雑巾を別として使い分け，布きん類，まな板，その他の調理器具や食器など殺菌できるものは十分に殺菌を心がける．調理器材はきちんと整理整頓し，調理実習室の清掃，衛生保持に注意する．

4. 妊娠・授乳期の食生活

4.1 妊娠期の食生活

a. 母体の栄養状態と胎児の発育

母体の栄養状態が胎児の発育に影響することは，数々の歴史的な事実が明らかにしている．第二次世界大戦時の母体の栄養摂取不足は，死産率と早産率の上昇を招き，低出生体重児の出生率を高めており，妊娠時の低栄養が胎児発育や周産期母体へ悪影響を及ぼすことを示している．一方，現代日本の食生活は，飽食の時代ともいわれ，食事の欧米化や栄養摂取過剰などによる肥満妊婦からは，妊娠中毒症や妊娠糖尿病などの合併症や巨大児の発生率が高いことが問題となっている．母体の骨盤に不適合な過剰発育した児により，難産や帝王切開率の増加などの影響がみられる．

しかし肥満以外の問題として，昨今の妊娠可能年齢である20～30代の女性においては，やせの比率が高く，10年前，20年前と比較しても，やせが増加している．このように若い女性が細身の体型になってきている原因のひとつに，誤ったダイエット指向があるといわれている．ダイエットによる若い女性の健康に対する影響としては，やせ群の骨密度が有意に低い．また女子高生の半数はダイエットをしており，そのうち22%は栄養バランスの乱れなどで高脂血症になっている．その他若い女性に潜在性鉄欠乏の比率が高いなどの報告がある．やせ妊婦または妊娠中の体重増加不良の場合には，表4.1に示すように出生体重に影響を及ぼすことが知られている．

表 4.1 非妊時のBMIと妊娠中の体重増加量の出生体重に及ぼす影響（単胎，正期産，合併症なし，日本人）（土井・竹田・中林）

BMI	妊娠中の体重増加量 (kg)	人数 (人)	出生体重 (g)	低出生体重児 実数 (人)	%	Light for dates 児 実数 (人)	%	heavy for dates 児 実数 (人)	%
18未満	7 kg未満	64	2,821±298	7	10.9	14	21.9*	0	0
	7～9.9 kg	134	2,890±294	12	9	13	9.7	0	0
	10～11.9 kg	119	3,009±363	6	5	10	8.4	3	2.5
	12 kg以上	103	3,112±330	3	2.9	2	1.9	2	1.9
	平均	420	2,955±387	28	6.7	39	9.3	5	1.2
18～24	7 kg未満	351	2,909±330	34	9.7*	40	11.4*	4	1.1
	7～9.9 kg	650	2,997±317	34	5.2	50	7.7	9	1.4
	10～11.9 kg	465	3,116±338	14	3	15	3.2	16	3.4
	12 kg以上	543	3,210±367	13	2.4	15	2.8	52	9.6
	平均	2,009	3,067±355	95	4.7	120	6	81	4
24以上	7 kg未満	36	3,044±376	2	5.6	2	5.6	1	2.8
	7～9.9 kg	23	3,250±425	1	4.3	0	0	3	13
	10～11.9 kg	14	3,227±448	0	0	1	7.1	2	14.3
	12 kg以上	16	3,223±395	0	0	0	0	3	18.8
	平均	89	3,158±408	3	3.4	3	3.4	9	10.1
	全平均	2,518	3,051±364	126	5	162	6.4	95	3.8

*：$P<0.001$．
注：BMI 18未満とBMI 18～24では，妊娠中における体重増加量の7 kg未満と7 kg以上で有意差あり．

b. 胎児の栄養と出生体重

1個の受精卵が子宮の内部に着床し，妊娠が成立する．胎児はその後約40週の胎内生活のあと，胎外へ送り出される．胎児への栄養補給は，胎盤を通して母体の血液とともに送られてくる．栄養素は胎盤を通過しうるよう，グルコース・アミノ酸・脂肪酸・電解質などの低分子の物質に分解されたものである．

生まれてきた新生児の栄養状態を評価するためには，身長・体重・頭囲などの身体計測値を用いる．新生児は出生体重によって次のように分類される（詳しくは，2.3節参照）．

・巨大児（出生体重4,000 g 以上）
・低出生体重児（出生体重2,500 g 未満）
・極低出生体重児（出生体重1,500 g 未満）
・超低出生体重児（出生体重1,000 g 未満）．

また上記のような児を早産未熟児と区別するため，在胎週数と出生体重を考慮して以下のように分類される．

・LFD児（light for dates 児　在胎週数別出産時体重曲線で10パーセンタイルまたは−1.5 SD 未満）
・HFD児（heavy for dates 児　同90パーセンタイルまたは+1.5 SD 以上）
・AFD児（appropriated for dates 児）

LFD児は IUGR（intrauterine growth restriction；子宮内発育遅延）ともよばれ，体温調節，水分電解質代謝，呼吸器，感染症に対する免疫力などに高度の未熟性を有している．IUGRの原因は不明の場合が多いが，10〜30％は胎児側による発育障害（染色体異常・奇形・薬剤・遺伝・喫煙など），70〜90％は妊娠中毒症や子宮胎盤循環不全による胎児への栄養障害に起因する発育障害といわれ，頭囲や身長に比して躯幹が小さいという特徴がある．この間の胎児の発育状態は超音波断層検査によって計測・診断することが可能であるため，子宮内胎児発育不全が見つかった場合には，その対応を行う．

c. 母体の変化と至適体重増加量

妊娠が成立すると母体においては脂肪の蓄積が始まる．妊娠初期にはつわりの影響で体重が減少することもあるが，図4.1に示すように12週以降は直線的に増加する．Hytten らは，妊娠中の生理的な体重増加は10〜12 kg であるとし，妊娠末期における増加体重の約半分は胎児側因子（胎児・胎盤・羊水）であり，母体側には子宮，乳房の増加分約1 kg，血液と組織液の増加分が各1.5 kg，残りは脂肪蓄積と浮腫であると述べている．

体重増加量は，やせ・標準・肥満妊婦により周産期死亡率の低い至適体重増加量があるといわれ，日本産婦人科学会ではBMI（body mass index）を体重（kg）/身長（m）^{2} によって求め，18未満をやせ，18〜24を標準，24以上を肥満と分類し，各々の至適体重増加量をやせ10〜12 kg 増，標準7〜10 kg 増，肥満5〜7 kg 増としている．

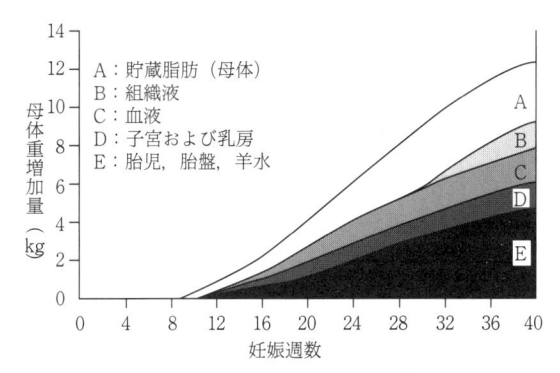

図 4.1 正常妊婦における体重増加の因子（Hytten, 1979）

d. 栄養所要量と食構成

妊婦の栄養所要量は個人の活動量に応じたレベルに妊婦の付加量を加える．表4.2に日本人の大多数が属する生活強度Ⅱにおける妊婦・授乳婦の付加量を示す．

① エネルギー：母体蓄積分に関連するエネルギー量と母体の基礎代謝量の増加分を付加量350 kcal としている．

② たんぱく質：たんぱく質は妊娠により新生された組織の基本的栄養素として必要とされ，付加量は10 g で，その蓄積量は表4.3のとおりである．このように妊娠前期のたんぱく質蓄積量は少ないので，たんぱく質不足による胎児発育に対する影響は少ない．しかし，後期以降のたんぱく

4.1 妊娠期の食生活

表 4.2 生活活動強度Ⅱ（やや低い）における栄養所要量（女子）（第六次改定，厚生省，1999）

年齢 (歳)	エネルギー (kcal)	たんぱく質 (g)	脂肪エネルギー比率 (%)	カルシウム (mg)	鉄 (mg)	ビタミンA レチノール当量 (μg)	ビタミンB₁ (mg)	ビタミンB₂ (mg)	ビタミンC (mg)	ビタミンD (μg)
18〜29	1,800	55	20〜25	600	12	540	0.8	1.0	100	2.5
30〜49	1,750	55		600	12	540	0.8	1.0	100	2.5
妊婦	+350	+10	20〜30	+300	+8	+60	+0.1	+0.2	+10	+5
授乳婦	+600	+20		+500	+8	+300	+0.3	+0.3	+40	+5

表 4.3 妊娠によるたんぱく質の蓄積（第六次改定日本人の栄養所要量，1999）

	妊娠5カ月末 (g)	妊娠10カ月末 (g)
胎児	30	403
胎盤・臍帯	19	80
羊水	0.5	3
子宮肥大	55	166
乳房肥大	36	81
循環血液量増加	46.7	190.9
細胞外液量増加	1	2
	188.2	925.9

表 4.4 魚のDHA・EPA含量（100g当たり）（土井）

種類	DHA (g)	EPA (g)
まぐろ（脂身）	2.90	1.29
ぶり	1.79	2.68
さば	1.78	2.99
いわし	1.14	2.52
あじ	0.75	1.16
さけ	0.82	1.13
かれい	0.20	0.42
たら	0.07	0.11
いか	0.15	0.21
えび	0.05	0.09

質摂取不足は，低出生体重児，妊婦の貧血などの出現率が高くなり，出産後の母体の消耗が激しいといわれている．

③ 脂質：妊娠中の脂質摂取量はエネルギー比率で25〜30％が適当とされ，これは脂肪量として60〜72gとなる．一般に妊婦は高脂血症になりやすいので，過剰に摂取しないよう高脂肪の魚や肉を制限し，調理用油脂の使用量にも注意する．

魚はドコサヘキサエン酸（DHA）の供給源として重要である．DHAは胎児や乳児の脳・神経・網膜などの細胞膜に多く含まれ，これらの機能発達に重要な役割を果たしている．妊婦・授乳婦には不足することのないよう適量の摂取が勧められている．英国ではエイコサペンタエン酸（EPA）・DHAの必要量を0.5％としており，日本人の健康人のEPAとDHAの摂取量はエネルギー比で0.5％程度である．表4.4から計算すると，これをぶり（鰤）でとるためには25g，たら（鱈）でとるには600gとなる．日本人が日常的に摂取しているさば・いわし・たら・さけ・えびを用いると約80gとなる．

④ カルシウム：母体の骨に蓄積されたカルシウムは妊娠8カ月以降に胎児に移動し，児の骨や歯の成長が進む．妊娠中のカルシウム摂取の不足

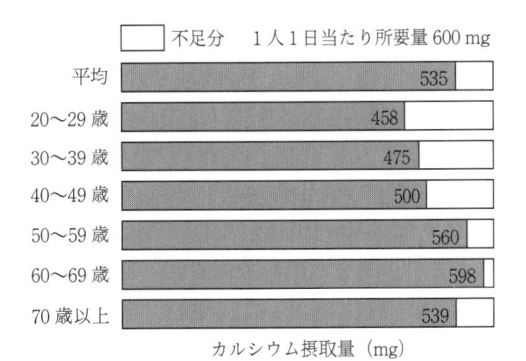

図 4.2 カルシウム摂取量（1人世帯，女性，国民栄養の現状　平成14年版）

	カルシウム摂取量 (mg)
平均	535
20〜29歳	458
30〜39歳	475
40〜49歳	500
50〜59歳	560
60〜69歳	598
70歳以上	539

（不足分　1人1日当たり所要量600 mg）

は直接胎児の歯や骨に影響することは少なく，むしろ妊婦に腰痛や高血圧症を引き起こすといわれている．長期の安静臥床は骨量の減少を促進するので，切迫早産や重症妊娠中毒症ではカルシウム摂取が不足しないように注意が必要である．

20〜30代女性のカルシウム摂取量は所要量を満たしていない（図4.2）．妊娠中は所要量が1.5倍に増加するので充足することがむずかしい．

⑤ 鉄：妊娠すると，胎児や母体の血液の増加，児体内貯蔵分，分娩時出血への備えとして，鉄の付加が必要となる（4.2.b項参照）．

⑥ ビタミンA：妊娠後期に胎児のビタミ

表 4.5　1日に食べる量の目安

			妊娠期 2,150 kcal	授乳期 2,400 kcal	非妊娠期 1,750〜1,800 kcal
主菜	1群	肉または魚	100〜120 g	120 g	80 g
		豆・大豆製品	100 g（豆腐なら1/3丁）	100 g（豆腐なら1/3丁）	100 g（豆腐なら1/3丁）
		卵	40 g（小1個）	40 g（小1個）	40 g（小1個）
	2群	乳製品（牛乳と無糖ヨーグルト）	400 g	500 g	200 g
副菜	3群	緑黄色野菜	全部で400〜450 g	全部で450〜500 g	全部で350〜400 g
	4群	他の野菜・海藻・きのこ			
		果物	100〜200 g	100〜200 g	100〜200 g
主食	5群	ごはん	200 g（軽く2膳）	300 g（2.5膳）	200 g（軽く2膳）
		パン	120 g（食パン2枚）	120 g（食パン2枚）	100 g（食パン1.5枚）
		めん	ゆでうどん240 g（1玉）（パスタなら85 g）	ゆでうどん240 g（1玉）（パスタなら85 g）	ゆでうどん240 g（1玉）（パスタなら85 g）
		いも	50 g（じゃがいも1/2個）	50 g（じゃがいも1/2個）	50 g（じゃがいも1/2個）
油	6群	バター,サラダ油マヨネーズなど	25 g（大さじ2杯強）	34 g（大さじ3杯）	20 g（大さじ2杯弱）

妊娠中，太って困る人は主菜（穀類・いも類）をこの表の1/2〜1/3に減らす．また，油脂類は1日小さじ1杯にする．おやつも1日80 kcalを限度にする．

A貯蔵量が増加するため付加されている．ビタミンAを食品または補給剤から10,000 IU/日以上継続的に摂取していた女性が出産した児の奇形発生率は5,000 IU/日以下の女性に比べて増加していたという疫学的研究が発表された．そこで，妊娠3カ月以内または妊娠を希望する女性は，ビタミンA含量の多い食品を継続して多量に食べない，ビタミンA剤や健康食品から1日5,000 IU以上とらないよう警告されている．

⑦　ビタミンB_1・B_2・ナイアシン：エネルギー所要量の増加に伴って付加されている．

⑧　葉酸：二分脊椎*などの神経管閉鎖障害についての疫学研究で，妊娠可能年齢女性への葉酸の投与が発症のリスクを低減させることが報告された．野菜や果物の摂取量が少ない場合には，健康食品やビタミン剤について考慮することも必要となる．

* **二分脊椎**：先天的奇形の一種で，脳脊髄膜のヘルニア化による椎管閉鎖を特徴とする．

⑨　ビタミンC：胎盤早期剥離や早産となった母親の血中ビタミンC濃度が低いといわれており，また妊婦に血中ビタミンCの減少がみられ

るため付加されている．

⑩　ビタミンD：胎児の骨や歯の形成を促し，くる病を予防するため，非妊時の3倍を付加している．

以上の妊娠・授乳期の栄養所要量を満たすための食構成の一例を表4.5に示す．

4.2　妊娠・分娩の異常と食生活

a.　つわりのときの食事
1)　つわりとは

つわりの原因についての定説はないが，主ににおいについて敏感となり，悪心が継続し食欲が低下する．妊婦の50〜80%にみられるが，妊娠5〜6週に発現し，15〜18週に自然に治癒することが多い．重症化すると妊娠悪阻といわれ，食べると嘔吐するようになり，体重も減少する（4〜8 kg）．尿中にケトン体が出現するようになり，血液中のビタミンやミネラルも減少するため，入院して輸液管理が必要となる．重症妊娠悪阻では，ビタミンB_1欠乏により，Wernicke-Korsakoff症候群を発症し，母体死亡や重篤な神経学的後遺

症を発症することもある.

2) 栄養・食生活の管理

つわりのときの食生活では，以下の点に注意して重症化させないようにする.

① 嫌悪食品をさける：つわりのときの食品に対する好き嫌いには大きな個人差があり，またそれが時により変化する．好きなものを食べられるときに少量ずつ食べることを原則として，あせらずに食欲の回復を待つ．妊娠悪阻患者の食品に対する嫌悪比率を表4.6に，好き嫌いされた食品および調理法を表4.7に示す．この表のように患者の嗜好度と受容度は必ずしも一致していなかったが，一般に，においの強いもの，たとえばご飯，肉，魚，芳香野菜，煮物，酢などが嫌われた．

表 4.6 妊娠悪阻患者の食品に対する嫌悪比率（土井）

食　品	嫌悪比率（％）	食　品	嫌悪比率（％）
ごはん	77.8	みそ汁	29.6
牛乳	63.0	豆腐	18.5
肉	48.3	すまし汁	14.8
魚	33.3	パン	11.1
卵	29.6	果物	7.4
ヨーグルト	29.6	野菜	0

表 4.7 嗜好度と受容度との関係（土井・長澤ら，1988）

I　果実，野菜，汁物および穀類を主にした食品および調理法（受容度上位の項の摂取率が高い）

受容度 嗜好度	上　位	中　位	下　位
上位	モモ　ブドウ スイカ　パン メロン　サンドイッチ リンゴ　ポタージュ ナシ	バナナ おひたし ドレッシングサラダ みそ汁	酢物
中位	トマト　牛乳 マヨネーズサラダ　コーヒー牛乳 炒飯 カレーライス すまし汁	グレープフルーツ　味付ごはん ぬか漬　ヨーグルト たくあん　夏みかん 野菜煮物 そうめん	イチゴ　果汁飲料 おかゆ　塩もみ野菜 カステラ　やさいごま和え ホットケーキ 乳酸菌飲料
下位	コンソメスープ	うどん 寿司飯	オレンジ　野菜油炒め ミカン　中華風コーンスープ ごはん 雑炊 お茶漬

II　たんぱく性食品を主にした食品および調理法（受容度上位の項の摂取率が高い）

受容度 嗜好度	上　位	中　位	下　位
上位	卵豆腐 茶碗むし 塩焼		
中位	合びき（ハンバーグ）	冷奴 鶏肉サラダ ハム ウインナー	
下位	麻婆豆腐　牛肉料理 高野豆腐　豚肉佃煮風 厚揚 魚練製品 鶏挽肉（松風焼）	スクランブルエッグ 卵焼き料理 揚魚 鶏肉揚物	煮豆　鶏肉焼物 ゆで卵　鶏肉スープ煮 目玉焼　豚肉焼物 さけ缶　豚肉みそ炒め ムニエル（魚）　合びき（ロールキャベツ） 照り焼魚 みそ焼魚 蒸焼魚

② 調理の工夫：これらのにおいは，温かいときに強く感じられ，冷やすことで弱めることができる．調理中に，においで気分が悪くなる場合は冷凍食品やレトルト食品の利用や外食も考える．

③ 空腹時の対応：食べるとすぐに嘔吐する場合や，反対に空腹時に気分が悪くなるときもある．このようなときには，胃を空にしないことが大切で，軽くつまめる物を常備する．しかし，菓子パンや甘い菓子などに偏り，つわり終了時に肥り過ぎてしまう場合もあるので注意する．ビタミンB_6の不足は食欲不振を増強し，亜鉛不足は，つわりの発生に関与するといわれている．

④ 嘔吐対策：食べた直後に嘔吐する場合は，少量ずつ時間をかけて食べ，食後は30分くらい安静にする．また食欲が出ても，控えめにする．嘔吐が激しいときは脱水症状にならないよう水分を補給する．冷たいスープやイオン飲料，麦茶，牛乳，ヨーグルト，果汁，ゼリーなどを少量ずつ補給する．

b. 貧血のときの食事
1) 妊婦貧血とは

ヘモグロビン（Hb）値11 g/dl未満，およびヘマトクリット（Ht）値33％未満を妊娠性貧血とし，このうち小球性低色素性であり，血清鉄低下，TIBC上昇など鉄欠乏が認識されるものを妊娠性鉄欠乏性貧血という．

妊娠により血液総量は30～50％増加するが，血色素の増量が追いつかず水血症に傾く．このとき，血液は流れやすくなり胎盤の血液が良好となるため，出生児体重は大きく，新生児アプガールスコア*もよいといわれ，軽い場合には生理的貧血と考えられる．しかし大部分は鉄欠乏性貧血のため，組織への酸素供給不足となり，疲労，脱力感などを感じやすくなる．その他，微弱陣痛，遷延分娩，分娩時異常出血，産褥復古不全などを招きやすい．出生児では生後2カ月すぎに貧血が出現しやすいといわれている．

* **アプガールスコア**：新生児の生理状態を心拍数，呼吸状態，筋緊張性，刺激反応性，皮膚色の5項目で評価する点数法．

2) 貧血を改善するための食事

① 1日に3食規則的にとる食習慣をつける．一般にエネルギー摂取量と鉄の摂取量は比例しているといわれ，欠食したり，1食を菓子類などですませると当然鉄摂取量は減少する．1日にとる食品数が25食品以下になると鉄所要量を満たせなくなる傾向がある．

② 鉄含有量が多く，鉄吸収率の高い食品を摂取する．普通の食事では1,000 kcal当たり約6 mgの鉄を含むといわれる．そこで妊婦の付加量を満たすには，主食・主菜・副菜・間食と常に鉄含量の多い食品を選択しなければならない．食品には，吸収率の高いヘム鉄（15～35％）と，吸収率の低い非ヘム鉄（2～20％）がある．ヘム鉄は肉や魚の赤色をした部分（筋肉・内臓・血液）に含まれ，魚や肉の鉄の約40％を占める．また非ヘム鉄は魚や肉のその他の部分，卵，豆，穀類，野菜などに含まれ，食物の鉄の90％を占める．非ヘム鉄は同時に食べる食事の内容によって吸収率が異なる．表4.8に示したように，高度利用食となるように食事内容を組み合わせる．

③ たんぱく質を十分に摂取する．ヘモグロビンは鉄とたんぱく質が結合して生成される．

④ 鉄の吸収率を高めるには，ビタミンC（野菜・果物）や造血作用のあるビタミンB_6（レバー・マグロ・サケ），B_{12}（レバー・カキ・ハマグリ・魚・肉），葉酸（レバー・大豆・緑黄色野

表4.8 1回の食事中の鉄の吸収率（Monsen, E. R.ら，1978）

貯蔵鉄量（mg）		0	250	500	1,000
ヘム鉄（％）		35	28	23	15
非ヘム鉄（％）	鉄の利用が低率の食事	5	4	3	2
	肉，魚（赤身，生）<30 g ビタミンC<25 mg				
	鉄中等度利用食	10	7	5	3
	肉，魚（赤身，生）30～90 g ビタミンC 25～75 mg				
	鉄高度利用食	20	12	8	4
	肉，魚（赤身，生）>90 g ビタミンC>75 mg 肉，魚 30～90 g ＋ビタミンC 25～75 mg				

菜），銅（カキ・レバー・大豆・ゴマ）を含む食品が有効である（括弧内は多く含まれる食品を表す）．レバーはビタミンAの給源としてすぐれているが，許容上限摂取量（とりレバーでは11gで越える）を越えないように注意する．

⑤ 鉄強化食品を利用する．妊婦の鉄の付加量を毎日食品のみで満たすことはむずかしい．鉄を強化した妊婦用のミルク，飲料，菓子，粉末ベビーフードなどを利用するのもよい．

⑥ 鉄鍋の利用．鉄を使用したフライパン，中華鍋，すきやき鍋などから食品に移行する鉄も利用することができる．酢やケチャップなどの酸性の調味料で調理したときに鉄の溶出量が大きくなる．

⑦ お茶類の鉄吸収阻害の影響は少ない．緑茶，コーヒー，紅茶に含まれるタンニンは鉄吸収を阻害するが，女性および貧血患者ではタンニンと結合していない鉄の吸収率が高く，お茶類による吸収阻害はみられない．

c. 妊娠中毒症のときの食事
1) 妊娠中毒症とは

妊娠中毒症は，妊娠による変化に母体が適応できずに，全身性の血管れん縮，胎盤の機能低下，ナトリウムの組織への過剰貯留，腎臓機能低下などを起こし，高血圧，浮腫，たんぱく尿などの症状が出現したときにつけられる病名である．妊娠後半期に発生しやすく，胎児発育障害を起こしやすく，妊婦死亡率，周産期死亡率が高くなり，出産後も高血圧やたんぱく尿などの後遺症を残すこともあるので予防が大切である．

2) 妊娠中毒症の管理指針

① エネルギー：治療は安静が基本であり，また非妊時の肥満および妊娠中の過度の体重増加が妊娠中毒症の発生・増悪に関与するので低エネルギーとする．摂取エネルギーは表4.9に示すように非妊時のBMIにより個別に管理する．

② 塩分：食塩の過剰摂取は体内にナトリウムを貯留し，高血圧や浮腫の原因となる．しかし厳重な食塩制限は母体循環血液量を減少させ，血液の粘度を増し，血栓をつくりやすい状態にするため，極端な塩分制限はすすめられず1日7〜8g程度とする．減塩食にするために注意すべき点を以下に示す．

・表4.10に示すように，塩分濃度の高い市販の佃煮・漬物・塩鮭などはとらない．
・食塩が含まれている市販品（魚，肉，乳の加工品，食パンやめん類）を摂取する際は量や回数

表 4.9 妊娠中毒症の生活指導および栄養指導（日産婦周産期委員会，1998）

1) 生活指導
  *安静
  *ストレスを避ける
  [予防には軽度の運動，規則正しい生活が勧められる]
2) 栄養指導（食事指導）
  a) エネルギー摂取（総カロリー）
    非妊時BMI 24以下の妊婦：
      30 kcal×理想体重(kg)＋200 kcal
    非妊時BMI 24以上の妊婦：
      30 kcal×理想体重(kg)
    [予防には妊娠中の適切な体重増加が勧められる：
    BMI<18 では 10〜12 kg 増
    BMI 18〜24 では 7〜10 kg 増
    BMI>24 では 5〜7 kg 増
    BMI（body mass index）＝体重(kg)/身長(m)^2
  b) 塩分摂取
    7〜8 g/日程度とする（極端な塩分制限は勧められない）．
    [予防には 10 g/日以下が勧められる]
  c) 水分摂取
    1日尿量 500 ml 以下や肺水腫では前日尿量に 500 ml を加える程度に制限するが，それ以外は制限しない．口渇を感じない程度の摂取が望ましい．
  d) たんぱく質摂取量
    理想体重×1.0 g/日
    [予防には理想体重*×1.2〜1.4 g/日が望ましい]
  e) 動物性脂肪と糖質は制限し，高ビタミン食とすることが望ましい．
    [予防には食事摂取カルシウム（1日 900 mg）に加え，1〜2 g/日のカルシウム摂取が有効との報告もある．
    また海藻中のカリウムや魚油，肝油（不飽和脂肪酸），マグネシウムを多く含む食品に高血圧予防効果があるとの報告もある]
  *：理想体重＝標準体重（BMI 22）

注：重症，軽症ともに基本的には同じ指導で差し支えない．混合型ではその基礎疾患の病態に応じた内容に変更することが勧められる．

表 4.10 食品に含まれる食塩量

食品名		100g中の含塩量 (g)	1回分の常用量		
			分量 (g)	目安量	含塩量 (g)
調味料	食塩	100	5	小さじ1杯	5.0
	固形コンソメ	43.2	5	中1粒	2.2
	しょうゆ	14.5	6	小さじ1杯	0.9
	減塩しょうゆ	8	6	小さじ1杯	0.5
	淡色辛みそ	12.4	6	小さじ1杯	0.7
	ウスターソース	8.4	5	小さじ1杯	0.4
	トマトケチャップ	3.3	6	小さじ1杯	0.2
	フレンチドレッシング	3.0	5	小さじ1杯	0.2
	マヨネーズ	2.3	5	小さじ1杯	0.1
	バター	1.9	4	小さじ1杯	0.1
塩蔵品・佃煮・漬物	白子干	4.1	10	大さじ2杯	0.4
	塩ざけ	1.8	60	小1切	1.1
	すじこ	4.8	40	大さじ2杯	1.9
	たらこ	4.6	40	中1/2腹	1.8
	魚佃煮	3.3〜7.9	10	大さじ山1杯	0.3〜0.8
	魚干物	1.0〜6.1	30	1枚	0.7
	梅干し	22.1〜7.6	10	小1個	2.1〜0.8
	塩こんぶ	18.0	15	大さじ1杯	2.7
	たくあん漬け	4.3	20	2切	0.9
	福神漬け	5.1	15	大さじ1杯	0.8
乳・魚肉の加工品	チーズ	2.8	20	スライス1枚	0.6
	ちくわ・かまぼこ	2.5	120	焼ちくわ小1本	3.0
	魚水煮缶詰	0.5〜0.9	50	約1/4缶	0.3〜0.5
	魚フレーク味付缶詰	1.3〜1.9	50	約1/4缶	0.7〜1.0
	ハム・ソーセージ	1.9〜2.8	20	ハム1枚・ウインナー1本	0.4〜0.6
	ベーコン	2.0	20	1枚	0.4
その他	パン	1.3	50	食パン1枚	0.7
	カップめん	4〜7	80	1個	3.2〜5.6
	蒸中華めん	0.4	160	1玉	0.6
	カレー缶詰	1.1	200	小1缶	2.2
	ポタージュ缶詰	0.7	150	1/2缶	1.1
	ミートソース缶詰	2.0	170	小1缶	3.4

に注意する．
・汁物は具だくさんにし汁を減らす．味付けご飯やすし飯は薄味でも摂取塩分は多くなる．
・塩味を薄くするとともに，砂糖やみりんを控え，食材の自然の味を生かした薄味の料理をつくる．
・食塩を減らす工夫をする（減塩調味料を使用する／酢やレモンの味を強めにする／こしょう，わさび，辛子，カレー粉などの利用）．

③ 水分：1日尿量500ml以下や肺水腫のときのみ水分制限を行う．

④ たんぱく質：従来は高たんぱく質とされていたが，1日60〜70g程度の所要量を満たす適量のたんぱく質とする．

⑤ 脂質：妊娠中毒症では高脂血症（HDLコレステロール減少・中性脂肪増加・抗血栓作用低下）となるので，これを予防するため脂質をエネルギーの25%以内におさえるとともに，動物性脂肪を減らし，植物油や魚油などの不飽和脂肪酸を増やすようにする．コレステロール摂取も1日に300mg以下におさえる必要があるので，卵は1週に3〜4個以内にし，魚卵（イクラ・タラコ・カズノコ）やレバー，うなぎ，バターを控えめにする．

⑥ 果糖や糖質の過剰摂取を防ぐ：中性脂肪は，摂取エネルギーが多すぎるときに，肝臓での

合成が高まる。遊離脂肪酸・しょ糖・果糖から合成されるが、とくに果糖から合成されやすい。

⑦ ビタミン・ミネラル：代謝を活発にし、抗酸化作用を高めるために高ビタミン食とする。カリウム（果物・野菜・いも類に多い）は、ナトリウムの貯留を防いで高血圧を予防する。カルシウム（牛乳・乳製品・小魚・大豆製品に多い）不足は、高血圧や虚血性心疾患の発現に関与する。また、マグネシウム（種実・豆類・海藻・穀類の外皮に多い）は高血圧症や虚血性心疾患などの病態を改善するといわれているので、これらが不足しないよう高ミネラル食とする。

d. 糖尿病のときの食事
1) 糖尿病とは

糖尿病はインスリンの分泌低下（または不全）や体の細胞が適切にインスリンを利用できない（抵抗性が大きい）ために血糖値が高くなり、神経・眼・心臓・腎臓などに合併症を起こすことが知られている。糖代謝異常を伴う妊娠には、糖尿病合併妊娠と妊娠糖尿病（gestational diabetes mellitus；GDM）がある。前者は妊娠前から糖尿病と診断されているものであり、後者は妊娠中に初めて発症もしくは認識された耐糖能異常である。

妊娠糖尿病の診断基準は 75 gGTT（GTT：糖負荷テスト）で、血糖が空腹時 ≥ 100 mg/dl、1時間値 ≥ 180 mg/dl、2時間値 ≥ 150 mg/dl のうち2点を満たすものである。

妊婦に対する高血糖の影響としては、奇形・巨大児・妊娠中毒症合併・胎児仮死などの頻度の増加が知られているが、食事療法により血糖をコントロールすることでこれらの異常を防ぐことができる。食事療法の目標は食前 100 mg/dl 以下、食後2時間値 120 mg/dl 以下であり、達成できない場合はインスリン療法となる。

2) 食事療法

① 指示エネルギー量：1日の摂取エネルギー量(kcal)＝25～30 kcal/kg×標準体重(kg)＋妊娠付加量 350 kcal。一般には上記のように計算されるが、血糖値、母体合併症の有無、妊娠前の体

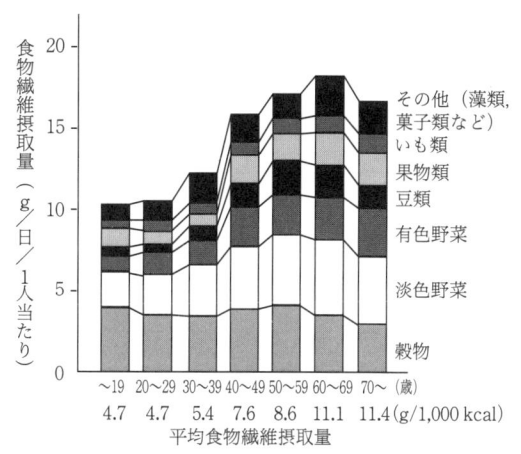

図 4.3 年代別にみた食物繊維摂取量（池上，1997）

重と現在の体重増加量などを考慮して決定される。

② 栄養比率：指示エネルギー内で各栄養素を適正摂取する。エネルギー比率を糖質 50～60％、たんぱく質 15～20％、脂質 20～30％ に配分し、たんぱく質、ビタミン、ミネラルともに所要量を満たすようにする。

③ 分割食とする：食事の回数は間食も含めて規則的に1日3～6回食とする。食後の血糖値が目標値より高い場合には、6回食に分割することで血糖が良好にコントロールされる。また、分割食はインスリン療法時の食前低血糖も予防できる。

④ 食物繊維を十分に摂る：食物繊維を1日に20～25 g摂取する必要がある。食物繊維と同時に摂取された糖質は胃腸内に停滞する時間が長くなり、血糖をゆっくり上昇させる。図 4.3 に示す年代別摂取量のように、20代では約10 gと目標の1/2しか摂取していない。主食に精白度の少ない物を選び、副食に野菜・海藻・茸類・果物などの食物繊維を組み合わせるとよい。

⑤ 低血糖対策：インスリン療法の場合は、夜間の低血糖を防ぎ、高ケトン血症を予防するため、就寝前に1単位（80 kcal）程度の牛乳やヨーグルトの摂取がすすめられている。低血糖症状が出た場合には直ちに1単位の糖質（砂糖・アメ・果汁）を摂取できるよう常に携帯する。

⑥ 糖尿病治療のための食品交換表：指示エネルギーのなかで各栄養素の偏りをなくし、しかも

表 4.11 1,600 kcal (20単位) の食事の食品構成例

交換表	単位	食品	重量(g)	目分量	たんぱく質(g)	脂質(g)	糖質(g)	朝食	間食	昼食	間食	夕食	夜食
表1	8	めし	400	茶わん軽く4杯	16	0	144	2.6		2.7		2.7	
表2	1	果物	180	りんご中1個	0	0	20	0	0.3		0.4		0.3
表3	4 { 1 1 1 1	魚介類 肉類 卵 豆腐	60 60 50 100	2/3切 肉うす切3枚 1個 1/3丁	9 9 9 9	5 5 5 5	0 0 0 0	1.3		1.3		1.4	
表4	3.4	牛乳	400	2本	14	17	20	1.0		1.4		1.0	
表5	1.6	油脂類	16	小さじ4杯	0	14	0	0.5		0.5		0.6	
表6	1.3	野菜類 きのこ 海藻	400		7	1	17	0.4		0.4		0.5	
付録1	0.3 0.4	みそ汁用みそ 砂糖	12 8	大さじ軽く1杯 小さじ2杯	2 0	0 0	2 8				0.1	0.3 0.1	
合計	20				75	52	211	4.9	1.3	5.0	1.9	5.6	1.3

注：1 1日の指示単位を朝・昼・夕食の3回の食事にだいたい均等に分け，牛乳と果物を間食とする．
2 表1の食品（穀類・いもなど）と表3の食品（魚介・肉・卵・大豆製品）と表6の食品（野菜）の1日の指示単位を，それぞれ朝・昼・夕食にだいたい均等に配分すると各食事の栄養バランスがよくなる．
3 分割食にする場合は，表1から0.5単位程度を間食に配分する．

簡単にエネルギーを計算するためには，「糖尿病治療のための食品交換表」を利用する．表4.11に1,600 kcal（20単位）の食品構成例を示す．

e. 体重増加過剰（肥満）時の食事
1) 体重のコントロール

母体の体重増加量8～10 kgのうち，体脂肪と組織液として平均2～4 kgが蓄積される．この体脂肪が食事により調整可能な部分で，増えすぎる場合これをコントロールしなければならない．

体脂肪は摂取エネルギーが消費エネルギーを上回ったときに蓄積される．1 kgの体脂肪は，摂取エネルギーが消費エネルギーより240 kcal多い日が1ヵ月続いた場合に蓄積される．

妊娠中を平均すると1週間の体重増加量は200～300 gといわれているが，過剰な体重増加を示す妊婦は妊娠16～20週の時点ですでに最終目標体重を越えている場合が多いので，この時点でのコントロールが重要となる．

2) 体重増加過剰（肥満）の母子への影響

非妊時肥満妊婦あるいは妊娠中の体重増加が過剰であった妊婦は，正常妊婦に比較して妊娠中毒症，本態性高血圧症，妊娠糖尿病，産褥感染症な

表 4.12 肥満女性の産科合併症出現率（%）（中林正雄ら）

産科合併症	肥満妊婦	正常妊婦	正常妊婦との比較
妊娠中毒症	32.0	9.5	3.4（倍）
本態性高血圧	3.5	0.4	8.8
妊娠性糖尿病	1.9	0.7	2.7
産褥感染症	13.7	4.2	3.3
静脈血栓症	0.7	0.2	3.5
産後出血多量	8.2	4.8	1.7

どの産科合併症の出現率が高くなる（表4.12）．また，子宮の筋肉の伸展による微弱陣痛，産道の脂肪による遷延分娩などにより，出血量，かんし分娩，帝王切開率が増加する．

妊娠週数に比較して出生体重が重いHFD児（heavy for dates児）や巨大児（4,000 g以上）は肥満妊婦からの出生率が高く，児頭骨盤不均衡による帝王切開，胎児仮死などの増加につながっている．

3) 肥満の判定

BMIという指標により妊娠前体重が「やせ」「標準」「肥満」のいずれかの判定を行い，それぞれの最適体重増加量を目標とする．妊娠16～20週で目標体重の1/2以上の体重増加をみた妊婦では，この時点で栄養指導を行う．

4) 食事療法

体重コントロールのため摂取エネルギーを減らす場合の注意点は，胎児発育に必要なたんぱく質・ビタミン・ミネラルは減らさずに，体脂肪になりやすい糖質と脂質を減量することである．

① 太りやすい食習慣を改善する：肥満者の共通した食習慣としては，朝食を抜く，昼や夕食の量が多い，間食や夜食が多い，夕食時間が遅い，食事時間が短い（15～20分で満腹中枢が刺激される前に食べ過ぎる）ことなどがあげられる．その他，好きな物を食べ過ぎる，外食は残さない，退屈なときに食べる，お茶を飲むときに何かつまむなどの食習慣も共通しており，これらを改善するだけでも減量につながる．

② 糖質の摂取を制限する：糖質含量の多い食品には，主食となっているご飯・パン・めん類のほかに，いも類・果物・菓子類・砂糖類などがある（表4.13参照）．食べ過ぎている可能性のあるものを2～3種類減らしてみる．

表 4.13 80 kcal を供給する食品例

食品名	目安量	食品名	目安量
ご飯	小 1/2 杯	せんべい	大 2 枚
食パン	1/2 枚	ビスケット	中 2 枚
デニッシュペストリー	1/3～1/4 個	ポテトチップス	12 枚
蒸中華めん	1/4 玉	ピーナッツ	15 粒
ゆでうどん	2/5 玉	チョコレート	中 1/3 枚
和菓子	中 1/2 個	バナナ	中 1 本
洋菓子	1/3～1/4 個	りんご	小 1 個
アイスクリーム	中 1/4 個	みかん	中 3 個

③ 脂質の摂取を制限する：脂質はエネルギー量が大きいので，その摂取量を抑えることは，減量の効果が大きい．肉や魚は分量よりも，選択する種類や部位で摂取エネルギー量は大きく異なる（表4.14）．

調理に使用するバター，植物油，マヨネーズなどは，合計で1日に大さじ1杯くらいに控えるとよい．そのためには，揚げ物の回数を減らす，吸油率を下げる（吸油率は切り方が小さく，衣が多いほど大きくなる），樹脂加工のフライパンやノンオイルドレッシング，構造油脂などの利用も考える．

④ 食物繊維の摂取を増やす：糖質や脂質を減

表 4.14 魚や肉などの種類・部位別エネルギー量（100 g 当たり）

食品名	エネルギー (kcal)	たんぱく質 (g)	脂肪 (g)
牛ロース	318	16.2	26.4
牛挽肉	224	19.0	15.1
牛もも，牛ヒレ	181	20.5	9.9
ウインナーソーセージ	321	13.2	28.5
豚ロース	263	19.3	19.2
豚挽肉	221	18.6	15.1
豚もも，豚ヒレ	146	21.5	6.0
鶏挽肉	166	20.9	8.3
若鶏胸皮付（脂肪含む）	191	19.5	11.6
若鶏胸皮なし（脂肪除く）	108	22.3	1.5
若鶏もも皮付（脂肪含む）	200	16.2	14.0
若鶏もも皮なし（脂肪除く）	116	18.8	3.9
ささ身	105	23.0	0.8
鶏卵	151	12.3	10.3
まぐろ脂身（とろ）	344	20.1	27.5
まぐろ赤身	125	26.4	1.4
うなぎ	255	17.1	19.3
ぶり，さば，さんま	257	21.4	17.6
あじ	121	20.7	3.5
かれい	95	19.6	1.3
たら	77	17.6	0.2
エビ	83	18.7	0.4
豆腐	72	6.6	4.2

表 4.15 調理法によるエネルギー量の差

魚の塩焼	魚のムニエル	魚の天ぷら
魚　80 g	魚　80 g	魚　80 g
	小麦粉　3 g	小麦粉　15 g
	油　4 g	卵　8 g
		油　8 g
80 kcal	130 kcal	220 kcal

肉の網焼	肉生姜焼	トンカツ
肉　60 g	肉　60 g	肉　60 g
	油　4 g	小麦粉　3 g
		卵　4 g
		パン粉　6 g
		油　6 g
80 kcal	120 kcal	170 kcal

焼きなす	なすしぎ焼き	揚げ煮
なす　100 g	なす　100 g	なす　100 g
	みそ　7 g	油　10 g
	砂糖　3 g	砂糖　3 g
	油　3 g	
18 kcal	70 kcal	120 kcal

らした分は食物繊維の量を増やして空腹を満たすとともに，かみごたえのある食物を多くして食べる時間のかかる料理とする．また食物繊維は胃腸

で糖質や脂質を吸着して消化吸収を遅らせることで，肥満を防ぐという効果もある．

⑤ 外食のとり方を工夫する：外食の場合，カツ丼や量の多いスパゲティなどの一品物は糖質や脂質が多いので，魚や大豆製品や野菜料理の入った定食を選ぶようにし，揚げ物やひき肉料理はエネルギーが高いので避ける．主食は 1/3～1/2 を残すとよい．

⑥ 消費エネルギーを増やす：散歩・早歩き・妊婦体操・掃除や洗濯などの家事で積極的に体を動かすことで，エネルギー消費を増やすとともに，筋肉でのインスリン抵抗性が減り太りにくい体質となる．

4.3　授乳期の食生活

a. 母乳分泌に対する食事の影響

分娩後，プロラクチンの分泌が盛んになり，これが乳腺胞に作用すると血液中の栄養分から乳汁が合成され，乳分泌が開始される．血液組成はある程度母の食事の影響を受けている．表 4.16 に示すように授乳婦の栄養摂取量が高い場合には，それに比例し母乳中の組成も高くなるが，極端に左右されることはない．ある程度のレベルを保つため，カルシウムの摂取量が少ない場合には母の骨から溶出して母乳にカルシウムを供給するため母の骨量が減少する．脂肪量や脂肪酸組成はとくに母の食事の影響が大きいことが知られている．

産褥早期の摂取エネルギーと母乳分泌に関しては低エネルギーをすすめるものなど諸説あるが，表 4.17 に示すように 30 歳以上の場合には，産褥早期のエネルギー摂取量が 1,950 kcal 以下であった褥婦はそれ以上摂取していた褥婦と比較して，母乳分泌量が少ない傾向がみられた．しかし摂取量が多ければ分泌量が増えるということはなく，1,950～2,500 kcal の範囲での分泌量が多く，所要量にそっていることがうかがえた．その他，過食すると乳管開通前に乳房の緊満が強くなり，乳児が吸いにくくなるといわれている．

授乳のたびに乳汁を完全に排出し，乳房マッサージなどにより乳管の早期開通をはかり，乳汁うっ滞を防ぐことが推奨されている．

b. 授乳婦および非授乳婦（人工栄養の場合）の栄養所要量と食構成

授乳婦の栄養所要量と食構成は表 4.5 に示したとおりである．

c. 授乳期の食事と体重管理

思春期・更年期と並んで産後は肥満の契機となりやすく，母性肥満とよばれている．肥満が授乳期に解消せずに残ると，糖尿病・高血圧・心筋梗塞などの生活習慣病の予備軍となる．

標準体重範囲の授乳婦は，所要量の付加量を乳汁の分泌量と体重増加量に応じて増減し，非授乳婦ともども，産後 6 カ月目に標準体重に戻すこと

表 4.17　摂取エネルギー別にみた産後4日目の母乳哺乳量(ml)（及川・土井, 1990）

摂取エネルギー		1,950 kcal 以下	1,951 kcal 以上	合　　計
29 歳以下	初産	237±134	233±132	234±131
	経産	282±122	277±137	278±130
	平均	249±130	243±133	245±132
30 歳以上	初産	155±108	193±128	181±121　p<0.05
	経産	199± 76	257±119	246±114　p<0.001
	平均	179± 92	238±124	225±120　p<0.001
全　平　均		223±126	239±127	235±126

表 4.16　栄養摂取量と母乳組成（内藤, 1980）

	栄養摂取量			1～2カ月母乳組成 (g/dl)		
	エネルギー (kcal)	たんぱく質 (g)	脂質 (g)	全固形分	たんぱく質	脂質
山間村（岩泉）	2,118 (76)	64 (75)	33	11.84	1.09	2.67
町（紫波）	2,464 (88)	91 (107)	48	12.57	1.14	3.70
都　市（盛岡）	2,516 (90)	102 (120)	52	13.43	1.21	4.10

注：( ) 内は所要量に対する%

を目標とする．肥満体型の授乳婦は，母乳を出すことで消費エネルギーを増やし，体脂肪を燃焼させることが減量のチャンスとなる．しかし，分泌量を良好に保つ必要があるので，2～3カ月は極端にエネルギーを減らさずに母乳分泌を最優先させ，1,950～2,150 kcal を確保する．非授乳婦の場合には 1,600 kcal 程度に減らし，体重増加過剰（肥満）時の食事の項（4.2.e）を参照する．やせ型の授乳婦はエネルギー摂取量を多くし，授乳によるやせを防ぐことが大切である．

d. 環境汚染と母乳

わが国で環境汚染物質による母乳汚染が問題となったものには，有機水銀・有機塩素化合物の殺虫剤（DDT・BHC・クロルデン），工業製品 PCB などがある．いずれも 1970 年代に使用中止となり，1988 年の調査では，ほぼ問題のないレベルまで低下している．しかし母乳への PCB の汚染は魚介類を通して続いている．現在一番問題となっているものはダイオキシン類である．この物質は，農薬の不純物・ゴミ焼却や塩素漂白時などに副次的に生成してくる物質で，きわめて強い毒性，蓄積性のため環境汚染レベルを低下させることが求められている．

母乳中のダイオキシンレベルは，日本も欧米諸国もほぼ同様のレベルにある．乳児のダイオキシン摂取量は各国が設立した許容水準を越えている．しかし，許容量は一生の間の摂取量を考慮して決められたものであるため，授乳という短期間では問題にしなくてよいと考えられ，母乳授乳が薦められている．

e. ダイオキシンを減らすための食物選択

最近母乳に含まれるダイオキシン量は減少傾向にあるといわれているが，ダイオキシンの摂取量を少なくして，排泄量を促進するよう食事面から配慮することは重要である．表 4.18 に示すように，日本人はダイオキシンの 70% を魚介から摂取し，ついで肉・卵群，牛乳・乳製品群の順で，いずれもこれらの食品の脂肪に溶けて存在している．この点から魚介の摂取量は必要最小限度とす

表 4.18 食品群別にみた 1 日当たりのダイオキシン摂取量（pg TEQ）（平成 10 年度食品中のダイオキシン汚染実態調査）

食品群	平均摂取量	比率（%）
魚介	70.51	70.7
肉・卵	15.33	15.4
乳・乳製品	8.61	8.6
雑穀・いも	1.60	1.6
有色野菜	1.49	1.5
嗜好品	0.64	0.6
砂糖・菓子	0.39	0.4
油脂	0.25	0.3
果実	0.27	0.3
加工食品	0.34	0.3
野菜・海藻	0.23	0.2
米	0.07	0.1
豆，豆加工品	0.04	0.0
飲料水	0.01	0.0
総摂取量	99.8	100

摂取量（pg TEQ/kg/day）2.00

る必要があるが，魚は DHA の給源として妊娠・授乳期においては重要な役割を果たしているので，量については，4.1 節「妊娠期の食生活」を参照する．ダイオキシンの汚染度からみると，近海魚より回遊魚や遠洋魚を，また多種類を選ぶとよい．

最近，食物繊維がダイオキシンの糞便中への排泄を促進する効果をもつことが注目されている．以上のように，ダイオキシン対策としては魚と食物繊維の摂取量（図 4.3）に注意する．

4.4 実　　習

実習にあたっては，実習時の基本的注意（34 ページ）を参照し，衛生的に，また分量も正確に計量して行う．ここでは非妊時の献立を実習するが，朝食・昼食・夕食について，主食にあたる穀類・主菜にあたるたんぱく源（昼食は主食と主菜が同一の料理に含まれている），副菜にあたる野菜類の具体的な分量を覚える．また食べやすく，見ばえのする切り方，おいしい調理方法，料理にふさわしい食器の選び方や盛りつけの仕方を工夫する．その他食器の配置方法も学ぶ．妊娠期・授乳期の付加量を満たすための非妊時の食事の展開の一例を以下に示す．

表 4.19 非妊時の献立例

	献立	材料	1人分分量
朝食	ロールパン	ロールパン	70 g
		マーマレード	20 g
	南瓜のレンジココット	かぼちゃ	100 g
		フレンチフライドポテト	40 g
		バター	2 g
		食塩	0.5 g
		白こしょう	少々
		卵	45 g
		ミニトマト	20 g
		ピザチーズ	10 g
	ミルク紅茶	牛乳	50 ml
		紅茶	150 ml
	果物	いちご	50 g
昼食	シーフードスパゲティ	スパゲティ（乾）	85 g
		にんにく	少々
		唐辛子	少々
		オリーブ油	6 ml
		むきえび	25 g
		あさり缶	5 g
		たまねぎ	20 g
		ピーマン	10 g
		生しいたけ	10 g
		しめじ	10 g
		まいたけ	10 g
		マッシュルーム（スライス）	8 g
		白ワイン	1 ml
		中華スープの素	1 g
		食塩	0.7 g
		油（調合油）	2 ml
		やきのり	0.3 g
		しそ	2 g
	ニラのスープ	にら	5 g
		緑豆もやし	15 g
		中華スープの素	1 g
		食塩	0.5 g
	サラダ	レタス	20 g
		きゅうり	10 g
		赤たまねぎ	5 g
		酢（穀物酢）	3 ml
		食塩	0.2 ml
		白こしょう	少々
		サラダ油（調合油）	6 ml
夕食	ご飯	精白米	90 g
	いため汁	たけのこ・水煮缶詰	5 g
		ごぼう	10 g
		ねぎ	5 g
		ごま油	1 ml
		食塩	0.8 g
		しょうゆ	0.9 ml
	豚肉の生姜醬油焼き	豚肉	35 g
		しょうゆ	2.5 ml

	献立	材料	1人分分量
		オイスターソース	1 g
		本みりん	1 ml
		酒	1.5 ml
		しょうが	0.5 g
		でん粉	0.5 g
		サラダ油（調合油）	1 ml
	焼きししとう	ししとうがらし	10 g
		食塩	0.05 g
	パプリカソテー	黄ピーマン	10 g
		赤ピーマン	5 g
		油（調合油）	1 ml
		食塩	0.05 g
夕食	春菊のごまみそ和え	春菊	30 g
		小松菜	30 g
		にんじん	10 g
		白ごま	5 g
		白みそ	3 g
		酢（穀物酢）	2 ml
		砂糖	3 g
		しょうゆ	1 ml
	ひじきの炒り煮	ひじき（乾）	5 g
		大豆（乾）	3 g
		砂糖	1 g
		にんじん	10 g
		れんこん	10 g
		糸こんにゃく	5 g
		油揚げ	3 g
		油（調合油）	3 ml
		砂糖	3 g
		しょうゆ	3 ml
		食塩	0.3 g
	果物	キウイフルーツ	40 g
間食	ヨーグルトサラダ	バナナ	30 g
		りんご	30 g
		うんしゅうみかん缶	40 g
		干しぶどう	5 g
		プレーンヨーグルト	50 g
		砂糖	2 g
		サラダ菜	5 g

エネルギー (kcal)	たんぱく質 (g)	脂肪エネルギー比(%)	カルシウム (mg)	鉄 (mg)
1,808	61.2	24.8	605	12.5

〔つくり方〕

南瓜のレンジココット

① 耐熱容器に南瓜とフライドポテトをしきつめ，バターをのせ，塩，こしょうする．上に皮を湯むきしたミニトマトをおき，ピザチーズを全体にかける．

② 卵を中央にわり入れ，電子レンジで卵に火を通す．

※ 妊娠中の香辛料（こしょう，わさび，からしなど）はふつうにとってよい．

シーフードスパゲティ
① みじん切りのにんにくとエビ，アサリを油で炒める．
② たまねぎ，ピーマン，生しいたけはせん切りにし，しめじは小房に分け，まいたけはさく．
③ 鍋に油とにんにくを入れて火にかけ，②とマッシュルームを炒め白ワイン・中華スープの素・塩を加えて火を通す．
④ にんにく，唐辛子，オリーブオイルを合わせて火にかけ，香りを出す．この中にゆでたスパゲティと塩を加えて混ぜておく．
⑤ しそをせん切りにし，水にさらしてしぼる．
⑥ 皿に④を盛り，③をのせて，刻みのりとしそを上にかざる．

サラダ
① レタスは手でちぎり，きゅうりは輪切り，赤たまねぎはせん切りにし，水にさらす．
② 酢に塩とこしょうを加え，サラダ油と合わせてよく混ぜた後，①と和える．

いため汁
① たけのこは短冊切り，ごぼうは斜め薄切り，ねぎは厚めの小口切りにする．
② 鍋にごま油を熱し，ねぎ以外の①を炒める．火が通ったら，ねぎと食塩，しょうゆを加える．

豚肉の生姜醤油焼き
① おろし生姜としょうゆ，オイスターソース，本みりん・酒・水どきかたくり粉を合わせる．
② フライパンに油をしき，豚肉の両面を焼き，①をまわしかけて火を止める．

焼きししとう
ししとうを焼き，塩をふる．

パプリカソテー
黄ピーマンと赤ピーマンは色紙に切って炒め，塩をふる．

春菊のごまみそ和え
① 春菊と小松菜は1口大に，にんじんは短冊に切り，熱湯でゆでる．
② 白ごまをいり，すり鉢でよくする．
③ 鍋にみそ，砂糖，しょうゆを加えて火にかける．冷めたら②と酢を加え，①を和える．

ひじきの炒り煮
① ひじきは水で戻し，大豆は一晩水につけて煮ておく（大豆水煮缶でもよい）．
② にんじん・れんこんはいちょう切り，糸こんにゃくは4～5 cmに切って下ゆでする．
③ 鍋に油を熱し，にんじんとれんこんを炒める．ひじき，糸こんにゃく，油揚，大豆を加えて煮て，調味する．

ヨーグルトサラダ
① バナナとりんごは小口切りにする．干しぶどうに熱湯をかけふやかす．
② プレーンヨーグルトに砂糖を混ぜ，①とみかん缶を加えて混ぜる．
③ 皿にサラダ菜をしき，②を盛る．

表 4.20 妊娠期・授乳期の献立例（非妊時献立への付加量）

	妊　娠　期			授　乳　期		
	献　立	材　料	分量	献　立	材　料	分量
朝食	パン	ロールパン バター	30 g 6 g	パン 南瓜のレンジココット ミルク紅茶	ロールパン バター かぼちゃ ミニトマト 牛乳	30 g 8 g 40 g 20 g 150 ml
昼食	シーフードスパゲティー	あさり缶 オリーブオイル	3 g 3 ml	シーフードスパゲティ	スパゲティ あさり缶 オリーブオイル	5 g 3 g 6 ml
3時	牛乳	牛乳	180 ml	牛乳	牛乳	200 ml
夕食	ご飯 春菊のごまみそ和え	米 春菊 小松菜	5 g 30 g 30 g	ご飯 豚肉の生姜醤油焼 春菊のごまみそ和え	米 豚肉 油 春菊 小松菜 白ごま	20 g 15 g 2 ml 30 g 30 g 2 g

	妊 娠 期					授 乳 期				
	エネルギー(kcal)	たんぱく質(g)	脂肪エネルギー比(%)	カルシウム(mg)	鉄(mg)	エネルギー(kcal)	たんぱく質(g)	脂肪エネルギー比(%)	カルシウム(mg)	鉄(mg)
付加量	345	14.5	—	322	9.2	597	24.7	—	490	9.9
	エネルギー(kcal)	たんぱく質(g)	脂肪エネルギー比(%)	カルシウム(mg)	鉄(mg)	エネルギー(kcal)	たんぱく質(g)	脂肪エネルギー比(%)	カルシウム(mg)	鉄(mg)
合計	2,153	75.7	28.6	927	21.7	2,405	85.9	29.2	1,095	22.4

4.5 演　　習

① 自身の3日間の食事摂取量を調査し，栄養価を計算する．所要量と比較し，改善点を考える．また，この時点で妊娠したことを想定し，何が不足しているか，何を増やせばよいかを考察しなさい．

② 非妊時・妊娠期・授乳期の献立の中で，カルシウム・鉄・葉酸・食物繊維の多い食品はどれか考えなさい．

③ 妊娠期・授乳期の付加量を満たすための献立の展開方法を例以外に考えなさい．

5. 乳幼児の食生活

5.1 乳幼児期栄養の特徴

乳児期は発育の旺盛な時期である．新陳代謝は大人に比べ活発で，発育のために多量の栄養素を必要とする．乳児期の栄養不足は脳の発育や精神発達にも影響を及ぼすこととなる．したがって，この時期には各月齢に適した栄養法を行う必要がある．

出生から5カ月頃までの乳児期の前半は，母乳や調製粉乳などの乳で栄養が行われる．乳児期の後半では，離乳が始まる．離乳は生後5カ月頃から約10カ月をかけて，徐々に乳汁栄養から幼児の食事へ移行させる過程である．その間に，離乳食の種類，調理法，量，与える回数などが次第に変化していく．

5.2 母乳栄養

哺乳動物が母親の乳汁で子どもを育てるように人間も母親が自分の乳で子どもを育てるのが理想であり，自然の栄養法である．生後5カ月頃までは，母乳のみで乳児は順調に成長していく．また，母乳は味，温度，香りが適しており，栄養面だけでなく，細菌感染から乳児を守り，アレルギーを起こしにくいなど数多くの利点がある．

a. 母乳栄養法の変遷

わが国では昭和20年代までは母乳栄養が主流であったが，厚生労働省が10年ごとに行っている乳汁栄養法に関する統計資料によると，1960（昭和35）年から1970（昭和45）年にかけた10年の間に母乳栄養が激減している（図5.1）．この現象の誘因として，母親の意識の変化や育児用調製粉乳の改良が考えられる（後出の「人工栄養の変遷」参照）．粉乳の成分がより母乳に近づいたため，母乳不足を補うためのはずの育児用粉乳が，母乳より優れたものであるというような誤った扱い方をされてしまったためである．1975（昭和50）年に「母乳運動推進のための3

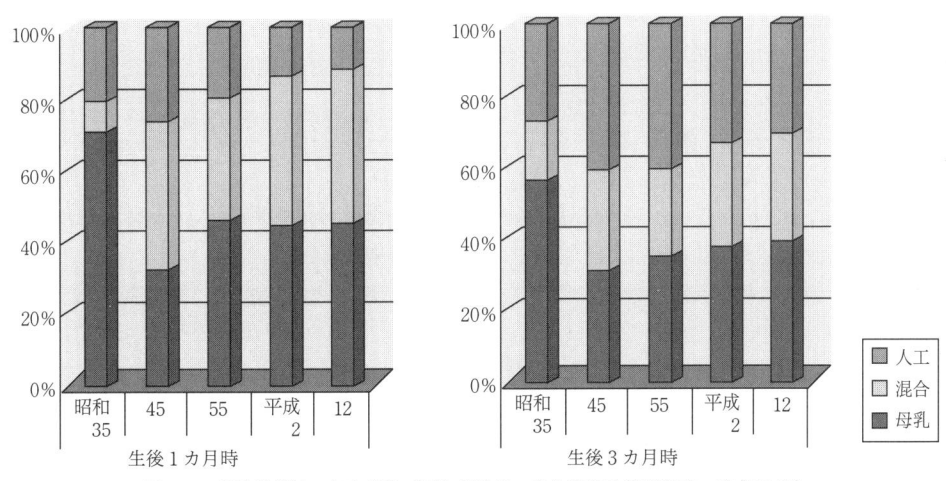

図 5.1 乳汁栄養法の年次推移（厚生労働省　乳幼児身体発育調査，平成12年）

つのスローガン」が発表されるなど母乳を薦める運動が続けられ，少しずつ母乳栄養法が増加してきている．近年，人工栄養法のみを行っている人が減少し，混合栄養法が増加する傾向がある．とくに職業をもつ母親で，母乳分泌が十分である場合は，母乳での授乳をやめずに続けているケースが増えている．また世界的には，1989年にWHO（世界保健機構），UNICEF（国際児童基金）から「母乳による育児を成功させるための10カ条」が発表されている．

「母乳運動推進のためのスローガン」
① 1.5カ月までは，母乳のみで育てよう
② 3カ月まではできるだけ母乳のみで育てよう
③ 4カ月以降でも安易に人工ミルクに切り替えないで育てよう

「母乳による育児を成功させるための10カ条」
① 母乳育児推進の方針を文書にして，すべての関係職員がいつでも確認できるようにしよう．
② この方針を実施するうえで必要な知識と技術をすべての関係職員に指導しよう．
③ すべての妊婦さんに母乳で育てる利点とその方法を教えよう．
④ お母さんを助けて，分娩後30分以内に赤ちゃんに母乳をあげられるようにしよう．
⑤ 母乳の飲ませ方をお母さんに実地に指導しよう．また，もし赤ちゃんをお母さんから離して収容しなければならない場合にも，お母さんに分泌維持の方法を教えよう．
⑥ 医学的に必要でないかぎり，新生児には母乳以外の栄養や水分を与えないようにしよう．
⑦ お母さんと赤ちゃんが一緒にいられるように，終日，母子同室を実施しよう．
⑧ 赤ちゃんが欲しがるときは，いつでもお母さんが母乳を飲ませてあげられるようにしよう．
⑨ 母乳で育てている赤ちゃんにゴムの乳首やおしゃぶりを与えないようにしよう．
⑩ 母乳で育てるお母さんのため支援グループづくりを助け，お母さんが退院するときにそれらのグループを紹介しよう．

b. 母乳分泌の仕組み

母乳分泌が開始されるのは分娩の後である．乳房の発育や乳汁の分泌は卵巣，胎盤，下垂体などのホルモンの作用を受ける．乳房や乳腺は妊娠時に最大に発育する．母乳の分泌には主として，下垂体前葉から分泌されるプロラクチンと，後葉から分泌されるオキシトシンが関係している（表5.1）．妊娠中は胎盤や卵巣から分泌されるエストロゲンとプロゲステロンにより乳腺が発達するが，乳汁分泌を促すプロラクチンの分泌は抑えられているため母乳分泌は起こらない．分娩により胎盤が体外に出るとエストロゲン，プロゲステロンの血中濃度が下がり，それによりプロラクチンの分泌が起こると母乳が分泌される．乳児が母乳を吸うとその刺激が下垂体前葉に伝わり，プロラクチンがさらに分泌されるようになる．また，後葉からはオキシトシンが分泌され，乳汁を乳管へ送り出す．3カ月頃までは，母乳を積極的に吸わせることで母乳分泌を促すことができる．プロラクチンの分泌は母親の精神的なストレスの影響を受けやすいので，授乳期間中は心身をリラックスさせることが大切である．

表 5.1 母乳分泌に関係のあるホルモンの主な働き

ホルモン名	働き
エストロゲン（卵胞ホルモン）	卵胞の発育，乳房・乳腺の発育，乳汁分泌を抑制
プロゲステロン（黄体ホルモン）	妊娠の成立・維持，乳腺の発育
プロラクチン（催乳ホルモン）	乳腺の発育，乳汁分泌を刺激，乳頭刺激により分泌量は増加
オキシトシン（射乳ホルモン）	乳汁を乳管へ送り出す（射乳反射），子宮筋の収縮

c. 母乳分泌の時期による母乳組成の変化
1) 初 乳

分娩後4～5日頃までに分泌される母乳のことを初乳といい，その後に分泌される成乳に比べて黄色味を帯びており（β-カロチンの色），成分はたんぱく質，無機質の含量が多く，脂質，乳糖の含量は少ない．また，感染を防御する免疫グロブリンA（IgA）やラクトフェリンを多く含むの

で，新生児には必ず飲ませるように心がける．その後，移行乳を経て分娩後10日以上たつと，成分が一定した成乳となる．

2) 成乳

一般に母乳といわれるもので，乳児が少なくとも5カ月まで発育するのに必要な栄養素を全部含んでいる．しかし，母親が極端な栄養不足になると母乳の分泌量が減少するので，乳児の必要量を満たせなくなる．

3) 成 分

以下に母乳の成分の特徴を牛乳と比較しながら述べることにする（表5.2）．なお，詳しい数値は表5.3（p.55）に示す．

表 5.2 母乳と牛乳の成分比較

	母 乳	牛 乳
エネルギー	母乳の方がやや多い	
たんぱく質	牛乳の方がはるかに多い（3倍）	
カゼイン	28%	82%
乳清たんぱく質	72%	18%
脂 肪	母乳の方がやや多い	
飽和脂肪酸	51.3%	67.0%
不飽和脂肪酸	48.7%	33.0%
必須脂肪酸	15.7%	2.1%
糖 質	母乳の方が多い（1.6倍）	
無機質	牛乳の方がはるかに多い（3.5倍）	

① たんぱく質：量は牛乳より少ないが，種類としてはラクトアルブミンなどの乳清たんぱく質が多く，牛乳に多いカゼインが少ない．そのため胃酸によって凝固されてできるカードがソフトで消化しやすい．また，母乳中には脳や神経の発達を促すタウリンが多く含まれている．

② 脂質：牛乳と比べると量はあまり変わらないが，牛乳には飽和脂肪酸が多く，一方，母乳には吸収のよい不飽和脂肪酸が多く含まれている．

③ 糖質：量は牛乳より多く，大部分は乳糖である．その他にオリゴ糖も含み，腸内のビフィズス菌の増殖，定着には有利となっている．

④ 無機質：量は牛乳より少なく，乳児の未熟な腎臓に負担がかからない成分構成になっている．カルシウムの量は牛乳の1/4だが，カルシウムとリンとの比は2:1となっており，これはカルシウムが吸収しやすい割合である．

⑤ ビタミン：母親にビタミン欠乏症がなければ，母乳によるビタミン欠乏症は起こらない．

d. 母乳栄養法の利点

① 乳児が5カ月頃まで順調に発育するのに必要な栄養素をすべて満たしている．

② 乳児にとって消化，吸収，利用率が高い．

③ 種々の免疫物質による感染防御作用により，死亡率，罹患率が低い．

④ アレルギーを起こしにくい．

⑤ 授乳が簡単で授乳時の細菌感染の機会が少ない．

⑥ 母子間に安定感や満足感などの優れた母子相互作用を引き起こす．

⑦ 母体の産後の回復（子宮筋の収縮）を早める．

e. 授乳の実際

① 以前は授乳開始の時期は分娩後8時間から12時間を過ぎた頃が普通であったが，最近は，乳児による乳頭刺激が母乳分泌を促すことから，なるべく早く授乳を開始することが望ましいとされている．

② 授乳回数と間隔は，生後4日から5日は母子ともに慣れていないことや母乳の分泌量も少ないことから授乳回数が多くなり，不規則である．しかし，10日頃には母乳量は急速に増加し，生後1カ月では十分な量が分泌されるようになる．分泌量が多くなれば，授乳間隔も定まり規則的になる．以前は決まった時間に授乳をする規則授乳法によっていたが，現在は乳児が欲しがるときに授乳する自律授乳法が行われている．自律授乳法で大切なことは，乳児の要求を保育者が正しく判断し母乳不足にならないように気をつけることである．月齢と哺乳回数および間隔はおよそ次のようである．

生後1カ月まで：3～4時間おき，6～8回
生後2～3カ月：3～4時間おき，5～6回
それ以降：4時間おき，5回
夜間の間隔はだんだん延びてくる．

③ 1回の授乳時間はおよそ15分以内である．

30分以上も吸っていて乳房を離さないときは，母乳不足を考える．最初の5分で全哺乳量の50〜60%，次の5分で残りの大部分を哺乳する（g.「母乳の不足」を参照）．

f. 母乳の飲ませ方

落ち着いた環境で授乳を行う．椅子にすわって乳児をひざに抱き，乳房を吸わせる．片方の乳房が空になってからもう片方の乳房を吸わせる．授乳が終わったら排気をさせる．飲みきれずに残った母乳は搾って捨て，乳房を空にしておくことが次の授乳にとって大切である．

g. 母乳の不足

次のような兆候が重なってみられる場合は母乳不足を疑ってみる．
① 哺乳時間の延長（30分以上）
② 授乳間隔の短縮
③ 眠りが浅く機嫌がよくない．
④ 便秘がち
⑤ 体重の増え方が悪い．

h. 母乳をやめる時期

生後5カ月頃に離乳が開始されても，母乳は離乳食と並行して与えていく．しかし，離乳が順調に進めば母乳以外からも栄養を摂取することができるようになる．その量が増えるにつれて母乳を飲む量が自然に減少してくる．離乳完了期を目安に次第に母乳はやめていく．その後は牛乳またはフォローアップミルクに切り替える．最近は，母子のスキンシップなどの観点から1歳以降も無理に母乳をやめさせる必要はないとする考え方が主流を占めている．厚生労働省は平成14年度から母子手帳を改正し，断乳という表現を改めた．従来のようにいつ断乳をしたか確認するのをやめ，1歳，1歳6カ月の健康診断時に母乳を飲んでいるか否かを確認することに改正された．母乳がなかなかやめられない場合は，原因が何であるかを調べて対処したり，母乳以外のものに興味を向けさせたりする工夫が必要である．

i. 母乳の問題点

母乳は乳児にとって理想的な栄養源であるが，次のようないくつかの問題点がある．

① 母乳性黄疸：新生児は出生後2〜3日頃に黄疸が現れるが，1週間から10日で消える．これは新生児生理的黄疸といわれ，病的なものではない．しかし，母乳栄養の場合には2カ月以上軽い黄疸が続く場合がある．原因は母乳中の成分が乳児のビリルビンの分解を妨げ，血液中に間接ビリルビンが増えるためである．この場合，母乳はやめず，経過を観察しながら医師の指示に従う．

② 乳児ビタミンK欠乏性出血症：乳児の血液中のビタミンKが欠乏すると血液凝固因子の活性が低下し，主に頭蓋内出血を起こす．発生は生後2週間〜3カ月に多く，大部分が母乳栄養児である．原因は母乳中にビタミンKが不足している場合が多い．ビタミンKは腸内の細菌から産生されるが，母乳栄養児の腸内はビフィズス菌が多く，このビフィズス菌はほとんどビタミンKを産生しないため，母乳中にビタミンKが不足していると乳児にビタミンKの欠乏が起こってしまう．現在では，乳児にビタミンK剤を出生当日，生後7日目，生後1カ月目に飲ませることで予防をしている．母親が食品からビタミンKを摂取する場合はほうれん草，キャベツ，ブロッコリーなどの緑黄色野菜や納豆などを多くとるようにするとよい．

③ ウイルス感染症：母乳による感染症としてあげられるものは，サイトメガロウイルス，B型肝炎ウイルス，成人T細胞白血病，エイズウイルスなどである．サイトメガロウイルス，B型肝炎ウイルスに関しては，産道感染が主とされており，母乳栄養に問題はない．成人T細胞白血病の感染には，とくに母乳によるものが注目されている．発病予防には母乳を与えないことが最も効果的であるが，現在は人工栄養にするか否かは諸事情を考え合わせて家族の判断にまかされている．エイズウイルスに関しても母乳感染が考えられることから，現在は人工栄養が勧められている．

④ 薬物：母親が薬剤を服用した場合，多くの

薬剤が母乳中に分泌される．服用に際しては説明書に授乳婦への注意があるかどうかを確かめたり，医師の指示を受けるのがよい．

⑤ 飲酒と喫煙：授乳している間はなるべく飲酒，喫煙を控える．母親が飲酒すると母乳中にアルコールが排出される．妊娠中の喫煙は胎児の発育に影響を及ぼすが，出生後の喫煙は母乳の分泌量や成分に影響を及ぼす．また，乳児のいる部屋でたばこを吸うと間接喫煙の害があるので，母親だけでなく，父親など乳児と生活をともにしている者は喫煙を控えることが望ましい．

5.3 人工栄養

a. 人工栄養法の変遷

母乳以外の栄養品で乳児栄養を行うことを人工栄養法という．以前は動物の乳汁，普通は牛乳が用いられていた．しかし，母乳と比べて栄養素の含有量や成分に大きな違いがあり，牛乳をそのまま与えていた時代には栄養障害が多く，乳児死亡率も高かった．わが国では1951（昭和26）年に初めて調製粉乳の規格が確立された．省令によると「乳または乳製品に乳幼児にとって必要な栄養素を大臣許可の種類と割合で混合した粉末」とされている．つまり，ビタミンや糖などの添加がなされたものの，牛乳の成分を変えることは許可されてはいなかった．1959（昭和34）年に特殊調製粉乳の規格が定められた．ここでは牛乳の主成分を変えることが許可され，母乳の成分に近づけるための改良がなされた．これにより粉乳がめざましい進歩をとげ，現在使用されている粉乳の原型となった．1976（昭和51）年，特殊粉乳の規格に代えて，調製粉乳の新しい規格が定められた．

b. 調製粉乳

省令には「調製粉乳とは生乳，牛乳もしくは特別牛乳またはこれらを原料として製造した食品を加工し，または主要原料とし，これに乳幼児に必要な栄養素を加え粉末にしたものをいう」とある．調製粉乳には育児用粉乳，低出生体重児用粉乳，離乳期幼児期用粉乳（フォローアップミルク）がある．

1) 育児用粉乳

具体的に牛乳をどのように母乳に近づけているのかを，以下に示す．

① たんぱく質：牛乳のたんぱく質はカゼインが多いので，その一部をラクトアルブミンに置き換えている．その他，シスチン，タウリンが添加されている．

② 脂肪：牛乳に含まれる動物性脂肪を植物性脂肪に置き換えて，脂肪酸組成を母乳に近づけている．またリノール酸，リノレン酸，DHAが添加されているものもある．

表 5.3 母乳，牛乳，育児用粉乳，フォローアップミルクの成分組成の比較（100 ml 中）

	母 乳	牛 乳	育児用粉乳	フォローアップミルク
調製濃度（％）			12.7〜14	13〜14
エネルギー（kcal）	65	59	67〜70	63〜68
たんぱく質（g）	1.1	2.9	1.5〜1.6	2.2〜2.5
脂質（g）	3.5	3.2	3.5〜3.6	2.4〜2.9
糖質（g）	7.2	4.5	7.1〜8.2	7.7〜8.4
灰分（g）	0.2	0.7	0.3	0.5〜0.6
カルシウム（mg）	27	100	45〜55	70〜95
鉄（mg）	0.04	0.02	0.8〜0.9	1.0〜1.1
ビタミンA（IU）	170(47)*	110(39)*	200〜241	170〜208
ビタミンB_1（mg）	0.01	0.03	0.04〜0.08	0.05〜0.08
ビタミンB_2（mg）	0.03	0.15	0.06〜0.1	0.11〜0.14
ビタミンC（mg）	5	1	5.8〜6.5	7〜10
ビタミンK（μg）	1	2	1.7〜3.5	2.8〜3.2

注：母乳，牛乳は五訂食品成分表，その他は2002年1月現在の値
＊：μgレチノール当量

③ 糖質：以前はしょ糖が添加されていたが，現在は乳糖などが添加されている．

④ 無機質：牛乳には母乳の3倍以上も含まれている無機質があるので，その量を減らしている．カルシウムとリンの比率を，吸収がよくなる2：1に調整している．その他，鉄，亜鉛，銅が添加されている．

⑤ ビタミン：各種ビタミンは所要量を満たすように添加されている．

⑥ その他：ビフィズス菌増殖因子としてラクチュロースやオリゴ糖を添加したり，感染防御作用としてシアル酸やラクトフェリンを添加している場合もある．現在，市販されている育児用粉乳には「明治ほほえみ」，「森永はぐくみ」，「雪印すこやか」，「和光堂はいはい」，「アイクレオ母乳バランスミルク」の5種類がある．

2) 低出生体重児用粉乳

低体重児にとって母乳栄養が最も望ましいが，不可能な場合には，育児用粉乳か低出生体重児用粉乳を用いる．とくに出生体重が1.5 kg以下の場合には低出生体重児用粉乳を用いる．成分は育児用粉乳に比べ，エネルギー，たんぱく質，糖質，無機質，ビタミンが多く，脂肪は少ない．この粉乳が使用されるときは乳児が入院，治療を要する場合が多いので，医師の処方のもとで用いる必要がある．

3) フォローアップミルク

5.4節「離乳期の栄養」を参照．

4) 特殊用途粉乳

牛乳アレルギー児用としてカゼイン加水分解乳やアミノ酸混合乳がある．前者は牛乳のたんぱく質を酵素によって加水分解して酵素活性を失活させた製品で，後者はたんぱく質を用いずにアミノ酸を混合した製品である．

MCT（中鎖トリグリセリド）乳は脂肪吸収に障害があったり，胆道閉鎖症の場合に用いられる．その他にも大豆乳や低ナトリウム特殊粉乳が市販されているが，いずれも医師の指導のもとに用いることが大切である．

5) 特殊ミルク

先天的に体内の物質代謝が障害されている先天性代謝異常症の場合に用いられる．母乳や育児用粉乳を用いると，身体発育障害，知的障害，運動機能障害などを起こす．これには早期発見，早期治療が不可欠で，わが国では1977（昭和52）年より新生児に対して先天性代謝異常症4疾患（フェニールケトン尿症，メープルシロップ尿症（カエデ糖尿症），ガラクトース尿症，ホモシスチン尿症）のマススクリーニングが実施されている．これらに対する特殊ミルクは市販されておらず，医師の処方のもとで使用される．

c. 調乳

調製粉乳を処方に従って調合し，乳児に与えられるような水溶液状態にすることを調乳という．

調乳法には次に示す2通りの方法がある．

1) 無菌操作法

家庭などで1回分ずつ調乳する方法である．調乳した乳をそのまま飲ませるので，調乳に使用する器具類は消毒が必要である．

① 煮沸消毒：哺乳びん，乳首，キャップ，スプーンなどを水をはったなべに入れ（器具類は必ず水に浸った状態にする），沸騰後5分間煮沸消毒する．乳首は品質保持のため3分で取り出す．消毒後は清潔なふきんなどの上で水気をきっておく．

② 薬物消毒：次亜塩素酸ナトリウムを主成分とする消毒液を希釈し，使用する器具を浸す（1時間以上）．使用時に取り出し，十分液をきってから使用する．

2) 終末殺菌法

病院や保育所などで多人数のために一度に調乳する場合は，1日分をまとめて調乳して，保管しておく．この場合は調乳の最後に煮沸消毒する（詳しい手順については5.5節「実習」を参照）．

d. 人工栄養の留意点

① わが国で市販されている5社の育児用粉乳の成分組成には大きな違いはないので，乳児の好みや便の状態をみて決めればよい．

② 開缶しないときの品質保証期間は1年半であるが，開缶後は乾燥した涼しい場所に保管して

なるべく1週間以内に使い切る．冷蔵庫で保管してはいけない．庫内と室内の温度差により，缶の内部に水滴が付着して粉乳が湿気を帯び，カビの原因となるからである．

③ 調乳濃度は製品によって異なるので，缶についている計量スプーンを使用し，指示どおりの量を計る．粉乳をすくうときはかきまぜないようにする．使用したスプーンはきれいに洗い乾燥させておく．

現在の育児用粉乳の用法は以下のとおりである．

単品調乳：粉乳だけで調乳し，他に添加は行わない

単一処方：月齢に関係なく同一濃度で用いる

自律授乳：母乳と同じように，乳児が欲しがるときに欲しがるだけ与える

e．授乳方法

① 無菌操作法で調乳した後は体温程度にさまし，乳首から乳汁が適量落ちるかを確認後，時間をおかずに授乳する．

② 母乳を与えるときと同様，乳児をひざの上に抱いて顔をみながら授乳する．

③ 空気を飲ませないよう，哺乳びんを傾けて乳首の中にミルクがある状態にする．

④ 授乳後は母乳のときと同様，排気させる．寝かせたままの授乳は危険を伴い，乳児に十分な満足を与えることはできない．

5.4 離乳期の栄養

離乳といっても直ちに母乳やミルクをやめることではない．それまで母乳や育児用粉乳だけで育ってきた乳児が形のある食物を食べられるようになるためには，食物をかみつぶして（咀嚼），飲み込むこと（嚥下）を練習しなければいけない．そのために，離乳食は栄養面だけでなく乳児の成長にあわせた調理形態で与えることが重要である．また，この時期の子どもは個人差が大きいので，画一的にならないよう，楽しみながら食事ができるように気をくばることも大切である．

a．離乳の必要性
1） 栄養の補給

母乳は乳児の発育と健康維持に最も適した栄養源であるが，生後5~6カ月頃になると母乳の分泌量は減少してくる．一方，乳児の成長は最も著しい時期となる．それゆえ，母乳だけではエネルギー，たんぱく質，鉄，亜鉛，その他の無機質や，ビタミンA，ビタミンDなどが不足してくる．とくに鉄は母乳の中に含量が少ないうえに，胎生期に貯蓄されていた鉄も生後5~6カ月には底をつく．育児用粉乳の場合はビタミン類や鉄などが添加されているので，母乳と異なり栄養は不足しないが，乳汁だけで栄養を満たそうとすると多量の乳汁を摂取しなければならなくなり，水分が過剰になってしまう．このため乳汁以外の食物から栄養を補うことが必要になってくる．

2） 摂食機能の発達

4~5カ月頃になると乳汁を吸うことだけでなく乳汁以外の食べ物への関心がでてくる．大人と同じ固形食を食べられるようになるためには，食べ物を①口の中に入れる，②かみつぶす，③飲み込むという行動が連続してできなければならない．摂食機能の発達については2章で詳しく述べたが，乳児の発育状態にあわせて食物の硬さや種類を変化させていくことにより，舌や顎の筋肉の発達を促し，摂食能力を獲得させていくことが必要となる．

3） 消化機能の発達

4~5カ月頃になると唾液やその他の消化液の分泌量が増加する．この時期に離乳食を与えることにより，さらに消化酵素の分泌は盛んになり，消化機能の発達が促進される．

4） 精神の発達

4~5カ月頃になると周囲への関心も高まり，離乳食を介して味，色，におい，形の違いなどを学ぶ．これは味覚，視覚，嗅覚，触覚などの諸器官の発達を促すことになる．つまり，スプーンやコップを持たせたり，乳児がみせる摂食行動を積極的にサポートすることが乳児の自立につながっていく．

表 5.4 改定「離乳の基本」(厚生省児童家庭局母子保健課, 1995)

1. 離乳の基準

(1) 離乳の定義

離乳とは，母乳または育児用ミルク等の乳汁栄養から幼児食に移行する過程をいう．この間に乳児の摂食機能は，乳汁を吸うことから，食物をかみつぶして飲み込むことへと発達し，摂取する食品は量や種類が多くなり，献立や調理の形態も変化していく．また摂食行動は次第に自立へと向かっていく．

(2) 離乳の開始

離乳の開始とは，初めてドロドロした食物を与えた時をいう．その時期はおよそ生後5か月になったころが適当である．

〈注〉① 果汁やスープ，おもゆなど単に液状のものを与えても，離乳の開始とはいわない．

② 離乳の開始は児の摂食機能の発達等を考慮し，早くても4か月以降とすることが望ましい．

③ 離乳の開始が遅れた場合も，発育が良好なら生後6か月中に開始することが望ましい．

④ 発育が良好とは，首のすわりがしっかりしている，支えてやるとすわれる，食物を見せると口を開ける，などの状態をいう．

(3) 離乳の進行

① 離乳の開始後ほぼ1か月間は，離乳食は1日1回与える．離乳食のあとに母乳または育児用ミルクを児の好むまま与える．離乳食のあと以外にも母乳または育児用ミルクは児の欲するままに与えるが，その回数は5か月では通常4回程度，ただし母乳ではもう1～2回多くなることもある．この時期は離乳食を飲み込むこと，その舌ざわりや味に慣れさせることが主な目的であり，離乳食から補給される栄養素量は少なくてよい．

② 離乳を開始して1か月が過ぎたころ（生後6か月ころ）から，離乳食は1日2回にしていく．また生後7か月ころからは舌でつぶせる固さのものを与える．母乳または育児用ミルクは離乳食の後に与える2回と，それとは別に3回程度与える．

③ 生後9か月ころから，離乳食は1日3回にし，歯ぐきでつぶせる固さのものを与える．離乳食の量を増やし，離乳食の後の母乳または育児用ミルクは次第に減量し中止していく．離乳食とは別に，鉄欠乏，腎への負担，たんぱく質過剰等を考慮しつつ，母乳または育児用ミルクを1日に2回程度与える．

(4) 離乳の完了

離乳の完了とは，形のある食物をかみつぶすことができるようになり，栄養素の大部分が母乳または育児用ミルク以外の食物からとれるようになった状態をいう．その時期は通常生後13か月を中心とした12～15か月ころである．遅くとも18か月ころまでには完了する．

〈注〉食事は1日3回となり，その他に1日1～2回間食を用意する．母乳はこの間に自然にやめるようになる．1歳以降は牛乳またはミルクを1日300～400 mℓコップで与える．

2. 離乳期の食物

(1) 食品の種類

与える食品は，離乳の段階を経て種類を増やしていく．

① 特に離乳の初期に，新しい食品を始める時には茶さじ一杯程度から与え，乳児の様子をみながら増やしていく．

② 離乳の開始のころは米，次いでパン，じゃがいもなどでんぷん質性食品を主にする．

なお，調理法に気をつければ野菜，豆腐，白身魚，卵黄（固ゆでにした卵黄だけを用いる），ヨーグルト，チーズなども用いてもよい．

③ 離乳が進むにつれ，卵は卵黄から全卵へ，魚は白身魚から赤身魚，青皮魚へと進めていく．離乳中期から食べやすく調理した脂肪の少ない鶏肉，豆類，各種野菜，海藻を用いることもできる．

ただし，脂肪の多い肉類は少し遅らせる．

④ 野菜には緑黄色野菜を加えることが望ましい．

⑤ 離乳後期以降は，鉄が不足しやすいので赤身の魚や肉，レバー（鉄強化のベビーフード等を適宜用いてもよい）を多く使用する．また，調理用に使用する牛乳・乳製品の代わりに育児用ミルクを使用する等工夫する．

(2) 食品の調理形態・調理

与える食物は，離乳の進行に応じて食べやすく調理する．

① 米がゆは，乳児が口の中で押しつぶせるように十分に煮る．初めは，「つぶしがゆ」とし，離乳食に慣れてきたら粗つぶし，つぶさないままへと進め，軟飯へ移行する．

② たんぱく質性食品，野菜類などは，初めはなめらかに調理し，次第に粗くしていく．

③ 離乳食は，煮た物が中心となる．それぞれの食品のもつ味を生かしながら，薄味でおいしく調理する．

(3) 離乳食のバランス・献立

離乳が進むにつれ，質および量を考え，献立に変化をつける．

① 離乳を開始して1か月が過ぎた生後6か月頃から，穀類，たんぱく質性食品，野菜・果物の献立を用意する．

② 離乳中期・後期ころから家族の食事の中の薄味のものを適宜取り入れて，調理法および献立に変化をつけ，偏食にならないように心がける．

3. 離乳食の与え方

付表 離乳食の進め方の目安

区　分		離乳初期	離乳中期	離乳後期	離乳完了期
月齢（か月）		5〜6	7〜8	9〜11	12〜15
回数	離　乳　食（回）	1→2	2	3	3
	母乳・育児用ミルク（回）	4→3	3	2	※
調　理　形　態		ドロドロ状	舌でつぶせる固さ	歯ぐきでつぶせる固さ	歯ぐきで噛める固さ
1回当たりの量	Ⅰ　穀　　　　類（g）	つぶしがゆ 30→40	全がゆ 50→80	全がゆ（90→100） →軟飯→80	軟飯90 →ご飯90
	Ⅱ　卵　　　（個）	卵黄 2/3以下	卵黄→全卵 1→1/2	全卵 1/2	全卵 1/2→2/3
	又は豆腐（g）	25	40→50	50	50→55
	又は乳製品（g）	55	85→100	100	100→120
	又は魚（g）	5→10	13→15	15	15→18
	又は肉（g）		10→15	18	18→20
	Ⅲ　野菜・果物（g）	15→20	25	30→40	40→50
	調理用油脂類・砂糖（g）	各0→1	各2〜2.5	各3	各4

※牛乳やミルクを1日300〜400ml

注：1. 付表に示す食品の量などは目安である．なお，表中の矢印は当該期間中の初めから終わりへの変化（例えば，離乳初期の離乳食1→2は5か月では1回，6か月では2回）を示す．
2. 離乳の進行状況に応じた適切なベビーフードを利用することもできる．
3. 離乳食開始時期を除き，離乳食には食品Ⅰ，Ⅱ（1回にいずれか1〜2品），Ⅲを組み合わせる．なお，量は1回1食品を使用した場合の値であるので，例えばⅡで2食品使用の時は各食品の使用量は示してある量の1/2程度を目安とする．
4. 野菜はなるべく緑黄色野菜を多くする．
5. 乳製品は全脂無糖ヨーグルトを例として示した．
6. たんぱく質性食品は，卵，豆腐，乳製品，魚，肉等を1回に1〜2品使用するが，離乳後期以降は鉄を多く含む食品を加えたり，鉄強化のベビーフードを使用する，調理用乳製品の代わりに育児用ミルクを使用する等の工夫が望ましい．
7. 離乳初期には固ゆでにした卵の卵黄を用いる．卵アレルギーとして医師の指示のあった場合には，卵以外のたんぱく質性食品を代替する．詳しくは医師と相談する．
8. 豆腐の代わりに離乳中期から納豆，煮豆（つぶし）を用いることができる．
9. 海藻類は適宜用いる．
10. 油脂類は調理の副材料として，バター，マーガリン，植物油を適宜使用する．
11. 塩，砂糖は多すぎないように気をつける．
12. はちみつは乳児ボツリヌス症予防のため満1歳までは使わない．
13. そば，さば，いか，たこ，えび，かに，貝類等は離乳初期・中期には控える．
14. 夏期には水分の補給に配慮する．また，果汁やスープ等を適宜与える．

5）食事習慣の確立

　離乳食は一定の場所において，時間や回数を決めて行う．くり返し行うため食事の習慣が始まり，やがて幼児期の食事習慣の確立につながる．食事時間が決まると，生活のリズムも整い，規則正しい生活習慣が身につく．

b．離乳の進め方

　1980年に発表された「離乳の基本」が，1995年に15年ぶりに厚生省（当時）研究班により，改定「離乳の基本」として発表された．改定の背景には，生活環境の大きな変化や乳児のたんぱく質所要量の改定（従来より低い値に設定された），牛乳アレルギーやアトピー性皮膚炎の増加，かめない子どもの増加，離乳完了期の変更などがある．改定「離乳の基本」と付表「離乳食のすすめ方の目安」を表5.4に示す．離乳は生後5カ月頃に開始し，初めの1カ月間は乳汁以外の味に慣れ

表 5.5 離乳各期にふさわしい調理法の例（土井案）

食品		離乳初期	離乳中期	離乳後期	離乳完了期
穀類・いも類	米	米1に水10の割合で炊き，すりつぶしてドロドロ状にする	米1に水7～5くらいの割合で炊いたかゆ	米1に水4～3くらいの軟飯に	おにぎりやチャーハンでもよい
	パン	スープやミルクで煮込み，スプーンでつぶす	1cm角くらいに切り，さっと煮る	フレンチトースト・小さくしてそのまま手に持たせて	トーストやロールサンド（パンの耳も可）
	じゃがいも，さつまいも，さといも	軟らかくゆでつぶし，スープやミルクでゆるめる	軟らかく煮てつぶす	軟らかく煮て粗つぶし	1～1.5cm角切りを煮る
	うどんそうめん	くたくた煮をつぶす	軟らかく煮て刻む	軟らかく煮て1～2cmに	軟らかく煮て3～5cmを手づかみ．焼うどん
	マカロニスパゲティ	―	軟らかく煮て刻む	軟らかく煮て1～2cmに	軟らかく煮て3～5cmに
たんぱく質性食品	卵	固ゆでの卵黄をすりつぶし，ゆるめる	8カ月頃から全卵をよく加熱して	オムレツや目玉焼きなどよく加熱を	オムレツ，目玉焼き，いり卵
	豆腐	加熱してすりつぶし，ゆるめる	煮た豆腐をつぶして	焼いたり炒めてもよい	揚げ出し豆腐にしてもよい
	納豆	―	7カ月頃からひき割り納豆をつぶし，汁，かゆ，野菜と混ぜて煮る	刻んで煮る煮物・納豆オムレツ	そのまま加熱して
	魚	白身魚を煮てすりつぶし，ゆるめて，とろみをつける．しらす干は熱湯で塩抜きし，調味料は控える	赤身魚（あじ，さけなど）も使える．細かくほぐして野菜と煮たり，ソースで和える	青皮の魚（さば，さんま）も使える焼きもの，煮ものをほぐして使える	煮魚，ムニエル，揚げ煮
	肉	ベビーフード	ささみは冷凍をすりおろすか，生を包丁でたたき，ひき肉状にし，野菜と煮る	豚や牛のひき肉も使えるそぼろ煮，肉だんご煮込み	ハンバーグ，しゅうまい，薄切り肉の刻み，ハムや皮なしのウインナー
野菜・果物	野菜	軟らかく煮てすりつぶす生おろし	つぶすか3～5mmのみじん切りにし，煮ものやシチューに海草はトロトロに煮る	粗くつぶすか，5～8mmくらいに切る煮もの，ソテー，サラダ	1cm角くらいに切る3cmくらいの野菜を手に持たせて
	果物	すりおろす	粗つぶし（コンポート）粗おろし	粗刻みや薄切りに	薄切りを手に持たせてフルーツポンチやサラダ
油脂		バター，マーガリン，サラダ油，オリーブ油	ピーナッツバターやごまはアレルギーに注意	マヨネーズはアレルギーに注意	フライ，天ぷらもよい
砂糖		薄い甘味に調味してもよい	薄い甘味に調味	ベビー用の菓子類	カステラ，ゼリー，プリンは量に注意して

させる練習の時期と考える．6カ月以降には1日2回食にし，9カ月を過ぎる頃には栄養源は乳汁から離乳食に移し，1日3回食へと進めていく．そして1歳3カ月頃には離乳が完成するように計画をたてる．そのために，離乳を開始する生後5カ月までに生活のリズム，とくに授乳時間を整えておくことが大切である．

進め方は経験にばかり頼るのではなく，「離乳の基本」を目安に進めていくのがよいが，基本を守ろうとするあまり画一的な離乳にならないよう，注意が必要である．

日本人の食事摂取基準（2010年版）

　平成22年度から平成26年度の5年間使用する，日本人の食事摂取基準（2010年版）は，「日本人の食事摂取基準」策定検討会（座長：春日雅人　国立国際医療センター）においてとりまとめられ，平成21年5月29日に公表された．本冊子にその概要を記す．

朝　倉　書　店

日本人の食事摂取量とは

- 日本人の食事摂取基準は，健康な個人または集団を対象として，国民の健康の維持・増産，生活習慣病の予防を目的とし，エネルギー及び各栄養素の摂取量の基準を示すものである．
- 保健所，保健センター，民間健康増進施設等において，生活習慣病予防のために実施される栄養指導，学校や事業所等の給食管理にあたって，最も基礎となる科学的データである．

見直しのポイント

- 2005 年版の策定までに用いられた論文や最新の国内外の学術論文ならびに入手可能な学術資料を最大限活用し，理論や策定値の見直しを行った．

  <主な変更点>
  - エネルギー：ライフステージごとに「推定エネルギー必要量」が変更
    ※小児及び若年女性では減少，高齢者では増加
  - ナトリウム（食塩相当量）：
    現在の日本人の食塩摂取状況をふまえて「目標量」が変更
    ※男性：10g 未満→ 9.0g 未満，女性：8g 未満→ 7.5g 未満
  - カルシウム：「目安量」「目標量」から「推奨量」をめざすことに変更
- 各種栄養関連業務に活用することをねらいとし，活用の基礎理論を整理し，「食事改善」と「給食管理」を目的とした食事摂取基準の基本的概念と活用の留意点を示した．
- 「乳児・小児」，「妊婦・授乳婦」，「高齢者」について，特別の配慮が必要な事項について整理を行った．

日本人の食事摂取基準（2010年版）　概要

1．策定の目的

日本人の食事摂取基準は，健康な個人または集団を対象として，国民の健康の維持・増進，生活習慣病の予防を目的とし，エネルギー及び各栄養素の摂取量の基準を示すものである．

2．使用期間

平成22（2010）年度から平成26（2014）年度までの5年間とする．

3．策定方針

1）基本的考え方

「日本人の食事摂取基準」の策定にあたっては，2005年版で用いられた方針を踏襲しながら，可能な限り，科学的根拠に基づいた策定を行うことを基本とし，国内外の学術論文ならびに入手可能な学術資料を最大限に活用することとした．
食事摂取基準は，3つの基本的な考え方に基づいて策定されている．

①エネルギー及び栄養素摂取量の多少に起因する健康障害は，欠乏症または摂取不足によるものだけでなく，過剰によるものも存在する．また，栄養素摂取量の多少が生活習慣病の予防に関与する場合がある．よって，これらに対応することを目的としたエネルギーならびに栄養素摂取量の基準が必要である．

②エネルギー及び栄養素の「真の」望ましい摂取量は個人によって異なり，個人内においても変動するため，「真の」望ましい摂取量は測定することも算定することもできず，その算定及び活用において，確率論的な考え方が必要となる．

③各種栄養関連業務に活用することをねらいとし，基礎理論を「策定の基礎理論」と「活用の基礎理論」に分けて記述した．なお，「活用の基礎理論」については，「食事改善」や「給食管理」を目的とした食事摂取基準の基本的概念や活用の留意点を示した．

2）設定指標

エネルギーについては1種類，栄養素については5種類の指標を設定した．

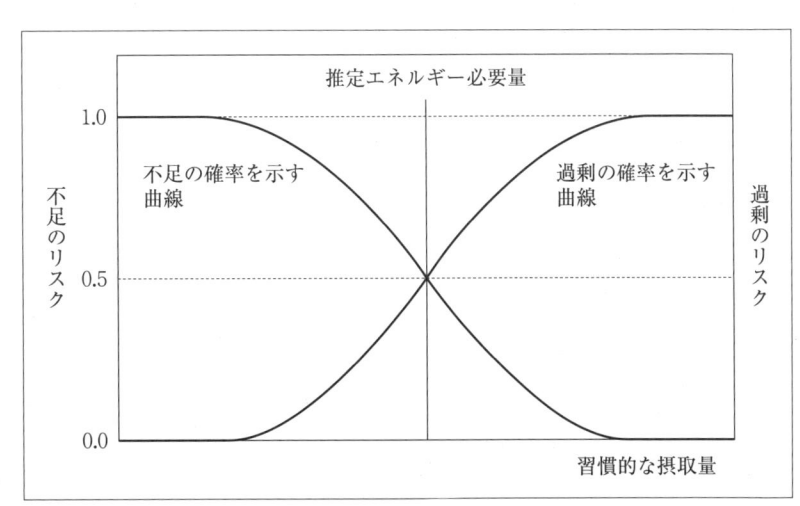

図1　推定エネルギー必要量を理解するための概念図
縦軸は，個人の場合は不足または過剰が生じる確率を，集団の場合は不足または過剰の者の割合を示す．エネルギー出納が0（ゼロ）となる確率が最も高くなると推定される習慣的な1日あたりのエネルギー摂取量を推定エネルギー必要量という．

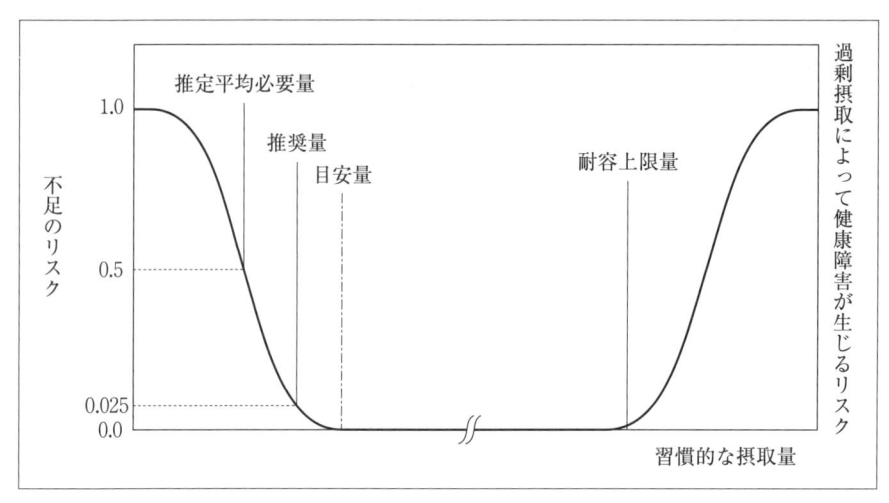

図2　食事摂取基準の各指標を理解するための概念図

縦軸は，個人の場合は不足または過剰によって健康障害が生じる確率を，集団の場合は不足状態にある者または過剰によって健康障害を生じる者の割合を示す．

不足の確率が推定平均必要量では0.5（50%）あり，推奨量では0.02〜0.03（中間値として0.025）（2〜3%または2.5%）あることを示す．耐容上限量以上を摂取した場合には過剰摂取による健康障害が生じる潜在的なリスクが存在することを示す．そして，推奨量と耐容上限量との間の摂取では，不足のリスク，過剰摂取による健康障害が生じるリスクともに0（ゼロ）に近いことを示す．目安量については，推定平均必要量ならびに推奨量と一定の関係を持たない．しかし，推奨量と目安量を同時に算定することが可能であれば，目安量は推奨量よりも大きい（図では右方）と考えられるため，参考として付記した．目標量は，他の概念と方法によって決められるため，ここには図示できない．

(1) エネルギー：「推定エネルギー必要量」

○推定エネルギー必要量（estimated energy requirement: EER）

エネルギー出納*が0（ゼロ）となる確率が最も高くなると推定される習慣的な1日あたりのエネルギー摂取量

*エネルギー出納：成人の場合，エネルギー摂取量－エネルギー消費量

(2) 栄養素：「推定平均必要量」「推奨量」「目安量」「耐容上限量」「目標量」

健康の維持・増進と欠乏症予防のために，「推定平均必要量」と「推奨量」の2つの値を設定し，この2指標を設定することができない栄養素については，「目安量」を設定した．

また，過剰摂取による健康障害を未然に防ぐことを目的として，「耐容上限量」を設定した．

さらに，生活習慣病の一次予防を目的として食事摂取基準を設定する必要のある栄養素については，「目標量」を設定した．

○推定平均必要量（estimated average requirement: EAR）

ある母集団における平均必要量の推定値．ある母集団に属する50%の人が必要量を満たすと推定される1日の摂取量

○推奨量（recommended dietary allowance: RDA）

ある母集団のほとんど（97〜98%）の人において1日の必要量を満たすと推定される1日の摂取量

*理論的には「推定平均必要量＋標準偏差の2倍（2SD）」として算出

○目安量（adequate intake: AI）

推定平均必要量及び推奨量を算定するのに十分な科学的根拠が得られない場合に，特定の集団の人々がある一定の栄養状態を維持するのに十分な量

表1 策定したエネルギーや栄養素

設定項目		
エネルギー		エネルギー
たんぱく質		たんぱく質
脂質		脂質, 飽和脂肪酸, n-6系脂肪酸, n-3系脂肪酸, コレステロール
炭水化物		炭水化物, 食物繊維
ビタミン	脂溶性ビタミン	ビタミンA, ビタミンD, ビタミンE, ビタミンK
	水溶性ビタミン	ビタミンB_1, ビタミンB_2, ナイアシン, ビタミンB_6, ビタミンB_{12}, 葉酸, パントテン酸, ビオチン, ビタミンC
ミネラル	多量ミネラル	ナトリウム, カリウム, カルシウム, マグネシウム, リン
	微量ミネラル	鉄, 亜鉛, 銅, マンガン, ヨウ素, セレン, クロム, モリブデン

表2 年齢区分

ライフステージ	
乳児（0～11か月）	0～5か月, 6～8か月, 9～11か月
小児（1～17歳）	1～2歳, 3～5歳, 6～7歳, 8～9歳, 10～11歳, 12～14歳, 15～17歳
成人（18～69歳）	18～29歳, 30～49歳, 50～69歳
高齢者（70歳以上）	70歳以上
その他	妊婦, 授乳婦

○耐容上限量（tolerable upper intake level: UL）

ある母集団に属するほとんどすべての人々が, 健康障害をもたらす危険がないとみなされる習慣的な摂取量の上限を与える量

○目標量（tentative dietary goal for preventing life-style related diseases: DG）

生活習慣病の一次予防を目的として, 現在の日本人が当面の目標とすべき摂取量

＜変更点＞

耐容上限量を超えて摂取すると潜在的な健康障害のリスクが高まると考えられることを適切に表現するために, 「上限量」を「耐容上限量」と変更した.

3) 策定したエネルギーや栄養素

エネルギーと34種類の栄養素について策定を行った（表1）.

＜変更点＞

分類について, 整理を行い, 掲載順を変更した.

4) 年齢区分

＜変更点＞

乳児については, 成長に合わせてより詳細な区分設定が必要と考えられたため, エネルギー及びたんぱく質では3区分（0～5か月, 6～8か月, 9～11か月）で策定を行った（表2）.

5) ライフステージ

「乳児・小児」,「妊婦・授乳婦」,「高齢者」の各ライフステージについて, 特別の配慮が必要な事項について整理を行った.

6) 活用

各種栄養関連業務に活用することをねらいとし, 活用の基礎理論を整理し,「食事改善」と「給食管理」を目的とした食事摂取基準の基本的概念と活用の留意点を示した.

(参考) 食事摂取基準を設定した栄養素と策定した指標（1歳以上）[1]

		推定平均必要量（EAR）	推奨量（RDA）	目安量（AI）	耐用上限量（UL）	目標量（DG）
たんぱく質		○	○	—	—	○
脂質	脂質	—	—	—	—	○
	飽和脂肪酸	—	—	—	—	○
	n-6系脂肪酸	—	—	—	—	○
	n-3系脂肪酸	—	—	—	—	○
	コステローレル	—	—	—	—	○
炭水化物	炭水化物	—	—	—	—	○
	食物繊維	—	—	—	—	○
ビタミン	脂溶性 ビタミンA	○	○	—	○	—
	ビタミンD	—	—	○	○	—
	ビタミンE	—	—	○	○	—
	ビタミンK	—	—	○	—	—
	水溶性 ビタミンB_1	○	○	—	—	—
	ビタミンB_2	○	○	—	—	—
	ナイアシン	○	○	—	○	—
	ビタミンB_6	○	○	—	○	—
	ビタミンB_{12}	○	○	—	—	—
	葉酸	○	○	—	○[2]	—
	パントテン酸	—	—	○	—	—
	ビオチン	—	—	○	—	—
	ビタミンC	○	○	—	—	—
ミネラル	多量 ナトリウム	○	—	—	—	○
	カリウム	—	—	○	—	○
	カルシウム	○	○	—	○	—
	マグネシウム	○	○	—	○[2]	—
	リン	—	—	○	○	—
	微量 鉄	○	○	—	○	—
	亜鉛	○	○	—	○	—
	銅	○	○	—	○	—
	マンガン	—	—	○	○	—
	ヨウ素	○	○	—	○	—
	セレン	○	○	—	○	—
	クロム	○	○	—	—	—
	モリブデン	○	○	—	○	—

[1] 一部の年齢階級についてだけ設定した場合も含む.
[2] 通常の食品以外からの摂取について定めた.

日本の食事摂取基準（2010年版）

年齢	基準体位（基準身長，基準体重）[1]				エネルギー：推定エネルギー必要量（kcal/日）[3]					
	男性		女性[2]		男性			女性		
	基準身長 (cm)	基準体重 (kg)	基準身長 (cm)	基準体重 (kg)	身体活動レベル			身体活動レベル		
					Ⅰ	Ⅱ	Ⅲ	Ⅰ	Ⅱ	Ⅲ
0～5 （月）	61.5	6.4	60.0	5.9	—	550	—	—	550	—
6～11 （月）	71.5	8.8	69.9	8.2	—	—	—	—	—	—
6～8 （月）	69.7	8.5	68.1	7.8	—	650	—	—	600	—
9～11 （月）	73.2	9.1	71.6	8.5	—	700	—	—	650	—
1～2 （歳）	85.0	11.7	84.0	11.0	—	1,000	—	—	900	—
3～5 （歳）	103.4	16.2	103.2	16.2	—	1,300	—	—	1,250	—
6～7 （歳）	120.0	22.0	118.6	22.0	1,350	1,550	1,700	1,250	1,450	1,650
8～9 （歳）	130.0	27.5	130.2	27.2	1,600	1,800	2,050	1,500	1,700	1,900
10～11 （歳）	142.9	35.5	141.4	34.5	1,950	2,250	2,500	1,750	2,000	2,250
12～14 （歳）	159.6	48.0	155.0	46.0	2,200	2,500	2,750	2,000	2,250	2,550
15～17 （歳）	170.0	58.4	157.0	50.6	2,450	2,750	3,100	2,000	2,250	2,500
18～29 （歳）	171.4	63.0	158.0	50.6	2,250	2,650	3,000	1,700	1,950	2,250
30～49 （歳）	170.5	68.5	158.0	53.0	2,300	2,650	3,050	1,750	2,000	2,300
50～69 （歳）	165.7	65.0	153.0	53.6	2,100	2,450	2,800	1,650	1,950	2,200
70 以上（歳）	161.0	59.7	147.5	49.0	1,850[4]	2,200[4]	2,500[4]	1,450[4]	1,700[4]	2,000[4]
妊婦（付加量）初期								＋ 50	＋ 50	＋ 50
中期								＋ 250	＋ 250	＋ 250
末期								＋ 450	＋ 450	＋ 450
授乳婦（付加量）								＋ 350	＋ 350	＋ 350

[1] 1歳以上は平成17年及び18年国民健康・栄養調査における当該年齢階級における中央値（17歳以下は各年齢の加重が等しくなるように調整），1歳未満は平成12年乳幼児身体発育調査の身長及び体重発育パーセンタイル曲線の当該の月齢における中央値を用いた．
[2] 妊婦を除く．
[3] 成人では，推定エネルギー必要量＝基礎代謝量（kcal/日）×身体活動レベルとして算定した．18～69歳では，身体活動レベルはそれぞれⅠ＝1.50，Ⅱ＝1.75，Ⅲ＝2.00としたが，70歳以上では，それぞれⅠ＝1.45，Ⅱ＝1.70，Ⅲ＝1.95とした．
[4] 主として，70～75歳ならびに自由な生活を営んでいる対象者に基づく報告から算定した．

（参考1） 身体活動の分類例

身体活動の分類（メッツ値[1]の範囲）	身体活動の例
睡眠（0.9）	睡眠
座位または立位の静的な活動（1.0～1.9）	テレビ・読書・電話・会話など（座位または立位），食事，運転，デスクワーク，縫物，入浴（座位），動物の世話（座位，軽度）
ゆっくりした歩行や家事など低強度の活動（2.0～2.9）	ゆっくりした歩行，身支度，炊事，洗濯，料理や食材の準備，片付け（歩行），植物への水やり，軽い掃除，コピー，ストレッチング，ヨガ，キャッチボール，ギター・ピアノなどの楽器演奏
長時間持続可能な運動・労働など中強度の活動（普通歩行を含む）（3.0～5.9）	ふつう歩行～速歩，床掃除，荷造り，自転車（ふつうの速さ），大工仕事，車の荷物の積み下ろし，苗木の植栽，階段を下りる，子どもと遊ぶ，動物の世話（歩く／走る，ややきつい），ギター：ロック（立位），体操，バレーボール，ボーリング，バドミントン
頻繁に休みが必要な運動・労働など高強度の活動（6.0以上）	家財道具の移動・運搬，雪かき，階段を上る，山登り，エアロビクス，ランニング，テニス，サッカー，水泳，縄跳び，スキー，スケート，柔道，空手

[1] メッツ値（metabolic equivalent, MET：単数形，METs：複数形）は，Ainsworth, et al. による．いずれの身体活動でも活動実施中における平均値に基づき，休憩・中断中は除く．

（参考2） 身体活動レベル別にみた活動内容と活動時間の代表例（15～69歳）[1]

		低い（Ⅰ）	ふつう（Ⅱ）	高い（Ⅲ）
身体活動レベル[2]		1.50 (1.40～1.60)	1.75 (1.60～1.90)	2.00 (1.90～2.20)
日常生活の内容[3]		生活の大部分が座位で，静的な活動が中心の場合	座位中心の仕事だが，職場での移動や立位での作業・接客等，あるいは通勤・買物・家事，軽いスポーツ等のいずれかを含む場合	移動や立位の多い仕事への従事者．あるいは，スポーツなど余暇における活発な運動習慣をもっている場合
個々の活動の分類（時間/日）	睡眠（0.9）[4]	7～8	7～8	7
	座位または立位の静的な活動（1.5：1.0～1.9）[4]	12～13	11～12	10
	ゆっくりした歩行や家事など低強度の活動（2.5：2.0～2.9）[4]	3～4	4	4～5
	長時間持続可能な運動・労働など中強度の活動（普通歩行を含む）（4.5：3.0～5.9）[4]	0～1	1	1～2
	頻繁に休みが必要な運動・労働など高強度の活動（7.0：6.0以上）[4]	0	0	0～1

[1] 表中の値は，東京近郊在住の成人を対象とした，3日間の活動記録の結果から得られた各活動時間の標準値．二重標識水法及び基礎代謝量の実測値から得られた身体活動レベルにより3群に分け，各群の標準値を求めた．
[2] 代表値．（ ）内はおよその範囲．
[3] 活動記録の内容に加え，Black, et al. を参考に，身体活動レベル（PAL）に及ぼす職業の影響が大きいことを考慮して作成．
[4] （ ）内はメッツ値（代表値：下限～上限）

年齢	たんぱく質（g/日）								総脂質：脂肪エネルギー比率（％エネルギー）			
	男性				女性				男性		女性	
	推定平均必要量	推奨量	目安量	耐用上限量	推定平均必要量	推奨量	目安量	耐用上限量	目安量	目標量（範囲）	目安量	目標量（範囲）
0～5（月）	—	—	10	—	—	—	10	—	50	—	50	—
6～8（月）	—	—	15	—	—	—	15	—				
6～11（月）	—	—	—	—	—	—	—	—	40	—	40	—
9～11（月）	—	—	25	—	—	—	25	—				
1～2（歳）	15	20	—	—	15	20	—	—	—	20以上30未満	—	20以上30未満
3～5（歳）	20	25	—	—	20	25	—	—	—	20以上30未満	—	20以上30未満
6～7（歳）	25	30	—	—	25	30	—	—	—	20以上30未満	—	20以上30未満
8～9（歳）	30	40	—	—	30	40	—	—	—	20以上30未満	—	20以上30未満
10～11（歳）	40	45	—	—	40	45	—	—	—	20以上30未満	—	20以上30未満
12～14（歳）	45	60	—	—	45	55	—	—	—	20以上30未満	—	20以上30未満
15～17（歳）	50	60	—	—	45	55	—	—	—	20以上30未満	—	20以上30未満
18～29（歳）	50	60	—	—	40	50	—	—	—	20以上30未満	—	20以上30未満
30～49（歳）	50	60	—	—	40	50	—	—	—	20以上25未満	—	20以上25未満
50～69（歳）	50	60	—	—	40	50	—	—	—	20以上25未満	—	20以上25未満
70以上（歳）	50	60	—	—	40	50	—	—	—	20以上25未満	—	20以上25未満
妊婦（付加量）初期					＋0	＋0	—	—			—	—
中期					＋5	＋5	—	—			—	—
末期					＋20	＋20	—	—			—	—
授乳婦（付加量）					＋15	＋20	—	—			—	—

年齢	飽和脂肪酸（％エネルギー）		n-6系脂肪酸				n-3系脂肪酸（g/日）			
	男性	女性	男性		女性		男性		女性	
	目標量（範囲）	目標量（範囲）	目安量（g/日）	目安量（％エネルギー）	目安量（g/日）	目標量（％エネルギー）	目安量	目標量[1]	目安量	目標量[1]
0～5（月）	—	—	4	—	4	—	0.9	—	0.9	—
6～11（月）	—	—	5	—	5	—	0.9	—	0.9	—
1～2（歳）	—	—	5	—	5	—	0.9	—	0.9	—
3～5（歳）	—	—	7	—	6	—	1.2	—	1.2	—
6～7（歳）	—	—	8	—	7	—	1.6	—	1.3	—
8～9（歳）	—	—	9	—	8	—	1.7	—	1.5	—
10～11（歳）	—	—	10	—	9	—	1.8	—	1.7	—
12～14（歳）	—	—	11	—	10	—	2.1	—	2.1	—
15～17（歳）	—	—	13	—	11	—	2.5	—	2.1	—
18～29（歳）	4.5以上7.0未満	4.5以上7.0未満	11	10未満	9	10未満	—	2.1以上	—	1.8以上
30～49（歳）	4.5以上7.0未満	4.5以上7.0未満	10	10未満	9	10未満	—	2.2以上	—	1.8以上
50～69（歳）	4.5以上7.0未満	4.5以上7.0未満	10	10未満	8	10未満	—	2.4以上	—	2.1以上
70以上（歳）	4.5以上7.0未満	4.5以上7.0未満	8	10未満	7	10未満	—	2.2以上	—	1.8以上
妊婦（付加量）					＋1				1.9	—
授乳婦（付加量）					＋0				1.7	—

[1] 目標量では，EPA及びDHAを1g/日以上摂取することが望ましい．

年齢	コレステロール（mg/日）		炭水化物（％エネルギー）[1]		食物繊維（g/日）	
	男性	女性	男性	女性	男性	女性
	目標量	目標量	目標量（範囲）	目標量（範囲）	目標量	目標量
0～5（月）	—	—	—	—	—	—
6～11（月）	—	—	—	—	—	—
1～2（歳）	—	—	50以上70未満	50以上70未満	—	—
3～5（歳）	—	—	50以上70未満	50以上70未満	—	—
6～7（歳）	—	—	50以上70未満	50以上70未満	—	—
8～9（歳）	—	—	50以上70未満	50以上70未満	—	—
10～11（歳）	—	—	50以上70未満	50以上70未満	—	—
12～14（歳）	—	—	50以上70未満	50以上70未満	—	—
15～17（歳）	—	—	50以上70未満	50以上70未満	—	—
18～29（歳）	750未満	600未満	50以上70未満	50以上70未満	19以上	17以上
30～49（歳）	750未満	600未満	50以上70未満	50以上70未満	19以上	17以上
50～69（歳）	750未満	600未満	50以上70未満	50以上70未満	19以上	17以上
70以上（歳）	750未満	600未満	50以上70未満	50以上70未満	19以上	17以上
妊婦（付加量）		—		—		—
授乳婦（付加量）		—		—		—

[1] アルコールに由来するエネルギーを含む．

年齢	ビタミン A (μgRE/日)[1]							
	男性				女性			
	推定平均必要量[2]	推奨量[2]	目安量	耐容上限量[3]	推定平均必要量[2]	推奨量[2]	目安量	耐容上限量[3]
0〜5（月）	—	—	300	600	—	—	300	600
6〜11（月）	—	—	400	600	—	—	400	600
1〜2（歳）	300	400	—	600	250	350	—	600
3〜5（歳）	300	450	—	700	300	450	—	700
6〜7（歳）	300	450	—	900	300	400	—	900
8〜9（歳）	350	500	—	1,200	350	500	—	1,200
10〜11（歳）	450	600	—	1,500	400	550	—	1,500
12〜14（歳）	550	750	—	2,000	500	700	—	2,000
15〜17（歳）	650	900	—	2,500	450	650	—	2,500
18〜29（歳）	600	850	—	2,700	450	650	—	2,700
30〜49（歳）	600	850	—	2,700	500	700	—	2,700
50〜69（歳）	600	850	—	2,700	500	700	—	2,700
70 以上（歳）	550	800	—	2,700	450	650	—	2,700
妊婦(付加量)初期					＋0	＋0	—	—
中期					＋0	＋0	—	—
末期					＋60	＋80	—	—
授乳婦（付加量）					＋300	＋450	—	—

[1] レチノール当量（μgRE）＝レチノール（μg）＋β-カロテン（μg）×1/12＋α-カロテン（μg）×1/24 ＋β-クリプトキサンチン（μg）×1/24＋その他のプロビタミン A カロテノイド（μg）×1/24
[2] プロビタミン A カロテノイドを含む．
[3] プロビタミン A カロテノイドを含む．

年齢	ビタミン D (μg/日)				ビタミン E (mg/日)[2]				ビタミン K (μg/日)	
	男性		女性		男性		女性		男性	女性
	目安量	耐容上限量	目安量	耐容上限量	目安量	耐容上限量	目安量	耐容上限量	目安量	目安量
0〜5（月）	2.5（5.0）[1]	25	2.5（5.0）[1]	25	3.0	—	3.0	—	4	4
6〜11（月）	5.0（5.0）[1]	25	5.0（5.0）[1]	25	3.5	—	3.5	—	7	7
1〜2（歳）	2.5	25	2.5	25	3.5	150	3.5	150	25	25
3〜5（歳）	2.5	30	2.5	30	4.5	200	4.5	200	30	30
6〜7（歳）	2.5	30	2.5	30	5.0	300	5.0	300	40	40
8〜9（歳）	3.0	35	3.0	35	6.0	350	5.5	350	45	45
10〜11（歳）	3.5	35	3.5	35	6.5	450	6.0	450	55	55
12〜14（歳）	3.5	45	3.5	45	7.0	600	7.0	600	70	65
15〜17（歳）	4.5	50	4.5	50	8.0	750	7.0	650	80	60
18〜29（歳）	5.5	50	5.5	50	7.0	800	6.5	650	75	60
30〜49（歳）	5.5	50	5.5	50	7.0	900	6.5	700	75	65
50〜69（歳）	5.5	50	5.5	50	7.0	850	6.5	700	75	65
70 以上（歳）	5.5	50	5.5	50	7.0	800	6.5	650	75	65
妊婦(付加量)			＋1.5	—			＋0.0	—		＋0
授乳婦(付加量)			＋1.5	—			＋3.0	—		＋0

[1] 適度な日照を受ける環境にある乳児の目安量．（ ）内は，日照を受ける機会が少ない乳児の目安量．
[2] α-トコフェロールについて算定した．α-トコフェノール以外のビタミン E は含んでいない．

年齢	ビタミン B_1 (mg/日)[1]						ビタミン B_2 (mg/日)[1]					
	男性			女性			男性			女性		
	推定平均必要量	推奨量	目安量	推定平均必要量	推奨量	目安量	推定平均必要量	推奨量	目安量	推定平均必要量	推奨量	目安量
0〜5（月）	—	—	0.1	—	—	0.1	—	—	0.3	—	—	0.3
6〜11（月）	—	—	0.3	—	—	0.3	—	—	0.4	—	—	0.4
1〜2（歳）	0.5	0.5	—	0.4	0.5	—	0.5	0.6	—	0.5	0.5	—
3〜5（歳）	0.6	0.7	—	0.6	0.7	—	0.7	0.8	—	0.6	0.7	—
6〜7（歳）	0.7	0.8	—	0.7	0.8	—	0.8	0.9	—	0.7	0.9	—
8〜9（歳）	0.8	1.0	—	0.8	1.0	—	0.9	1.1	—	0.9	1.0	—
10〜11（歳）	1.0	1.2	—	0.9	1.1	—	1.1	1.4	—	1.0	1.2	—
12〜14（歳）	1.1	1.4	—	1.0	1.2	—	1.3	1.5	—	1.1	1.4	—
15〜17（歳）	1.2	1.5	—	1.0	1.2	—	1.4	1.7	—	1.1	1.4	—
18〜29（歳）	1.2	1.4	—	0.9	1.1	—	1.3	1.6	—	1.0	1.2	—
30〜49（歳）	1.2	1.4	—	0.9	1.1	—	1.3	1.6	—	1.0	1.2	—
50〜69（歳）	1.1	1.3	—	0.9	1.1	—	1.2	1.5	—	1.0	1.2	—
70 以上（歳）	1.0	1.2	—	0.8	0.9	—	1.1	1.3	—	0.9	1.0	—
妊婦(付加量)初期				＋0.0	＋0.0	—				＋0.0	＋0.0	—
中期				＋0.1	＋0.1	—				＋0.1	＋0.2	—
末期				＋0.2	＋0.2	—				＋0.2	＋0.3	—
授乳婦（付加量）				＋0.2	＋0.2	—				＋0.3	＋0.4	—

[1] レチノール当量（mgRE）

年齢	ナイアシン (mgNE/日)[1]								ビタミン B_6 (mg/日)[4]							
	男性				女性				男性				女性			
	推定平均必要量	推奨量	目安量	耐容上限量[2]	推定平均必要量	推奨量	目安量	耐容上限量[2]	推定平均必要量	推奨量	目安量	耐容上限量[5]	推定平均必要量	推奨量	目安量	耐容上限量[5]
0〜5 (月)	—	—	2[3]	—	—	—	2[3]	—	—	—	0.2	—	—	—	0.2	—
6〜11 (月)	—	—	3	—	—	—	3	—	—	—	0.3	—	—	—	0.3	—
1〜2 (歳)	5	6	—	60(15)	4	5	—	60(15)	0.4	0.5	—	10	0.4	0.5	—	10
3〜5 (歳)	6	7	—	80(20)	6	7	—	80(20)	0.5	0.6	—	15	0.5	0.6	—	15
6〜7 (歳)	7	9	—	100(30)	7	8	—	100(30)	0.7	0.8	—	20	0.6	0.7	—	20
8〜9 (歳)	9	10	—	150(35)	8	10	—	150(35)	0.8	0.9	—	25	0.8	0.9	—	25
10〜11 (歳)	11	13	—	200(45)	10	12	—	150(45)	0.9	1.0	—	30	0.9	1.0	—	30
12〜14 (歳)	12	14	—	250(60)	11	13	—	250(60)	1.0	1.3	—	40	1.0	1.3	—	40
15〜17 (歳)	13	16	—	300(70)	11	13	—	250(60)	1.1	1.4	—	50	1.0	1.3	—	45
18〜29 (歳)	13	15	—	350(80)	9	11	—	250(60)	1.1	1.4	—	55	1.0	1.1	—	45
30〜49 (歳)	13	15	—	350(85)	10	12	—	250(65)	1.1	1.4	—	60	1.0	1.1	—	45
50〜69 (歳)	12	14	—	350(80)	9	11	—	250(65)	1.1	1.4	—	55	1.0	1.1	—	45
70以上 (歳)	11	13	—	300(75)	8	10	—	250(60)	1.1	1.4	—	50	1.0	1.1	—	40
妊 婦 (付加量)					+0	+0	—	—					+0.7	+0.8	—	—
授乳婦 (付加量)					+3	+3	—	—					+0.3	+0.3	—	—

[1] NE＝ナイアシン当量＝ナイアシン＋1/60トリプトファン．
  身体活動レベルⅡの推定エネルギー必要量を用いて算定した．
[2] 耐容上限量はニコチンアミドのmg量，（ ）内はニコチン酸のmg量．基準体重を用いて算定した．
[3] 単位はmg/日．
[4] たんぱく質食事摂取基準の推奨量を用いて算定した（妊婦・授乳婦の付加量は除く）．
[5] 食事性ビタミン B_6 の量ではなく，ピリドキシンとしての量である．

年齢	ビタミン B_{12} (μg/日)						葉酸 (μg/日)[1]							
	男性			女性			男性				女性			
	推定平均必要量	推奨量	目安量	推定平均必要量	推奨量	目安量	推定平均必要量	推奨量	目安量	耐容上限量[2]	推定平均必要量	推奨量	目安量	耐容上限量[2]
0〜5 (月)	—	—	0.4	—	—	0.4	—	—	40	—	—	—	40	—
6〜11 (月)	—	—	0.6	—	—	0.6	—	—	65	—	—	—	65	—
1〜2 (歳)	0.8	0.9	—	0.8	0.9	—	80	100	—	300	80	100	—	300
3〜5 (歳)	0.9	1.1	—	0.9	1.1	—	90	110	—	400	90	110	—	400
6〜7 (歳)	1.1	1.4	—	1.1	1.4	—	110	140	—	600	110	140	—	600
8〜9 (歳)	1.3	1.6	—	1.3	1.6	—	130	160	—	700	130	160	—	700
10〜11 (歳)	1.6	1.9	—	1.6	1.9	—	160	190	—	900	160	190	—	900
12〜14 (歳)	2.0	2.4	—	2.0	2.4	—	200	240	—	1,200	200	240	—	1,200
15〜17 (歳)	2.0	2.4	—	2.0	2.4	—	200	240	—	1,300	200	240	—	1,300
18〜29 (歳)	2.0	2.4	—	2.0	2.4	—	200	240	—	1,300	200	240	—	1,300
30〜49 (歳)	2.0	2.4	—	2.0	2.4	—	200	240	—	1,400	200	240	—	1,400
50〜69 (歳)	2.0	2.4	—	2.0	2.4	—	200	240	—	1,400	200	240	—	1,400
70以上 (歳)	2.0	2.4	—	2.0	2.4	—	200	240	—	1,300	200	240	—	1,300
妊 婦 (付加量)				+0.3	+0.4	—					+200	+240	—	—
授乳婦 (付加量)				+0.7	+0.8	—					+80	+100	—	—

[1] 妊娠を計画している女性，または，妊娠の可能性がある女性は，神経管閉鎖障害のリスクの低減のために，付加的に400μg/日のプテロイルモノグルタミン酸の摂取が望まれる．
[2] 耐容上限量は，プテロイルモノグルタミン酸の量として算定した．

年齢	パントテン酸(mg/日)		ビオチン (μg/日)		ビタミンC (mg/日)					
	男性	女性	男性	女性	男性			女性		
	目安量	目安量	目安量	目安量	推定平均必要量	推奨量	目安量	推定平均必要量	推奨量	目安量
0〜5 (月)	4	4	4	4	—	—	40	—	—	40
6〜11 (月)	5	5	10	10	—	—	40	—	—	40
1〜2 (歳)	3	3	20	20	35	40	—	35	40	—
3〜5 (歳)	4	4	25	25	40	45	—	40	45	—
6〜7 (歳)	5	5	30	30	45	55	—	45	55	—
8〜9 (歳)	6	5	35	35	55	65	—	55	65	—
10〜11 (歳)	7	6	40	40	65	80	—	65	80	—
12〜14 (歳)	7	6	50	50	85	100	—	85	100	—
15〜17 (歳)	6	5	50	50	85	100	—	85	100	—
18〜29 (歳)	5	5	50	50	85	100	—	85	100	—
30〜49 (歳)	5	5	50	50	85	100	—	85	100	—
50〜69 (歳)	6	5	50	50	85	100	—	85	100	—
70以上 (歳)	6	5	50	50	85	100	—	85	100	—
妊 婦 (付加量)		+1		+2				+10	+10	—
授乳婦 (付加量)		+1		+5				+40	+50	—

年齢	ナトリウム (mg/日)[( )は食塩相当量 (g/日)]						カリウム (mg/日)			
	男性			女性			男性		女性	
	推定平均必要量	目安量	目標量	推定平均必要量	目安量	目標量	目安量[1]	目標量[2]	目安量[1]	目標量[2]
0〜5 (月)	—	100 (0.3)	—	—	100 (0.3)	—	400	—	400	—
6〜11 (月)	—	600 (1.5)	—	—	600 (1.5)	—	700	—	700	—
1〜2 (歳)	—	—	(4.0 未満)	—	—	(4.0 未満)	900	—	800	—
3〜5 (歳)	—	—	(5.0 未満)	—	—	(5.0 未満)	1,000	—	1,000	—
6〜7 (歳)	—	—	(6.0 未満)	—	—	(6.0 未満)	1,300	—	1,200	—
8〜9 (歳)	—	—	(7.0 未満)	—	—	(7.0 未満)	1,500	—	1,400	—
10〜11 (歳)	—	—	(8.0 未満)	—	—	(7.5 未満)	1,900	—	1,700	—
12〜14 (歳)	—	—	(9.0 未満)	—	—	(7.5 未満)	2,300	—	2,100	—
15〜17 (歳)	—	—	(9.0 未満)	—	—	(7.5 未満)	2,700	—	2,000	—
18〜29 (歳)	600 (1.5)	—	(9.0 未満)	600 (1.5)	—	(7.5 未満)	2,500	2,800	2,000	2,700
30〜49 (歳)	600 (1.5)	—	(9.0 未満)	600 (1.5)	—	(7.5 未満)	2,500	2,900	2,000	2,800
50〜69 (歳)	600 (1.5)	—	(9.0 未満)	600 (1.5)	—	(7.5 未満)	2,500	3,000	2,000	3,000
70 以上 (歳)	600 (1.5)	—	(9.0 未満)	600 (1.5)	—	(7.5 未満)	2,500	3,000	2,000	2,900
妊 婦(付加量)				—	—	—			+ 0	—
授乳婦(付加量)				—	—	—			+ 400	—

[1] 体内のカリウム平衡を維持するために適正と考えられる値と現在の日本人の摂取量を考慮して目安量として設定した.
[2] 高血圧の一次予防を積極的に進める観点から設定した.

年齢	カルシウム (mg/日)								マグネシウム (mg/日)							
	男性				女性				男性				女性			
	推定平均必要量	推奨量	目安量	耐容上限量	推定平均必要量	推奨量	目安量	耐容上限量	推定平均必要量	推奨量	目安量	耐容上限量[1]	推定平均必要量	推奨量	目安量	耐容上限量[1]
0〜5 (月)	—	—	250	—	—	—	200	—	—	—	20	—	—	—	20	—
6〜11 (月)	—	—	250	—	—	—	250	—	—	—	60	—	—	—	60	—
1〜2 (歳)	350	400	—	—	350	400	—	—	60	70	—	—	60	70	—	—
3〜5 (歳)	500	600	—	—	450	550	—	—	80	100	—	—	80	100	—	—
6〜7 (歳)	500	600	—	—	450	550	—	—	110	130	—	—	110	130	—	—
8〜9 (歳)	550	650	—	—	600	750	—	—	140	170	—	—	140	160	—	—
10〜11 (歳)	600	700	—	—	600	700	—	—	180	210	—	—	170	210	—	—
12〜14 (歳)	800	1,000	—	—	650	800	—	—	240	290	—	—	230	280	—	—
15〜17 (歳)	650	800	—	—	550	650	—	—	290	350	—	—	250	300	—	—
18〜29 (歳)	650	800	—	2,300	550	650	—	2,300	280	340	—	—	230	270	—	—
30〜49 (歳)	550	650	—	2,300	550	650	—	2,300	310	370	—	—	240	290	—	—
50〜69 (歳)	600	700	—	2,300	550	650	—	2,300	290	350	—	—	240	290	—	—
70 以上 (歳)	600	700	—	2,300	500	600	—	2,300	270	320	—	—	230	260	—	—
妊 婦(付加量)					+ 0	+ 0	—	—					+ 30	+ 40	—	—
授乳婦(付加量)					+ 0	+ 0	—	—					+ 0	+ 0	—	—

[1] 通常の食品からの摂取の場合,耐容上限量は設定しない.通常の食品以外からの摂取量の耐容上限量は,成人の場合 350mg/日,小児では 5mg/kg体重/日とする.

年齢	リン (mg/日)				鉄 (mg/日)[1]									
	男性		女性		男性				女性					
									月経なし		月経あり			
	目安量	耐容上限量	目安量	耐容上限量	推定平均必要量	推奨量	目安量	耐容上限量	推定平均必要量	推奨量	推定平均必要量	推奨量	目安量	耐容上限量
0〜5 (月)	120	—	120	—	—	—	0.5	—	—	—	—	—	0.5	—
6〜11 (月)	260	—	260	—	3.5	5.0	—	—	3.5	4.5	—	—	—	—
1〜2 (歳)	600	—	600	—	3.0	4.0	—	25	3.0	4.5	—	—	—	20
3〜5 (歳)	800	—	700	—	4.0	5.5	—	25	4.0	5.5	—	—	—	25
6〜7 (歳)	900	—	900	—	4.5	6.5	—	30	4.5	6.5	—	—	—	30
8〜9 (歳)	1,100	—	1,000	—	6.0	8.5	—	35	5.5	8.0	—	—	—	35
10〜11 (歳)	1,200	—	1,100	—	7.0	10.0	—	35	6.5	9.5	9.5	13.5	—	35
12〜14 (歳)	1,200	—	1,100	—	8.0	11.0	—	50	7.0	10.0	10.0	14.0	—	45
15〜17 (歳)	1,200	—	1,100	—	8.0	9.5	—	45	5.5	7.0	8.5	10.5	—	40
18〜29 (歳)	1,000	3,000	900	3,000	6.0	7.0	—	50	5.0	6.0	8.5	10.5	—	40
30〜49 (歳)	1,000	3,000	900	3,000	6.5	7.5	—	55	5.5	6.5	9.0	11.0	—	40
50〜69 (歳)	1,000	3,000	900	3,000	6.0	7.5	—	50	5.5	6.5	9.0	11.0	—	45
70 以上 (歳)	1,000	3,000	900	3,000	6.0	7.0	—	50	5.0	6.0	—	—	—	40
妊婦(付加量)初期			+ 0	—					+ 2.0	+ 2.5	—	—		
中期・末期			+ 0	—					+ 12.5	+ 15.0	—	—		
授乳婦(付加量)			+ 0	—					+ 2.0	+ 2.5	—	—		

[1] 過多月経(月経出血量が 80 m L/回以上)の人を除外して策定した.

年齢	亜鉛（mg/日）								銅（mg/日）								マンガン（mg/日）			
	男性				女性				男性				女性				男性		女性	
	推定平均必要量	推奨量	目安量	耐容上限量	推定平均必要量	推奨量	目安量	耐容上限量	推定平均必要量	推奨量	目安量	耐容上限量	推定平均必要量	推奨量	目安量	耐容上限量	目安量	耐容上限量	目安量	耐容上限量
0～5（月）	—	—	2	—	—	—	2	—	—	—	0.3	—	—	—	0.3	—	0.01	—	0.01	—
6～11（月）	—	—	3	—	—	—	3	—	—	—	0.3	—	—	—	0.3	—	0.5	—	0.5	—
1～2（歳）	4	5	—	—	4	5	—	—	0.2	0.3	—	—	0.2	0.3	—	—	1.5	—	1.5	—
3～5（歳）	5	6	—	—	5	6	—	—	0.3	0.3	—	—	0.3	0.3	—	—	1.5	—	1.5	—
6～7（歳）	6	7	—	—	6	7	—	—	0.3	0.4	—	—	0.3	0.4	—	—	2.0	—	2.0	—
8～9（歳）	7	8	—	—	7	8	—	—	0.4	0.5	—	—	0.4	0.5	—	—	2.5	—	2.5	—
10～11（歳）	8	10	—	—	8	10	—	—	0.5	0.6	—	—	0.5	0.6	—	—	3.0	—	3.0	—
12～14（歳）	9	11	—	—	8	9	—	—	0.6	0.8	—	—	0.6	0.8	—	—	4.0	—	3.5	—
15～17（歳）	11	13	—	—	7	9	—	—	0.7	0.9	—	—	0.6	0.7	—	—	4.5	—	3.5	—
18～29（歳）	10	12	—	40	7	9	—	35	0.7	0.9	—	10	0.6	0.7	—	10	4.0	11	3.5	11
30～49（歳）	10	12	—	45	8	9	—	35	0.7	0.9	—	10	0.6	0.7	—	10	4.0	11	3.5	11
50～69（歳）	10	12	—	45	8	9	—	35	0.7	0.9	—	10	0.6	0.7	—	10	4.0	11	3.5	11
70以上（歳）	9	11	—	40	7	9	—	30	0.6	0.8	—	10	0.5	0.7	—	10	4.0	11	3.5	11
妊　婦（付加量）					＋1	＋2	—	—					＋0.1	＋0.1	—	—			＋0	—
授乳婦（付加量）					＋3	＋3	—	—					＋0.5	＋0.6	—	—			＋0	—

年齢	ヨウ素（μg/日）								セレン（μg/日）							
	男性				女性				男性				女性			
	推定平均必要量	推奨量	目安量	耐容上限量	推定平均必要量	推奨量	目安量	耐容上限量	推定平均必要量	推奨量	目安量	耐容上限量	推定平均必要量	推奨量	目安量	耐容上限量
0～5（月）	—	—	100	250	—	—	100	250	—	—	15	—	—	—	15	—
6～11（月）	—	—	130	250	—	—	130	250	—	—	15	—	—	—	15	—
1～2（歳）	35	50	—	250	35	50	—	250	10	10	—	50	10	10	—	50
3～5（歳）	45	60	—	350	45	60	—	350	10	15	—	70	10	15	—	70
6～7（歳）	55	75	—	500	55	75	—	500	15	15	—	100	15	15	—	100
8～9（歳）	65	90	—	500	65	90	—	500	15	20	—	120	15	20	—	120
10～11（歳）	75	110	—	500	75	110	—	500	20	25	—	160	20	20	—	150
12～14（歳）	95	130	—	1,300	95	130	—	1,300	25	30	—	210	20	25	—	200
15～17（歳）	100	140	—	2,100	100	140	—	2,100	25	35	—	260	20	25	—	220
18～29（歳）	95	130	—	2,200	95	130	—	2,200	25	30	—	280	20	25	—	220
30～49（歳）	95	130	—	2,200	95	130	—	2,200	25	30	—	300	20	25	—	230
50～69（歳）	95	130	—	2,200	95	130	—	2,200	25	30	—	280	20	25	—	230
70以上（歳）	95	130	—	2,200	95	130	—	2,200	25	30	—	260	20	25	—	210
妊　婦（付加量）					＋75	＋110	—	—					＋5	＋5	—	—
授乳婦（付加量）					＋100	＋140	—	—					＋15	＋20	—	—

年齢	クロム（μg/日）[1]						モリブデン（μg/日）							
	男性			女性			男性				女性			
	推定平均必要量	推奨量	目安量	推定平均必要量	推奨量	目安量	推定平均必要量	推奨量	目安量	耐容上限量	推定平均必要量	推奨量	目安量	耐容上限量
0～5（月）	—	—	0.8	—	—	0.8	—	—	2	—	—	—	—	—
6～11（月）	—	—	1.0	—	—	1.0	—	—	3	—	—	—	—	—
1～2（歳）														
3～5（歳）														
6～7（歳）														
8～9（歳）														
10～11（歳）														
12～14（歳）														
15～17（歳）														
18～29（歳）	35	40	—	25	30	—	20	25	—	550	20	20	—	450
30～49（歳）	35	40	—	25	30	—	25	30	—	600	20	25	—	500
50～69（歳）	30	40	—	25	30	—	20	25	—	600	20	25	—	500
70以上（歳）	30	35	—	20	25	—	20	25	—	550	20	20	—	450
妊　婦（付加量）				—	—	—					—	—	—	—
授乳婦（付加量）				—	—	—					＋3	＋3	—	—

[1] 身体活動レベルⅡの推定エネルギー必要量を用いて算定した．

c. 離乳の準備

離乳食をいきなり与えると，舌で押し出してしまうことがある．そこで，乳汁以外の味やスプーンに慣らすために果汁や野菜スープを与える．与え始める時期としては生後2カ月から3カ月頃が適当であり，果物は新鮮で刺激の少ないものなら何でも使用できる．りんご，みかん，オレンジ，いちご，もも，すいかなど季節的に入手しやすいものを利用するとよい．与え始めは味が濃すぎるものもあるので，2～3倍に希釈して与える．また始めはスプーンで与え，量が増えたら哺乳びんを使用する．野菜スープは煮くずれしない野菜を選ぶ．にんじん，かぶ，大根，キャベツなどを薄切りにして煮込み，その煮汁を使用する．

現在では人工乳に乳児に必要なビタミン類が十分添加されているので，果汁やスープを与えることでビタミンCを補うという意味合いはなくなった．

d. 進め方の実際

1) 初期（5～6カ月）

・口唇を閉じて食物を飲み込むことができるように，初めは粒の混じらない水分の多い形態に整える．
・食事は1日1回，午前10時頃に与える．栄養を摂取することより離乳食を食べることに慣れるよう，重点をおく．
・離乳食は母乳やミルクを飲ませる前の空腹時を選んで与える．
・食事形態はかまずに飲み込めるドロドロした形にし，アレルギーを起こしにくい穀類を1さじから与え始める．
・与え方はまず穀類1さじを2日間，2さじを2日間という具合に徐々に増やしていく．次に野菜の裏ごしを1さじから始め慣れてきたら，たんぱく質食品を与え始める．
・6カ月頃には離乳食にも慣れてくるので午前午後の2回食にする．
・食事形態は5カ月のときと変わらないが，粒を少し混ぜてもよい．離乳食からのエネルギー摂取量は20%くらいである．
・母乳やミルクは離乳食の後で欲しがるだけ飲ませてよい．

2) 中期（7～8カ月）

・舌や顎の上下運動が身につくようにスプーンから食物を口の中にとり込んだり，食物を舌で押しつぶす練習ができる食事形態にする．
・食事は1日2回，午前10時と午後2時または6時頃与える．
・食事形態は「舌でつぶせる硬さ」にする．
・食事からのエネルギー摂取量は30～40%である．
・栄養のバランスを考え，与える食品の種類を増やし食事に変化をつける．
・母乳やミルクは離乳食の後で欲しがるだけ飲ませてよい．

3) 後期（9～11カ月）

・舌や顎は上下左右に自由に動かすことができるようになるので，かむ練習を始めるが，離乳食を歯ぐきでつぶせる硬さにしないと，乳児に丸のみの習慣がついてしまうので注意が必要である．
・食事は1日3回とする．
・食事形態は食物をかんで飲み込む練習のために「歯ぐきでつぶせる硬さ」にする．
・食事からのエネルギー摂取量は60～70%である．
・食事の栄養バランスや量にも配慮し，鉄が不足

表 5.6 各月齢における離乳食の配分比（厚生省研究班）

月齢（カ月）	5	6	7	8	9	10	11	12	18
離乳食回数	1	2	2	2	3	3	3	3	3
配分比（%）	10	20	30	40	60	65	70	75	80

表 5.7 乳児の運動機能および摂食行動の発達

5～6カ月	見たものを手でつかむ／他人が食べているのを見て欲しがる
7～8カ月	ひとりでおすわりができる／ビスケットなどを自分で持って食べる
9～11カ月	かなりの時間すわれる／つかまり立ち，つたい歩きができる／食卓をかきまわす／支えればコップで飲める
12～14カ月	すわりながら向きをかえられる／1人歩きができる／スプーンですくって食べようとする／茶碗を両手で持つ

表 5.8 鉄を多く含む食品

食品	離乳後期の1回使用量 (g)	Fe量 (mg)
ひじき	1	0.6
きな粉	4	0.4
ほうれん草	20	0.7
小松菜	20	0.7
豆腐	50	0.5
とりレバー	15	1.4
牛レバー	15	0.6
牛肉	15	0.3
かつお	15	0.3
かき（貝）	15	0.5

しないよう気をつける．鉄を多く含む食品を表5.8に示すが，その中で牛肉などの肉類は鉄の吸収がよく，野菜類は吸収があまりよくない．したがって，献立を立てるときは(1)鉄の吸収率のよい食品を取り入れる，(2)吸収を促進するビタミンCを含む食品を組み合わせるなどの配慮が大切になる．

・ビスケットなどを自分で持てるようになるので，乳児が手で持てるようなものを献立にとり入れる．

・食後に母乳を飲ませることは次第にやめていく．

4) 完了期（12〜15カ月）

・歯が上下8本生え揃い，咀嚼運動が完成に近づく．栄養の大部分を乳汁以外の食物から摂取するようになる．食事内容は量より質，バランスを考慮する．

・食事は1日3回とし，家族と同じ時間帯にしていくが，食事を共にする方も規則正しい食事リズムを守る．食欲に応じて午前と午後に間食を与えることができる．

・食事形態は「歯ぐきでかめる硬さ」とする．

・カルシウム源として牛乳またはフォローアップミルクを1日300〜400mℓ与える．離乳が完了したときは原則として母乳はやめる．

・この時期には何でも自分でやりたがるので，スプーンで食べようとしたり，コップで飲もうとする行動がみられたときは，子どものペースで取り組ませてみる．はじめはうまくいかずに時間や手間がかかって大変であるが，何でも自分でできる子どもに成長する第一歩ととらえてやらせてみる．

e. 離乳食をつくるうえでの要点

1) 衛生的な配慮

① 手指を清潔に保つ．調理器具，食器を殺菌し，清潔に保ち保管場所にも配慮する．

② 離乳食は水分が多く，薄味で栄養価が高いので，細菌に汚染されると繁殖しやすい．また調理法も裏ごししたり，つぶしたりすることが多いので，細菌汚染の機会が多くなる．そのため，新鮮な材料を選び，清潔に取り扱い，つくったらあまり時間をおかずに与えることが大切である．

2) 栄養的な配慮

① 表5.5に示す食品構成を参考にして糖質，脂質，たんぱく質，ミネラル，ビタミンがとれるような食品を組み合わせ，バランスのよい食事を考える．離乳食はマンネリ化しやすいので，食品の種類は季節や地方の特徴を考えてなるべく広範囲から選び，調理法も単純にならないように配慮する．

3) 調理形態

① 月齢や発育状態に合わせ，順をおって硬さを調節する．

② 味つけは薄味を基本とし，塩分は0.5%以下，砂糖は1〜3%程度とする．乳児が喜んで食べるならとくに味つけは必要ない．

f. ベビーフード

離乳期用の商品化された食品であり，各月齢に応じた調理形態につくられている．市販されているものには，ドライタイプのものとして乾燥製品，フリーズドライ製品があり，ウエットタイプ（かゆ状）のものとしてはびん詰製品とレトルト製品がある．

① 乾燥製品はフレーク状，粉末状のものがあり，湯を加えて使う．品質保持期間は1年から1年半で，使いたい分だけ使用することができる．果汁，スープ，おかゆなどが多い．

② フリーズドライ製品は−30〜40℃で急速

冷凍したものを乾燥させたもので，味や香りが損なわれず，しかも食器として使える器に入っているので，熱湯を注げばすぐに使用できる．裏ごし野菜などの素材だけのものと，煮込みうどんやクリームシチューなどの調理品がある．価格はやや高い．品質保持期間は1年～1年半である．

③ びん詰は果汁やスープ，裏ごし，つぶし製品などがあり，完成品なのでそのまま使用できて便利であるが，開封後は保存に注意する．使用する分だけあらかじめ取り除いておき，残りは冷蔵庫に保存して2～3日以内に使い切る．製品の種類も多く価格も適当である．未開封の場合の品質保持期間は1～2年半である．

④ レトルト製品は調理済みのものが密封容器に入っていて，そのままか，お湯につけて温めて使う．便利ではあるが，価格も他のタイプに比べ高い．品質保持期間は1年である．

いずれの製品も品質保持と安全性が守られ，添加物などは厳しく規制されている．使用するときは，品質保持期間を確かめ，月齢にあったものを選ぶ．食事や栄養のバランスを考えて数種類を組み合わせたり，手作りの離乳食と合わせて使うとよい．ベビーフードはつくる手間がかからないので忙しいときや旅行のときには便利であるが，味つけが単調になりやすい．旬の野菜や魚，その土地ならではの食材を使った離乳食もぜひ，乳児に与えたい．離乳食に市販のベビーフードを使用した人は，使用状況の調査結果（表5.9）から増加傾向にあることがうかがえる．これは母親の就業の有無とは関係ないようである．ベビーフードに対する意識調査を表5.10に示す．

g. フォローアップミルク（離乳期幼児期用粉乳）

フォローアップミルクは，育児用粉乳よりたんぱく質，カルシウム，鉄，ビタミンなどが多く含まれ，幼児期まで用いることができる．わが国では牛乳の代替品として扱われている．育児用粉乳と同じ5社から市販されており，すべて生後9カ月からの使用となっている．しかし，育児用粉乳を離乳完了期まで使用してもさしつかえないので，その後直ちに牛乳に切り替えてもかまわない．ただ，牛乳は鉄やビタミンが少ないので，食事からこれらの栄養が十分とれない場合にはフォローアップミルクを使用することで補うことができる．

5.5 実　　習

実習にあたっては3.4節「実習時の基本的注意」に目を通す．とくに乳児を対象にした調理実習に関しては，乳児は消化機能が未発達であり，細菌に対する抵抗力も弱いことに注意する．

調理前の手指の洗浄はもちろんのこと，調理中に生肉や生魚を触ったときなどは必ず石鹸で手を洗う．また，使用する器具，とくに離乳食作りに必要な裏ごし，すり鉢，おろし金などは，食物の洗い残しのないように気をつけ，熱湯をかけて乾燥させておく．

a. 実習1　調乳
・育児用粉乳の種類や特徴について調べる．
・無菌操作法と終末殺菌法の違いを学び，調乳器具の扱い方を理解する．

表5.9 市販のベビーフードを使用しましたか（%）
（厚生省乳幼児栄養調査（平成7年））

区分	昭和60年	平成7年	働いていない	働いていた
よく使用した	9.7	13.8	14.0	13.3
時々使用した	38.5	52.2	53.2	48.8
ほとんど使用しなかった	51.8	34.0	32.8	37.9
総数	100.0	100.0	100.0	100.0

表5.10 意識別ベビーフードの使用（%）複数回答
（厚生省乳幼児栄養調査（平成7年））

区分	
手作りは時間がかかるのでベビーフードは便利である	52.9
ベビーフードは薄味なのでよい	21.7
ベビーフードは衛生面からみても安心である	21.3
手作りの方が親の愛情がこもる	29.6
手作りの方が中身がわかって安心である	32.7
手作りの方が我家の味つけができるのでよい	15.5
手作りの方が栄養的でよい	14.2
手作りであれベビーフードであれ，こだわらない	39.2

1) 無菌操作法

器具 哺乳びん，乳首，キャップ，哺乳びんバサミ，消毒用鍋，温度計，びん洗い
育児用粉乳，治療乳を数種類用意する．

手順 ① 調乳に必要な器具を消毒用の鍋に入れ，かぶるくらいの水を加えて蓋をして，煮沸消毒する．乳首は沸騰して3分，その他の器具は5分くらい煮沸する．消毒した器具はびんバサミで取り出し，水気を切っておく．

② 粉乳を溶かすためのお湯をわかす．一度沸騰したお湯を50～60℃に冷ます．

③ 哺乳びんに50℃の湯をでき上がり量の約半分まで入れる．

④ 粉乳を備えつけのスプーンで正確に計り入れ，ゆっくり振って溶かす．粉乳が完全に溶けたら再び50℃の湯をでき上がり量まで加えて，よく混ぜる．泡がたってしまった場合は泡の下の線を目盛りに合わせる．

⑤ 乳首を飲み口に触らないようにして取り付け，体温程度に冷ます．乳の出方を調節して直ちに授乳する．

2) 終末殺菌法

器具 哺乳びん，乳首，キャップ，自動量り，計量カップ，泡立て器，調乳鍋，消毒鍋，温度計，名札，湯煎鍋，びん洗い，育児用粉乳

手順 ① 1日に必要な粉乳と煮沸水の量を計算する．

② 調乳用鍋に必要量の半量の煮沸水を入れ，粉乳を加えて泡立て器でゆっくり溶かし，残りの湯を加えて仕上げる．

③ 哺乳びんに名札をつけ，分量の乳汁を分注する．

④ キャップをゆるくしめる．

⑤ 鍋に哺乳びんを並べて立て，びんの1/3くらいの水を入れて沸騰後5分間煮沸消毒する．

⑥ 消毒後，キャップをきつく締め，流水で冷却し，冷蔵庫に保管する．

⑦ 授乳時に取り出し，湯煎で体温程度に温め，消毒済みの乳首をつけて授乳する．

b. 実習2 果汁と野菜スープ

・離乳の準備としての果汁と野菜スープをつくる．
・市販の育児用果汁，野菜スープと味を比較してみる．

1) 果汁

器具 おろし金（ホーローまたはプラスチック性のもの），レモン絞り器，ガーゼ，哺乳びん，乳首，包丁，まな板

材料 りんご，みかん，オレンジ，トマトなど

つくり方 ① 哺乳びん，乳首などの器具は調乳のときと同様に煮沸消毒しておく．包丁やまな板は熱湯をかけて殺菌しておく．

② 材料は流水でよく洗う．

りんご：皮をむいておろし金でおろし，二重のガーゼでこす．

みかん，オレンジ：横二つ切りにしてレモン絞り器で絞ってからガーゼでこす．

トマト：皮をむいて種をのぞき，ガーゼでこす．

桃，メロン，すいかなども同様である．果汁の酸味が強いときは，一度沸騰させてさました湯を加えてうすめる．

注) ガーゼでこすときはなるべく汁に手が触れないようにするため，両端を持ち逆方向にねじりながら絞るのがよい．また消毒した茶こしを使ってもよい．

2) 野菜スープ

器具 鍋，まな板，包丁

材料 にんじん100g，キャベツ100g，かぶ（根）50g，だし昆布

つくり方 ① 5カップの水を鍋に入れ，だし昆布を5～10分浸してから火にかける．沸騰寸前に昆布を取り出す．

② にんじんとかぶはよく洗って皮をむき，2mmの輪切りにする．キャベツは5cm長さの短冊切りにする．

③ 沸騰した湯の中に野菜類を入れてはじめは強火で，再沸騰したら火を弱めて30分煮る．煮汁を使用する．

c. 実習3　離乳食

・離乳初期，中期，後期，完了期における調理形態の変化，食材や味つけの変化を十分に理解する．また，食材の衛生的な取り扱い法を学ぶ．
・実際の調理を通して，かゆの炊き方，野菜の切り方，つぶし方を学ぶ．
・ベビーフードを試食してみる．

表 5.11 かゆの種類と軟飯，ご飯の米，水の割合と与える時期

種　類	米の量	水の量	時　　期
10倍がゆ （五分がゆ）	0.5カップ	1,000 ml	生後5カ月頃
7倍がゆ （七分がゆ）	0.5カップ	700 ml	生後6〜7カ月頃
5倍がゆ （全がゆ）	0.5カップ	500 ml	生後8〜9カ月頃 一般のかゆを指す
軟飯	0.5カップ	300 ml （3倍）	生後10〜11カ月頃
ご飯	0.5カップ	120 ml （1.2倍）	生後12カ月以降

表 5.12 離乳初期（5カ月）献立例

時　間	献　立	材　料	分　量
午前6時	乳汁	母乳またはミルク	200 ml
午前10時	つぶしがゆ	10倍かゆ	30 g
	卵黄ペースト	卵黄	10 g
	野菜マッシュ	ほうれん草	15 g
		じゃがいも	10 g
	乳汁	母乳またはミルク	200 ml
12時	果汁	りんご	50 g
午後2時	乳汁	母乳またはミルク	200 ml
午後6時	乳汁	母乳またはミルク	200 ml
午後10時	乳汁	母乳またはミルク	200 ml

	エネルギー (kcal)	たんぱく質 (g)	脂質 (g)	カルシウム (mg)	鉄 (mg)
離乳食合計	83	2.4	3.4	24	0.9
乳汁合計	653	15.3	34.0	470	8.3
1日合計	736	17.7	37.4 (46)*	494	9.2

＊　脂肪エネルギー比率（％）

〔つくり方〕

つぶしがゆ
　米1に対し10倍の水加減をして火にかけ，沸騰したら弱火にして40分〜50分ほど炊く．

卵黄ペースト
① 卵を鍋に入れ，かぶるくらいの水を入れ，中火にかける．
② 沸騰したら火を弱め約12分ゆで，固ゆで卵をつくる．卵を水にとって殻をむき，卵黄のみを取り出す．
③ 卵黄はスプーンでつぶし，野菜のゆで汁などでペースト状にする．

野菜マッシュ
① ほうれん草は熱湯でゆで，水にとってアクを抜き，しっかり絞る．葉先のみを包丁で細かいみじん切りにして，離乳食用のすり鉢でつぶす．
② じゃがいもは軟らかくゆでたら，熱いうちにすり鉢でつぶす．
③ ほうれん草とじゃがいもマッシュを合わせる．

表 5.13 離乳中期（7〜8カ月）献立例

時　間	献　立	材　料	分　量
午前6時	乳汁	母乳またはミルク	200 ml
午前10時	チーズがゆ	全がゆ	50 g
		プロセスチーズ	10 g
	あんかけ豆腐	絹豆腐	20 g
		にんじん	10 g
		たまねぎ	10 g
		砂糖	0.5 g
		かたくり粉	1 g
		油	2.5 ml
		しょうゆ	0.5 ml
	乳汁	だし汁	40 ml
		母乳またはミルク	100 ml
12時	果汁	みかん	80 g
午後2時	スープ煮	干しうどん	20 g
		たら	15 g
		ほうれん草	10 g
		牛乳	20 ml
		バター	2 g
		小麦粉	2 g
		水またはスープ	80 ml
	つぶしいちご	いちご	15 g
	乳汁	母乳またはミルク	100 ml
午後6時	乳汁	母乳またはミルク	200 ml
午後10時	乳汁	母乳またはミルク	200 ml

	エネルギー (kcal)	たんぱく質 (g)	脂質 (g)	カルシウム (mg)	鉄 (mg)
離乳食合計	256	11.0	7.8	153	0.9
乳汁合計	514	12.4	26.8	370	6.5
1日合計	770	23.4	34.6 (40)*	523	7.4

＊　脂肪エネルギー比率（％）

〔つくり方〕

チーズがゆ

米1に対し5倍の水を加えて炊く．かゆが炊けたらチーズを加える．

あんかけ豆腐

① 豆腐はゆでて1cm角に切る．にんじん，たまねぎは軟らかくゆでて，みじん切りにして油で炒める．
② 豆腐を加え，調味料で味つけしてから水溶きかたくり粉でとろみをつける．

スープ煮

① うどんは軟らかくゆでて，米粒大に切る．
② たらはゆでて，骨，皮を取り除き，細かくほぐす．
③ ほうれん草はゆでてみじん切りにする．
④ フライパンにバターを溶かし，小麦粉を炒める．牛乳を加えてのばし，水またはスープを加えてスープ状にしたら，うどん，魚，ほうれん草を加える．

つぶしいちご

いちごは傷みのないものを選び，塩水でよく洗ってへたをとる．フォークなどでつぶし，酸味が強い場合は砂糖を少々ふりかける．

表 5.14 離乳後期（9～11カ月）献立例

時 間	献 立	材 料	分 量
午前6時	乳汁	母乳またはミルク	200 ml
午前10時	コーンフレーク	コーンフレーク	25 g
		砂糖	3 g
		牛乳	100 ml
	サラダ	カリフラワー	15 g
		きゅうり	10 g
	ドレッシング	油	3.8 ml
		酢，塩	少々
	乳汁	母乳またはミルク	50 ml
12時	フルーツ	キウイフルーツ	40 g
午後2時	ご飯	軟飯	70 g
		わかめ	1 g
	ミートボールシチュー	とりひき肉	15 g
		とりレバー	5 g
		たまねぎ	5 g
		パン粉	2 g
		水またはとき卵	5 g
		トマトピューレ	10 g
		かぶ	10 g
		かぶの葉	10 g
		バター	3 g
		小麦粉	3 g
		スープ	120 ml
午後6時	おじや	ご飯	50 g
		にんじん	5 g
		大根	10 g
		しらす干し	2 g
午後6時	牛肉とたまねぎの炒めもの	塩	0.2 g
		だし汁	100 ml
		牛肉	15 g
		たまねぎ	2 g
		油	3.8 ml
		塩	少々
	ごま和え	小松菜	25 g
		ごま	2 g
		砂糖	1 g
		しょうゆ	0.5 ml
	乳汁	母乳またはミルク	50 ml
午後10時	乳汁	母乳またはミルク	200 ml

	エネルギー (kcal)	たんぱく質 (g)	脂質 (g)	カルシウム (mg)	鉄 (mg)
離乳食合計	521	17.6	17.1	261	3.0
乳汁合計	334	7.5	15.3	220	3.9
1日合計	855	25.1	32.4 (34)*	481	6.9

* 脂肪エネルギー比率（%）

〔つくり方〕

コーンフレーク

コーンフレークはたっぷりの牛乳に浸して軟らかくしておく．

サラダ

① カリフラワーは小房に分け，酢を少々加えた熱湯でゆでる．
② きゅうりは薄切りにして塩もみする．
③ ドレッシングで和える．

軟 飯

① 米に対して3倍の水を加えて火にかけ，沸騰したら弱火にして水分がなくなるまで炊く．
② わかめは水でもどし，細かく刻んでとろとろになるまで煮込み，軟飯に混ぜる．

ミートボールシチュー

① レバーはよくゆでてすりつぶす．
② たまねぎはみじん切りにして鶏肉，レバーと合わせ，パン粉，溶き卵を加えてよく混ぜ，小さく丸める．
③ かぶは皮をむいて薄いいちょう切りにする．かぶ葉はみじん切りにする．
④ ミートボールをスープでゆで，かぶも加え煮る．野菜が軟らかくなったらトマトピューレを加えバターと小麦粉を合わせてとろみをつける．かぶの葉を加え煮込む．

おじや

① ご飯を炊く．
② にんじん，大根は皮をむき，細かいみじんに切る．

③ しらす干しは湯通しする．
④ だし汁をあたため，ご飯，みじん切りにしたにんじん，大根，しらす干しを加え，弱火で水分がなくなるまで煮る．

ごま和え
小松菜は熱湯でゆで，1 cm長さに切る．ごまをすり鉢で軽くすり，砂糖，しょうゆで調味し，小松菜を和える．

表 5.15 離乳完了期（12～15カ月）献立例

時間	献立	材料	分量
朝食	きな粉トースト	食パン	30 g
		バター	1 g
		きな粉	5 g
		砂糖	3 g
	オムレツ	卵	30 g
		ほうれん草	20 g
		油	1.3 ml
	付け合わせ野菜	ブロッコリー	20 g
		ミニトマト	10 g
		マヨネーズ	2 g
		しょうゆ	少々
	ミルク	フォローアップミルク	200 ml
10時	クッキー	ハードクッキー	10 g
	ゼリー	みかんジュース	80 ml
		寒天	0.6 g
		砂糖	2 g
昼食	スパゲティ	スパゲティ	10 g
		ツナ缶詰	9 g
		たまねぎ	10 g
		赤ピーマン	5 g
		キャベツ	20 g
		しいたけ	2 g
		油	3.8 ml
	じゃがいもソテー	じゃがいも	20 g
		油	1.3 ml
	バナナ牛乳	牛乳	100 ml
		バナナ	15 g
3時	煮りんご	りんご	30 g
		レーズン	5 g
		黒砂糖	3 g
		バター	1 g
	麦茶		100 ml
夕食	おにぎり	ご飯	90 g
		ゆかり	1 g
		ごま	1 g
	つみれ汁	いわし	20 g
		ねぎ	5 g
		しょうが	少々
		わかめ	1 g
		塩	0.2 g
		しょうゆ	0.5 ml
		だし汁	120 ml
	塩もみ	大根	10 g
		大根葉	20 g
		塩	0.2 g
	煮物	ひじき	5 g
		にんじん	5 g
		いんげん	5 g
		黒砂糖	2 g
		油	2.5 ml
		しょうゆ	1 ml
		だし汁	50 ml

	エネルギー (kcal)	たんぱく質 (g)	脂質 (g)	カルシウム (mg)	鉄 (mg)
離乳食合計	748	23.8	22.2	386	5.9
乳汁合計	134	4.4	6.0	200	2.0
1日合計	882	28.2	28.2 (29)*	586	7.9

* 脂肪エネルギー比率（%）

〔つくり方〕

きな粉トースト
① 食パンはトーストする．
② バターときな粉，砂糖は合わせて練り，パンにぬる．
③ 乳児が持ちやすいように細長い形に切る．

オムレツ
① ほうれん草は熱湯でゆで，水にさらしてアクを抜く．水気をよく切って粗みじんに切る．
② ほうれん草をソテーし，溶き卵を流し入れオムレツをつくる．

サラダ
① ブロッコリーは熱湯でゆでる．手で持てる大きさに分ける．
② ミニトマトはへたを取り，半分に切る．
③ マヨネーズとしょうゆを合わせたものを野菜にかける．

ゼリー
みかんジュースに粉寒天をふりいれ，火にかける．寒天がとけたら沸騰するまで熱してから流し缶に流し固める．

スパゲティ
① スパゲティは2 cm長さに折り，熱湯で軟らかくゆでる．
② 野菜類は細いせん切りにし，ツナと一緒に炒める．
③ 味つけをしてスパゲティと和える．

じゃがいもソテー
① じゃがいもは大きめに切って，水からゆでる．
② 軟らかくゆでたら，皮をむき一口大に切り，バターまたは油で炒める．

煮りんご
① りんごは皮と芯を取り，湯で軟らかくしておいたレーズンと一緒にひたひたの砂糖水で煮る．
② でき上がりにバターを一片加える．

おにぎり
ゆかり，ごまをつけ，それぞれ手で持ちやすい大きさに握る．

つみれ汁
① いわしは3枚におろし，身を包丁かフードプロセッサーで細かく刻み，みじん切りにしたしょうがとねぎを加えて小さく丸める．
② だし汁の中で団子を煮る．味つけしてわかめを加える．

煮 物
① ひじきは水で戻す．
② にんじんはせん切り，いんげんはゆでてせん切りにする．
③ ①，②の材料を油でよく炒め，だし汁で軟らかく煮込み，砂糖，しょうゆなどで味つけする．

5.6 演　　習

① 母乳栄養と人工栄養の長所と短所をまとめてみよう．

② 市販の育児用粉乳，フォローアップミルクを調乳して各社の味を比較してみよう．

③ ベビーフードにはどのようなメニューがあるか調べてみよう．
　ベビーフードを離乳食にとり入れた献立を作製してみよう．

④ パン，卵，魚，かぼちゃなど離乳食によく使われる食品について，離乳初期から完了期までの調理法の変化を表にまとめてみよう．

6. 幼児期の食生活

6.1 幼児期栄養の特徴

　離乳食については，改定「離乳の基本」が，月齢による食事の進め方を示している．しかし，離乳食を卒業し，幼児食になると，食品のこと，食物の形態など指標になるものがないため，保育者はとまどいを感じることが多い．幼児期では成長に従って成人とほぼ同じ食事形態にまで進め，口腔機能の発達に適した食物の硬さを経験させることが重要である．

　幼児期は心身が健やかに育つために大切な時期であり，その適切な成長を促すには，食事がどれほど重要であるかはいうまでもない．4 章で述べたように妊娠期の栄養が胎児の栄養状態に影響を与え，乳児の健康にまで及ぶ．そして，乳児期から始まる食生活は幼児期でその基礎を築き，この時期の食習慣・食嗜好などがその後の一生の健康を左右するということは十分考えられる．たとえば，体の免疫機能を担う腸内細菌も，成人と同じような腸内細菌叢がこの時期に形成される．これらの細菌が徐々に定着・増殖し始め，思春期前までにその人の腸内細菌叢が決まるのである．

　幼児期の子どもの成長は乳児期についで著しいので，それぞれの身体機能，精神発達に合わせた食事をとらせ，食行動の自立を促すことが重要である．保育者の正しい育児知識の有無が，家族や幼児の食習慣に与える影響はきわめて大きい．

　したがって，それが生活習慣病の予防や家族関係にまで及ぶことも当然考えられる．それゆえ次のような幼児期栄養の特徴を理解し，正しい食事への認識をもちたいものである．

　① 心と体が順調に成長発達するには十分な栄養を必要とする．幼児期は乳児期につぐ成長発達の著しい時期である．運動機能の発達による身体活動量の急激な増加や，とくに幼児期は脳の基本的な構造と機能の形成がなされる時期であるので，そのために多くのエネルギーや各種栄養素の供給が必要である．

　② 乳歯が生え揃い口腔機能の発達がみられるが，まだ消化機能は未熟であるから大人と異なる調理法や，食品の選択や量に対する注意が必要である．

　③ 細菌感染に対する抵抗力が弱い．基本的なしつけとして，この時期に食事の前の流水による手洗いなどを習慣づけ，細菌感染の危険を防ぐ．

　④ 自我の発達により，好き嫌い，食欲のむら，遊び食べなどの問題も現れる．

　⑤ 身体機能，運動機能，精神機能の発達に即した食事のとり方に配慮する（表 6.1）．

　⑥ 食習慣の基礎づくりをする．単に正しいマナーを覚え，一人で食事ができるように幼児の自主性を尊重するだけでなく，いろいろな料理や食品を経験することにより，適正な食物の選択の仕方を学び，生活習慣病の予防をする．また，楽しい食事を経験させ，食事を通して自立心を養うこ

表 6.1 幼児の摂食行動の発達

1歳前半	自分でコップを持って飲む／手づかみで食べたがる
1歳後半	自分でスプーン・フォークを持って食べる／一人で食べたがる／一人で汁ものが飲める／家族と一緒の食事が楽しめる
2歳前半	食事のあいさつができる／スプーンと茶碗を両手で同時に使って食事ができる／飲み物をこぼさずにコップで飲める
2歳後半	一人で食事ができるようになる
3歳	箸が使えるようになる／箸と茶碗を同時に使える
4歳	完全に一人で食事ができる／こぼさないように食べられる／よくかんで食べられる

とも大切である．男女の別なく年齢に応じた食事の手伝いをさせることも，食べることに対する興味をもたせるのに役立つ．

6.2 幼児期の栄養所要量と食品の組み合わせ

a. 栄養所要量

1) エネルギー

幼児期になると運動機能の発達による運動量の急増からエネルギー消費量が増加するため，運動量の増加に十分見合ったエネルギーの摂取が必要となる．しかし，エネルギー摂取量が消費量を上回ると肥満になるので，幼児肥満を防ぐためには成長期であることを十分考慮して，日常の身体活動を多くして生活活動強度のレベルを向上させるとともに，成長に伴う体重の変化に注意を払いながら，適正な食事摂取を図る．

2) たんぱく質

たんぱく質は生命にとって必須の物質であり，細胞の重要な構成成分となっている．幼児期にはたんぱく質の蓄積が行われるので，たんぱく質必要量は身体がたんぱく質欠乏に陥らない量であることはもちろんのこと，健康を増進させ生活習慣病の予防に役立つ十分な量の摂取とともに，質についても配慮が必要である．

3) 脂質とコレステロール

脂肪エネルギー比率は幼児期が成長期であるため，25～30％と大人に比べて高くなっている．

脂質を摂取する際にはコレステロールの摂取にも注意する．動物性脂質の過剰摂取は動脈硬化を促進させる可能性があるので，生活習慣病の予防のため，幼児期から適量の摂取に注意する必要がある．

4) ビタミンA

ビタミンAの必要量は成人の必要量をもとに体重から比例計算すると低く設定されてしまうので，幼児期が急激な成長期であることを考慮して乳児期前半と同じとなっている．この時期は体内でビタミンAと特異的に結びつくたんぱく質（retinol-binding protein；RBP）の血中濃度が成人より低いことから，ビタミンAの供給は食事に依存しなければならないと考えられることも，所要量が多く設定されている理由の1つである．ビタミンA剤などにより過剰症を起こすことがあるので，必要以上には摂取しない．

5) ビタミンD

ビタミンDはカルシウムの生理作用に大きく関与する．ビタミンDの欠乏症としてくる病があるが，ビタミンDの所要量は十分な日照量が得られない場合も考慮して，欠乏症のみられない10 μg（400 IU）となっている．ビタミンAと同様過剰症がみられるので，ビタミンD剤などによる過剰な摂取がないように注意する．

6) ビタミンC

ビタミンCは抗酸化性を有し，多くの生理作用に関与する．鉄の吸収促進にも影響するので，幼児期ではしっかり摂取することが望ましい．

7) カルシウム

幼児期は成長期であるため，骨量の増加スピードも大きく，骨形成のためにも十分摂取する必要がある．

8) 鉄

鉄の摂取が不足した場合，赤血球の生成が妨げられ，貧血となることはよく知られている．その他，幼児期は神経回路が急激に発達する時期でもあり鉄の十分な摂取に注意しなければならない．

9) 亜鉛

亜鉛の摂取が不足すると，成長障害，食欲不振，味覚障害，免疫能低下などが起こる．亜鉛は摂取量が食事のとり方に影響を受けやすい栄養素であるため，食生活の確立される幼児期にしっかり摂取する食習慣を考えたい．

10) ナトリウム

高血圧や胃がんの一次予防のためには幼児期から食塩摂取量を少なくする習慣をつけることが大切である．

11) 水分

人体の保有水分量は，新生児で体重の約80％，成長するにつれて成人で55～70％になるといわれている．幼児では体表面積が大きいことや腎機能の未熟により尿成分が薄く，老廃物を排泄する

表 6.2 食品の組み合わせ例（幼児期，1日分）

		1～2歳		3～5歳
	重量(g)	目安	重量(g)	目安
I．穀類	150	1食に ご飯なら 100g （子ども茶碗に軽く1杯） パンなら 45g （8枚切り1枚）	180	1食に ご飯なら 110g （子ども茶碗1杯） パンなら 60g （6枚切り1枚）
いも類	40	じゃがいも 1個＝100g	60	
II．卵	30	1個＝50g	30	
豆腐	60	1丁＝300g	80	
魚	30	大人の1/2	40	大人の2/3
肉	40	大人の2/3	40	大人の2/3
牛乳，乳製品	200		200	
III．緑黄色野菜，その他の野菜，海藻，きのこ，果物	300	ほうれん草 5株＝100g きゅうり 1本＝100g りんご 1/2個＝100g	350	
IV．油脂	12	大さじ1＝13g	15	
砂糖	12	大さじ1＝10g	13	

ために多量の水分を必要とする．

水分摂取が少なかったり，汗を多量にかいたり，嘔吐・下痢・発熱などによる過度の水分喪失があったときなど幼児は脱水状態になりやすいので，十分な水分補給に留意する．水分不足になると成人であれば口渇を覚え水分を補給するが，幼児の場合は周囲の者がよく注意して水分の補給をこまめにしてやることが重要である．

b. 食品の組み合わせ

幼児の心身が健やかに育つために，どのような食品をどのように組み合わせて，どのくらいを1日に摂取すればよいかを表6.2に示す．

栄養学的に類似している食品をまとめてグループ分けしてあるが，各群の中で，いろいろな食品を選ぶと栄養のバランスがよい．

I．おもに主食となるもの：3回の食事に，また間食としてもとり入れるとよい．

II．おもに主菜となるもの：そこに含まれている脂肪の種類や量などに違いがあるため，ある食品に偏らないようにする．乳製品は，カルシウム源として重要であるが，とり過ぎることのないよう注意する．

III．おもに副菜となるもの：そのうち，1/3は緑黄色野菜，1/3はその他の野菜，海藻，きのこ，1/3は果物から，いろいろな種類の食品をとりたい．旬のものを選ぶと，栄養価も高くなり，見た目も彩りがよくなる．

IV．おもに調味料となるもの：菓子にも多く含まれるので，とり過ぎないように気をつける．

6.3 幼児食の献立

① 幼児期は発育発達が著しい時期であるのに消化機能は未発達であるから，必要な栄養を十分にとるためには，3回の食事だけでなく間食を1～2回加え，1日4～5回の食事とする．

② 表6.2を目安に4回に分け，できれば幼児は運動量が激しいので朝食・昼食に重点をおき，夕食は軽めに考えたい．家族の食事は一般に夕食に重点がおかれるが，幼児の場合は朝食20～25％，昼食30％，夕食25～30％，間食10～20％のようにするのが上策である．

昨今は保育所・幼稚園に朝食抜きで登園する幼児が増えている．保育者の生活時間の都合による前日の遅い時間の夕食や，保育者自身の朝食抜きの習慣が幼児の心身に与える影響もあるので，幼児には幼児に適した生活のリズムのあることを考

え，食事時間を幼児に合わせるよう努力したいものである．

③ 家族揃って食卓を囲み，心にも栄養を与えることが重要であるが，6.1節で述べたような注意点が多いことを考慮し，献立は家族と共通であっても，味や硬さや食べやすさなどを幼児向きに考える．

いつまでも離乳食の続きのような軟らかいものばかりにしないで，発育発達に合わせ，適切な硬さの食物を与え，しっかりかんで食べる習慣をつける．よくかむことは，唾液の分泌を促し，口腔の筋肉や骨の発達を助け，発育や脳の発達に影響を与えるばかりでなく，むし歯や肥満の予防にもつながり，また高齢期になったとき問題となる嚥下にも影響するといわれている．野菜では，生野菜の方が加熱したものよりかむ回数を多く必要とする．肉や魚は加熱するにつれてたんぱく質が硬くなり，かむ回数は多く必要となる．同じ食べ物では小さく切ると，かむ回数は少なくてすむ．

このようなことを考え，次の(1)～(3)のようなかむ回数を多く必要とする食品を幼児の食事にとり入れるようにするとよい．

(1) 硬いもの（大豆，ピーナッツ，アーモンドなど）
(2) 硬い食物繊維が多く，かみ切らないと飲み込めないもの（ごぼう，たけのこ，切り干し大根など）
(3) 弾力性が大きく，かみ切りにくいもの（こんにゃく，たくあん，油揚げなど）

つまり，根菜類，緑黄色野菜，いも類，豆類，海藻類，乾物類などがしっかりかんで食べる習慣をつけるために好ましい食物である．ただし，これらの食物はのどにつまると危険なので，落ちついて食べさせる．

④ 6.6節で述べるように，幼児期から生活習慣病の予防に心をくばる．和食は一般に油類の使用が少なく，かみごたえのあるものが多いので，できるだけ和風料理を日常の食事にとり入れるとよい．

幼児は一般的に脂肪を多く含む洋風料理を好み，脂肪のとり過ぎになりやすい．和風料理は幼児にあまり好まれない野菜，魚，豆類などを用いたものが多いが，組み合わせの工夫や，調理などでおいしく食べられる献立もたくさんあり，和風料理を組み合わせると脂肪のとり過ぎも抑えられる．変化のある献立を工夫して幼児期にいろいろな食品を食べる機会を与えたい．

味つけも大人より薄くするよう注意する．

⑤ 幼児は見た目によって食欲が左右されやすいので，盛りつけは，食べやすさを考えて幼児の喜びそうな小さめの形にするとよい．ただし，あまり手をかけすぎることはしなくてもよい．彩りも美しいと幼児は喜んで食べる．自然の食物で彩りを美しくすると栄養的にもよくなることがありがたい．献立を考えるときには盛りつけのことまで考え，楽しい食卓を整えてやりたい．

6.4 間　　食

間食は幼児にとってとても楽しいものである．しかし，大人のティータイムのように気分転換やコミュニケーションのためばかりでなく，幼児にとっての間食は4回目または5回目の食事という大切な目的をもつものである．前述したように，朝・昼・夕の3食を基本に3回の食事でとりきれなかった栄養や水分を間食で補う目的がある．

目安としては1日の摂取エネルギーの10～20％を考える．間食で多くのエネルギーをとってしまうと，基本である夕食に対する食欲への影響も出るので，1～2歳児では約100～200 kcal，3～5歳児では150～250 kcalくらいが適当で，これを超えないようにしたい．

間食を与える時刻，1回の分量は保育者がきちんと決めて，幼児がいつもだらだらとお菓子や飲み物を口にしているようなことは絶対にしてはならない．また，3回の食事のときと同様に，食前の手洗い，うがい，食後の口すすぎ・歯みがき，食前食後のあいさつやマナーもきちんとする．

好ましい間食としては次のようなことが考えられる．

① 基本となる3回の食事の補いをする．
② 次の食事への影響を考え，脂肪やたんぱく

表 6.3 間食の目的

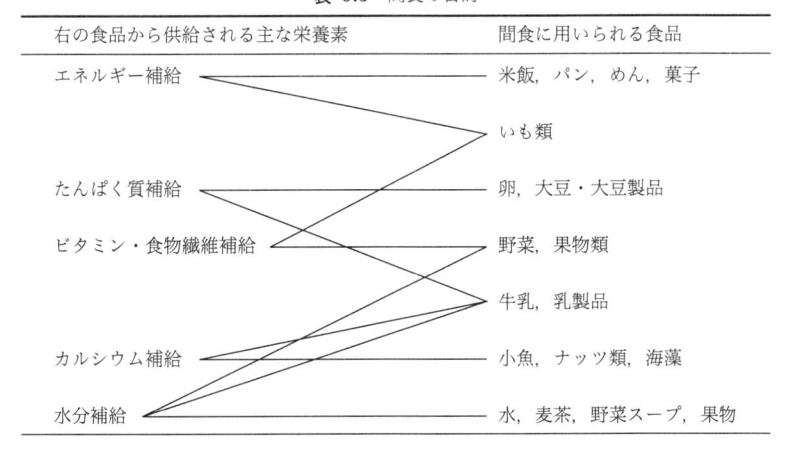

右の食品から供給される主な栄養素	間食に用いられる食品
エネルギー補給	米飯, パン, めん, 菓子
	いも類
たんぱく質補給	卵, 大豆・大豆製品
ビタミン・食物繊維補給	野菜, 果物類
	牛乳, 乳製品
カルシウム補給	小魚, ナッツ類, 海藻
水分補給	水, 麦茶, 野菜スープ, 果物

質の多すぎるものより，穀類・いも類のような糖質の多いものは消化しやすく，胃内滞留時間も比較的短いので，間食に適した食材である．ただし，糖分が多いものはエネルギー過剰になりやすく，次の食事への食欲を失わせるので，与える量に注意する．

③ 水分の補給として，牛乳は好ましいが，麦茶など甘味のない飲料もよい．紅茶や緑茶は幼児には薄めて与えること．市販の飲料は糖分が高いことを十分考慮して，なるべく与えない．

④ できるだけ手作りのものを与えることは望ましいが，それにこだわり保育者の負担になることは避けたい．市販品も①，②を考え，上手に組み合わせて与えれば利用も悪くない．ただし，塩味・甘味・香辛料の強いお菓子や脂肪の多いものは避ける．

⑤ 歯や顎の発育を促し，よくかむ習慣をつけるため，よくかんで食べなくてはならないもの（6.3節参照）を少量加える．

⑥ 興奮性のある食品や刺激の強い食品（コーヒー，チョコレートなど），甘味の強い食品（和洋生菓子，あめ類，甘味飲料など），歯につきやすいもの（ガム，キャラメルなど）は避ける．

6.5 お弁当

保育所では給食が用意されるが，幼稚園ではその園の教育方針によってお弁当を持っていくところもある．大勢の友達と一緒に食べるお弁当は楽しいものであると同時に，調理者や保育者の愛情を感じるものである．

a. お弁当の量と栄養バランス

注意すべきこと お弁当に入っていると普段あまり食べないものも食べるので，ついたくさん入れることになりやすい．1回のお弁当の分量は1日の栄養所要量の1/3程度を目安にする．幼児の食欲はその子の運動量とも関わり個人差が大きいので，その子が残さずに食べきれる分量を1食分として用意するとよい．300～500 ml くらいの容積のお弁当箱を幼児の食欲に合わせて選ぶ．

主食をお弁当箱の容積の1/2くらいに入れ，残りの1/2におかずを入れる．おかずは〔主菜（肉や魚や卵を主に）1〕：〔副菜（野菜を主に）2〕の割合に入れると栄養のバランスがとりやすい．

見た目や食べやすさもお弁当の大きな条件である．小さめの形にしたり，串やアルミケースなどを利用すると楽しいものになる．

冷めてもおいしく食べられるものが望ましく，味も塩味・甘味・酸味などバラエティーに富むよう工夫する．調理法も油を使ったものばかりにならないよう配慮する．汁気の多いものはお弁当に適さないので避ける．

b. 衛生上の注意

お弁当はつくってから幼児が食べるまで数時間

が経つ．このため，つくるときには十分に衛生的な注意を払うことが必要である．使用する食品も新鮮なものを選ぶ．前日のつくりおきや冷凍食品を利用するときは，必ず一度加熱し，それをいったんさましてからお弁当箱に入れる．お弁当箱の形はできるだけシンプルですみずみまで清潔に洗えるもの，また熱湯消毒に耐えうる材質のものを選ぶ．幼児が帰宅したらすぐに使用したお弁当箱をきれいに洗い，よく乾かす．

6.6 幼児期にみられる食の問題

a. 偏　食
1) 原　因

偏食に関する明確な定義はないが，単なる好き嫌いだけでなく，食事内容が長期間にわたって偏ると身体の発育に影響する可能性がある．嫌いな食品を食べないことだけではなく，最近はむしろ好きな食品ばかりを食べることも問題となっている．幼児は一般的に野菜や魚を嫌うことから，これを食べさせる工夫をせずに食べる機会を減らしてしまい，好きなものばかり食べさせていると，やがて学童期から成人期への過程を経て生活習慣病の原因にもなるおそれがある．

偏食については次の①〜⑤に注意する．

①おいしさやおいしくなさが大きな要因になっているが，②その食品を以前にとったときの不快な経験に結びついて嫌がることもある．「おいしさ」は一般的に，のどが渇いたときの水のように体が必要としているものを摂取したとき，「おいしい」と感じることが多い．幼児期に嫌いな食物ができた場合，それが成人しても続くことが多くみられるが，食物に対する子どもの好き嫌いは食習慣のほかに，③友達やテレビコマーシャルなど，社会的な影響も受けやすい．④幼児は食事をする雰囲気にも左右されるので，家では食べない食品も友達と一緒のときや，他所に出かけたときなどには食べることもある．⑤成長に伴い，あるいは慣れにより食物の嗜好が変化し，体に必要な栄養素はおいしく感じるようになり，子どものときには嫌いだったものも食べられるようになる場合もある．

最近の保育者として注意すべきことは次の①〜④である．

①一度子どもが嫌がるとこの子はこれが嫌いと決めつけ，好きなものだけ与えてしまいがちである．②自分の嫌いなものは食卓にのせないことも多いことから，日常食べる食品の範囲が限定されやすく，③食物の好き嫌いを幼児期に保育者が決めてしまう可能性も大きい．いわゆる食べず嫌いという幼児も多いので，④できるだけ多くの食材・味・調理法による豊かな食経験をさせることは保育者の責任である．

2) 対　応
① 子どもに対して細かな配慮をする．

日頃からよく子どもの食べ方を観察していて，ある食物に対して嫌がったり，または特定の食物ばかり食べたがるときは，無理強いせず，その理由をしっかり考える．調理法や味つけ，食べやすさ，盛りつけを工夫し，愛情をこめて，嫌がる食物や特定の食物以外のものにも少しずつ慣れさせていく．

② 食べることに興味をもたせる．

食べることに楽しさを感じられるよう，子どもに調理体験や食事の準備の手伝いなどをさせ，食べることへの積極性をもたせる．保育所や幼稚園で子どもたちに調理実習や野菜の栽培をさせて食生活に関心をもたせている例もある．

③ 食事は楽しくとる．

家族や友達と一緒の楽しい思い出や，母親の手作りの愛情のこもった食事の思い出は食生活を大切に考えるようになる．楽しい会話のある食事は食欲もわき，子どもの体のみならず心も健やかに育てる．

保育者が神経質にならず，甘やかしはいけないが少々偏食をしても無理強いせず，おおらかに対応する．

④ 「がまん」をしつける．

おいしく食べるためには食前の空腹感が大切である．だらだらと食物を与えず，食事と食事の間隔をとり，「がまん」をしつけ，おいしく食べることを学ばせる．

b. 遊び食べ

1)「遊び食べ」の意味

幼児が遊びながら食べたり，他に気が向いて食事に集中しないなど，大人から見ればただ遊んでいるとしか見えないが，幼児なりに食事の自立に向かって学習していることが多い．1〜2歳児の幼児に多くみられるが，多くは3歳以降になると減少していく．

2) 対応

① 空腹感をもたせる．
② 食事に集中できるようテレビを消して，落ち着いた雰囲気で食事をさせる．
③ 食事は30分くらいで終わるようにする．
④ 幼児が食事の途中で食卓を離れたら，しばらくようすを見て，追いかけてまで食べさせるようなことはしない．
⑤ 食事の途中30分以上も食卓に戻らず，食事に興味を示さないときには片づけ，次の食事まで待つ．その間は幼児が空腹を訴えても水分補給くらいにしておく．

c. 食欲不振と食欲のむら

1) 原因

幼児には自我の芽生えによる気まぐれや情緒の不安定により食欲が左右されることがある．幼児の食欲はその子どもの体格，運動量，保育者の養育態度などが影響を与える．食欲にむらがあるように見えても一定期間を平均してみると，必要な栄養はほぼ摂取していることが多い．ただし，食欲不振が続くときには疾病が原因であることも考えられるのできちんと確認する．幼児期になると発育には個人差が大きいので，順調に発育していれば保育者があまり神経質に対応するのはかえってよくない．

2) 対応

① 夜ふかしによる睡眠不足や生活リズムを見直し，規則正しい生活をする．
② 食事時間以外に食べ物や飲み物をむやみに与えない．
③ 食事を強制したり，食事作法や栄養について子どもに強要しない．

d. 肥 満

生活習慣病につながる肥満は幼児期から始まる．過食・運動不足・肥満体質・精神的ストレスなどが原因と考えられている．肥満になると運動量が低下してさらに肥満が悪化する悪循環となる．

幼児の肥満はその親の生活習慣によるものがほとんどである．主食をしっかりとらず，脂肪や動物性たんぱく質が多く，味の濃い食べ物をたくさん食べたり，既製の惣菜やファーストフードを頻繁に食べるような食生活を続けていれば，生活習慣病は幼児にも発症する．

幼児の肥満は年齢にかかわらず，性別・身長別の厚生労働省乳幼児身体発育値に対して，実測体重から標準体重を引いた比である肥満度により判定される．

$$肥満度 = \frac{実測体重 - 標準体重}{標準体重} \times 100\%$$

20〜30%：軽度肥満
30〜50%：中等度肥満
50%以上：高度肥満

肥満度により食事療法は異なるが，幼児期は成長期であるので急激に体重が減少するような食事療法はとらず，長期間にわたって計画的に，運動療法と並行して行う．肥満の予防と改善には家族の理解と協力が不可欠である．

幼児は肥満によって精神的なストレスを受けやすく，積極性がなくなる傾向がある．精神的なコンプレックスから極端なやせ願望に走り拒食症にならないよう，幼児自身に肥満であることの精神的な負担を負わせないよう周囲がよく注意する．

1) 食事の基本

エネルギーは5歳以上では年齢相当のエネルギー所要量の20〜25%を制限するが（5歳以下は発育期であることを考慮して制限はあまりしない），極端な制限はせず，できるだけ体を動かして身体活動量の増加をはかる．目安としては身長に対する理想体重1kg当たり60kcalとする．糖質はエネルギー全体の40〜50%程度に制限する．食品の組み合わせに注意してたんぱく質・ビタミン・カルシウム・鉄は不足しないようにす

る．3食を規則正しくしっかりとり，間食はできるだけ時間を決め低エネルギーのものを与える．ジュースや牛乳，乳酸菌飲料などのとり過ぎに注意する．

2) 食事の工夫
・食事の初めにエネルギーの少ないあたたかい汁物を飲ませる．
・よくかんでゆっくり食べる習慣をつける．
・盛りつけを工夫して，見た目にボリュームを感じるようにする．
・薄味にし，変化のある味つけにする．
・揚げ物はなるべく週に1回か2回にし，電子レンジを利用したり調理法の工夫をして脂肪のとり過ぎを抑える．

e. むし歯
1) 原因
歯垢が歯に付着して，歯の表面のエナメル質を侵してむし歯になるのであるが，幼児の場合，歯みがきが十分でないためむし歯になりやすい．

歯につきやすい菓子（キャラメル，チョコレートなど）・乳酸菌飲料などを頻繁に与えたり，寝る前に与えたりすることはむし歯の原因になる．

2) 影響
乳歯のむし歯は後から生えてくる永久歯の歯並びやかみ合わせに影響を与える．また，むし歯を放置すると幼児は痛みのため①よくかまずに食事をし，消化不良を起こしたり，②偏食や食欲不振の原因になる．

3) 予防
母親が妊娠中からバランスのとれた栄養摂取に注意して，幼児の歯質をよくする．幼児には栄養のバランスのとれた食事を与え，よくかんで食べさせることが永久歯の歯質をよくすることになる．よくかむ必要のある食物や歯の表面をきれいにするために野菜類を献立にとり入れるとよい．

口内の清潔が大切であるので，食後の歯みがき・口すすぎを習慣づける．食後にキシリトール入りのガムをかませることも効果があるといわれているので，試みるのも1つの案かも知れない．

食事および間食は規則的に与え，唾液による口腔内の自浄作用を促す．寝る前の飲食は避ける．

f. 食物アレルギー
食物アレルギー治療の基本は，反応が起こったときにその原因を見つけて抗原（アレルゲン）を排除することである．

アレルギー反応を起こすアレルゲンは食品だけではなく，ダニや金属などさまざまなものがある．このため，必ず医師の診断を受け，検査や食物抗原除去試験などを受けてアレルゲンを特定し，そのアレルゲンに対応する方法をとらねばならない．素人判断でやみくもに食物アレルギーと決めつけ，ある食品を全く食べないようにすることは成長期の子どもにとって危険なことである．

食物アレルギーであることが確実であって，その特定された原因食物（最近では複数の食品がアレルゲンになっている人も珍しくない）を除去する食事療法を行う場合には，必ず医師の診断を定期的に受け，子どもの成長を調べながら成長期の子どもにできるだけ影響が出ないよう，栄養的な配慮をする．

幼児期のアレルギー反応は消化機能および生体防御機能の未熟によって起こることもあり，成長とともに自然に耐性が得られる場合も多い．

食物アレルギーの場合，一人一人アレルギー反応が異なるので，治療食は必ずその人に合わせたものを与える．Aさんにこの方法がよかったからといって安易にBさんにもその方法がよい，と考えてはならない．

また，摂取する分量や回数の多い食品がアレルゲンとなることがあるので，子どもが好むからといって同じ食品ばかり与え続けることも避けたい．

市販の加工食品に含まれている原料は細かいところまではわかりにくいので，なるべく手作りの食事を子どもに与えることもアレルギー反応を予防するうえで大切である．

一般的に多いアレルゲンは日本人の三大アレルゲンといわれる牛乳・卵・大豆に代表されるたんぱく質のものが多い．たんぱく質は3章で述べたように人間が生きていくうえで，また子どもが成

長していくうえで欠かすことのできない栄養素である．たんぱく質は食品を十分加熱するとアレルゲン性が低減されることもあるが，アレルゲンとなる食品はアレルギー反応が完全に治まるまで与えない方がよい．アレルゲンと特定された食品を食べさせないでその食品に代わるたんぱく質の多い食品を使い，健康・成長に影響が出ないようにするのが除去療法のポイントである．具体的な例として，原因食品を除き，比較的アレルギーを起こしにくい白身の魚や，あまり一般的に使われていない，つまり日頃食べなれていないウサギ・カエル・シカなどの肉を使うことが考えられる．このような特別な食物アレルギーに対応する食品は，アレルギー用食品専門店で入手する．そのうえで，アレルギー反応に対して安全であると思われる食品も続けてくり返し使うことは避ける．

上に述べたように食物アレルギーに対する食事は一人一人対応が異なるので，医師の診断を定期的に受けながら，根気よく，どのような食品ならば，あるいはどのような調理法ならばその子にとってアレルギー反応が起こらず，できるだけ成長に影響を与えない食事になるか慎重に対処したい．

6.7 実　習

表 6.4　1〜2 歳児の献立例

	献　立	材　料	1人分分　量
朝食	ジャムサンド	食パン	45 g
		ジャム	10 g
	牛乳	牛乳	100 ml
	かぼちゃサラダ	かぼちゃ	30 g
	花卵添え	いんげん	10 g
		レーズン	3 g
		マヨネーズ	5 g
		すりごま	2 g
		塩	0.1 g
		卵	25 g
	果物	バナナ	50 g
10時	麦茶	麦茶	100 ml
	お菓子	かりんとう	10 g

	献　立	材　料	1人分分　量
昼食	のり巻	ご飯	100 g
		納豆	10 g
		かつおぶし	0.5 g
		しょうゆ	1 ml
		きゅうり	10 g
		ツナ缶	20 g
		マヨネーズ	1 g
		のり	2 g
		しょうゆ	2 ml
	みそ汁	みそ	5 g
		キャベツ	20 g
	ピーナッツ和え	ほうれん草	35 g
		ピーナッツバター	4 g
		みりん	1 ml
		しょうゆ	1 ml
	果物	いちご	50 g
おやつ	牛乳	牛乳	100 ml
	ゴマハニーポテト	さつまいも	40 g
		マーガリン	1 g
		はちみつ	2 g
		黒ごま	0.5 g
夕食	ご飯	ご飯	100 g
	すまし汁	麩	2 g
		小松菜	20 g
		えのきだけ	10 g
		塩	0.5 g
		しょうゆ	1 ml
	豆腐団子のケチャップあんかけ	木綿豆腐	30 g
		豚ひき肉	30 g
		ねぎ	5 g
		しょうゆ	0.5 ml
		塩	0.1 g
		卵	3 g
		かたくり粉	2 g
		揚げ油	
		ブロッコリー	15 g
		たまねぎ	20 g
		油	1 ml
		スープ	30 ml
		ケチャップ	10 g
		かたくり粉	1 g
	切り干し大根の炒め煮	切り干し大根	5 g
		にんじん	5 g
		しめじ	10 g
		高野豆腐	3 g
		油	0.5 ml
		酒	1 ml
		しょうゆ	4 ml
		砂糖	0.5 g

エネルギー(kcal)	たんぱく質(g)	脂肪エネルギー比率(%)	カルシウム(mg)	鉄(mg)
1,278	43.8	29.2	521	7.0

〔つくり方〕

ゴマハニーポテト
① さつまいもはふかして1cmぐらいの輪切りにする.
② フライパンにマーガリンを溶かして①の両面を焼き,はちみつをぬって,黒ごまをふる.

豆腐団子のケチャップあんかけ
① 豆腐はゆでて固く絞り,豚ひき肉,ねぎのみじん切り,卵,かたくり粉,調味料を加え,よく混ぜて団子にし,揚げる.
② ブロッコリーは,1口大に切り,さっとゆでておく.たまねぎは乱切りにする.
③ 鍋に油を熱し,たまねぎを炒める.スープを入れ,軟らかくなったら,ケチャップで味をつけて,水溶きかたくり粉でとろみをつける.①,②を加え,からめる.

切り干し大根の炒め煮
① 切り干し大根は水で戻し,よくもみ洗いして水気を切っておく.にんじんは太めのせん切り,しめじはいしづきを取って小房に分ける.高野豆腐はぬるま湯で戻して短冊切りにする.
② 鍋に油を熱し,野菜を炒める.だし汁,調味料を入れ,高野豆腐を加える.軟らかくなるまで煮る.

表 6.5 3～5歳児の献立例

	献立	材料	1人分分量
朝食	納豆ご飯	ご飯	110 g
		納豆	20 g
		しょうゆ	2 ml
		かつおぶし	0.5 g
	みそ汁	みそ	6 g
		さといも	20 g
		えのきだけ	10 g
	鍋照り焼き	ぶり	40 g
		小麦粉	1 g
		油	1 ml
		砂糖	1 g
		酒	3 ml
		しょうゆ	3 ml
	青菜の和え物	小松菜	40 g
		にんじん	5 g
		もやし	10 g
		しょうゆ	4 ml
		みりん	1 ml
		ごま	2 g
	果物	りんご	40 g
昼食	焼きそば	蒸中華麺	80 g
		豚肉	40 g
		キャベツ	20 g
		にんじん	5 g
		たまねぎ	15 g
		きくらげ	1 g
		油	4 ml
		ウスターソース	16 ml
	中華スープ	青のり	少々
		ほうれん草	20 g
		卵	10 g
		スープの素	0.6 g
		塩	0.1 g
		しょうゆ	1 ml
		ごま油	1 ml
	さつまいもとレーズンの甘煮	さつまいも	40 g
		レーズン	5 g
		マーガリン	2 g
		砂糖	2 g
		塩	0.1 g
おやつ	牛乳	牛乳	100 ml
	フルーツ入り豆腐白玉	白玉粉	25 g
		絹ごし豆腐	30 g
		バナナ	20 g
		キウイフルーツ	20 g
		みかん缶	20 g
		黒砂糖	5 g
夕食	ご飯	ご飯	110 g
	スープ	かぶ	20 g
		かぶの葉	5 g
		ベーコン	5 g
		スープの素	0.6 g
		塩	0.2 g
	卵のグラタン	うずらの卵	20 g
		ブロッコリー	30 g
		たまねぎ	10 g
		しめじ	10 g
		マーガリン	5 g
		小麦粉	5 g
		牛乳	70 ml
		塩	0.2 g
		ピザ用チーズ	10 g
	わかめサラダ	わかめ（乾）	1 g
		トマト	20 g
		いんげん	20 g
		砂糖	0.3 g
		しょうゆ	1 ml
		酢	1 ml
		ごま油	1.5 ml

エネルギー(kcal)	たんぱく質(g)	脂肪エネルギー比率(%)	カルシウム(mg)	鉄(mg)
1,489	54.3	27.1	549	8.0

〔つくり方〕

鍋照り焼き
① ぶりに小麦粉をまぶす.
② 鍋に油を熱し,①を両面よく焼く.
③ あまった油は捨ててからぶりを戻し,調味料を加えてからませる.

焼きそば
① めんを耐熱皿に広げ，電子レンジで1分くらい加熱する（または，炒める）．
② 具を炒め，①を加えてソースで味をつける．
③ 皿に盛り，青のりをふる．

さつまいもとレーズンの甘煮
① さつまいもは丁寧に皮をむき，細いものはそのまま，太いものは2～4等分して，1cmの輪切りにする．水にさらしてアクを抜く．
② 鍋にマーガリンを熱して水を切った①を炒め，具がひたるくらいの水とレーズン，調味料を加えて軟らかくなるまで煮含める．

フルーツ入り豆腐白玉
① 白玉粉と豆腐を混ぜて，よくこねる．耳たぶの硬さくらいになるように，足りないようなら水を加える．
② 棒状にのばして，ちぎって丸め，沸騰した湯に入れる．浮き上がってから2分したら水にとり，水気を切る．
③ フルーツは，食べやすい大きさに切る．
④ 黒砂糖は刻んで鍋に入れ，同量の水を加えて火にかける．とろりとしてきたら火を止めて，粗熱をとる．
⑤ ②，③を器につけ，④をかける．

卵のグラタン
① たまねぎはうす切り，しめじは小房に分ける．ブロッコリーは1口大に切り，さっとゆでておく．
② 鍋にマーガリンを熱し，たまねぎ，しめじを炒める．小麦粉を加え，焦げつかないようにさらに炒める．
③ ②に牛乳を加え，混ぜながらとろみがつくまで火を通し，塩を加えて，味をととのえる．
④ 耐熱皿にブロッコリーを並べ，③を流す．表面に穴をあけてうずらの卵をそっと割り入れ，チーズをふり，180℃のオーブンで20分くらい焼く．

表 6.6 お弁当の献立例

献立	材料	1人分分量
おにぎり	ご飯	110 g
	生鮭	5 g
	ごま	1 g
	塩	0.2 g
	のり	1 g
ひじき入り卵焼き	ひじき	1 g
	にんじん	3 g
	油	0.5 ml
	砂糖	0.1 g
	酒	0.5 ml
	塩	0.1 g
	しょうゆ	0.5 ml
	卵	20 g
	砂糖	1 g
	塩	少々
	油	1 ml
豚肉の野菜巻き	豚肉	20 g
	いんげん	10 g
	赤ピーマン	10 g
	砂糖	0.5 g
	しょうゆ	1 ml
	酒	1 ml
	油	2 ml
かぼちゃ団子	かぼちゃ	20 g
	バター	1 g
	ピザ用チーズ	5 g
	バター	2 g
	パン粉	2 g
ほうれん草のおかか和え	ほうれん草	25 g
	えのきだけ	10 g
	かつおぶし	0.5 g
	しょうゆ	2 ml
果物	りんご	40 g

エネルギー (kcal)	たんぱく質 (g)	脂肪エネルギー比率(%)	カルシウム (mg)	鉄 (mg)
412	14.8	28.4	100	2.3

〔つくり方〕

ひじき入り卵焼き
① ひじきは水につけて戻す．にんじんはいちょう切りにする．
② 鍋に油を熱し，水を切ったひじき，にんじんを炒めて，かぶるくらいのだし汁と調味料を入れ，煮る．
③ 卵と調味料，②を混ぜ，焼く．

かぼちゃ団子
① かぼちゃは皮をむいて適当な大きさに切り，ゆでて湯を切る．
② ①をボールに入れ，木べらでつぶしてバター，チーズを加えて混ぜ，1口大に丸める．
③ フライパンにバターを溶かして，パン粉を入れ，全体がきつね色になるまで炒める．
④ ②に③をまぶす．
 ＊①，③は電子レンジを利用してもよい．

表 6.7 間食の献立例
＊手作りで

（例1）

献立	材料	1人分分量
おから入りドーナッツ	おから	20 g
	ホットケーキミックス	20 g
	ごま	1.5 g
	ごま油	0.5 ml

献　立	材　料	1人分分量
	卵	6 g
	牛乳	6 ml
	砂糖	4 g
	揚げ油	
麦茶	麦茶	150 ml

エネルギー(kcal)	たんぱく質(g)	脂質(g)	カルシウム(mg)	鉄(mg)
185	3.9	8.6	67	0.6

（例2）

献　立	材　料	1人分分量
餃子ピザ	餃子の皮	10 g
	ピザソース	3 g
	ツナ缶	10 g
	ゆで卵	10 g
	マッシュルーム缶	10 g
	ピーマン	3 g
	赤ピーマン	3 g
	ピザ用チーズ	8 g
オレンジゼリー	オレンジゼリー	100 g
麦茶	麦茶	150 ml

エネルギー(kcal)	たんぱく質(g)	脂質(g)	カルシウム(mg)	鉄(mg)
175	8.3	5.4	65	0.6

（例3）

献　立	材　料	1人分分量
ちりめんじゃこのあめだき	ちりめんじゃこ	5 g
	細切りアーモンド	5 g
	砂糖	5 g
	酒	2 ml
	しょうゆ	0.5 ml
	ごま	1 g
	油	少々
菓子	ビスケット	10 g
オレンジジュース	オレンジジュース	100 ml

エネルギー(kcal)	たんぱく質(g)	脂質(g)	カルシウム(mg)	鉄(mg)
159	5.9	4.6	175	1.3

（例4）

献　立	材　料	1人分分量
きな粉キャラメル	きな粉	8 g
	水飴	8 g
	砂糖	8 g
	牛乳	1.2 ml
	バター	1 g
牛乳	牛乳	100 ml

エネルギー(kcal)	たんぱく質(g)	脂質(g)	カルシウム(mg)	鉄(mg)
167	6.1	6.5	131	0.7

〔つくり方〕

（例1）
よく混ぜて一口大に丸め，中央をくぼませて揚げる．

（例2）
① 餃子の皮にピザソースを塗り，ツナ缶，スライスしたゆで卵，マッシュルーム缶，細切りしたピーマンを並べ，チーズをのせる．
② ホットプレートかオーブントースター，またはフライパンで，皮に焦げ目がつき，パリッとするまで焼く．

（例3）
① ちりめんじゃこ，アーモンドは，フライパンで，弱火にかけて炒る．
② 鍋に調味料を入れて火にかけ，よく混ぜる．砂糖が溶けて少し粘りが出てきたら，①を入れ，全体に味をからめ，ごまをふる．
③ アルミホイルに油をぬり，②を広げて冷ます．

（例4）
① 鍋に水飴，砂糖，牛乳を入れて火にかけ，よく溶かす．泡が出てきたら，バターを加える．きな粉を少量残して入れ，静かに混ぜ合わせてから火を止め，さらによく練る．
② 台の上に残したきな粉をふり，①の粗熱がとれたらその上で，8 mm 位の厚さに伸ばし，1.5 cm 角位のキャラメル型に切る．

＊市販菓子を利用して

（例1）

献　立	材　料	1人分分量
プリンアラモード	プリン	50 g
	バナナ	20 g
	いちご	20 g
	キウイフルーツ	20 g
	生クリーム	10 g
	砂糖	3 g
麦茶	麦茶	150 ml

エネルギー(kcal)	たんぱく質(g)	脂質(g)	カルシウム(mg)	鉄(mg)
155	3.6	7.0	61	0.6

（例2）

献　立	材　料	1人分分量
クラッカーサンド	ソーダクラッカー	12 g
	クリームチーズ	5 g
	ジャム	1 g
	きな粉	2 g
	黒砂糖	3 g
牛乳	牛乳	100 ml

エネルギー (kcal)	たんぱく質 (g)	脂質 (g)	カルシウム (mg)	鉄 (mg)
158	5.7	7.2	133	0.4

〔つくり方〕

(例1)
① 生クリームに砂糖を加えて泡立てる．果物は適当な大きさに切る．
② プリンに果物を飾り，生クリームを絞る．

(例2)
① 黒砂糖は刻んで鍋に入れ，同量の水を加えて火にかける．とろみがついてきたら，火を止め，きな粉を加えて混ぜる．
② クリームチーズとジャム，①の2種類のサンドをつくる．

＊市販菓子を組み合わせて

(例1)

献立	目安量	1人分 分量
みたらし団子 牛乳	1本	50 g 100 ml

エネルギー (kcal)	たんぱく質 (g)	脂質 (g)	カルシウム (mg)	鉄 (mg)
166	4.9	4.0	112	0.2

(例2)

献立	目安量	1人分 分量
ポテトチップス いちご 牛乳	10枚 3粒	15 g 50 g 100 ml

エネルギー (kcal)	たんぱく質 (g)	脂質 (g)	カルシウム (mg)	鉄 (mg)
167	4.5	9.2	122	0.5

(例3)

献立	目安量	1人分 分量
アイスクリーム ビスケット	小1個 2枚	60 g 15 g

エネルギー (kcal)	たんぱく質 (g)	脂質 (g)	カルシウム (mg)	鉄 (mg)
173	3.4	6.3	134	0.2

6.8 演　　習

① 幼児食に用いられる食品をあげ，6つの食品群に分類する．

② 幼児の好む食品と料理，幼児に嫌われる食品と料理を調べ，その理由を考える．

③ 季節ごとの行事食をアレンジして，幼児に適した献立を考える．

④ 郷土食を調べ，幼児に適した形態と味に工夫する．

7. 学童期・思春期の食生活

7.1 心身の発育の特徴

a. 身体発育の特徴

満6歳から12歳までを学童期といい，一般に小学生をさす．小学校高学年になると発育が急進し，個人差，男女差が著しくなり，この頃より第二次性徴が完成するまでを思春期という．

小学校1～4年生頃は，幼児期に続いて緩やかに成長するが，小学校4～6年生頃になると身体発育が著しく進む．乳幼児期の身体発育促進を第1急伸期というのに対して，ほぼ小学校高学年を第2急伸期という．第2急伸期は，女子の方が男子より1～2年早く始まり，女子では9～11歳で，男子は11～12歳で発育量がピークとなる（昭和57年度生まれの男女の年間発育量の比較を図7.1に，昭和25年度から50年間にわたる身長，および体重の年次推移（男女比較）を図7.2，7.3に，

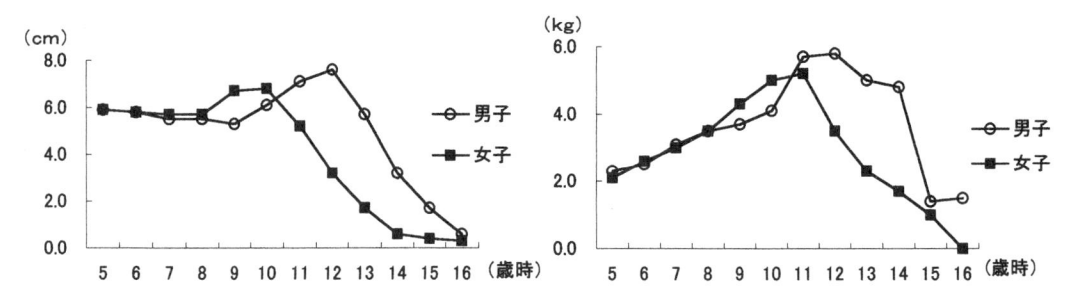

	歳時	身長の年間発育量 (cm)		体重の年間発育量 (kg)	
		男子	女子	男子	女子
幼稚園	5	5.9	5.9	2.3	2.1
小学校	6	5.8	5.8	2.5	2.6
	7	5.5	5.7	3.1	3.0
	8	5.5	5.7	3.5	3.5
	9	5.3	6.7	3.7	4.3
	10	6.1	**6.8**	4.1	5.0
	11	7.1	5.2	5.7	**5.2**
中学校	12	**7.6**	3.2	**5.8**	3.5
	13	5.7	1.7	5.0	2.3
	14	3.2	0.6	4.8	1.7
高等学校	15	1.7	0.4	1.4	1.0
	16	0.6	0.3	1.5	0.0

図 7.1 身長および体重の年間発育量の男女比較（左：身長，右：体重）
平成12年度の学校保健統計調査報告書（文部科学省）をもとに，昭和57年生まれの男子および女子の年間発育量（身長および体重）を追跡したものである．たとえば5歳時の年間発育量は，平成元年度調査の6歳児の体位から昭和63年度調査の5歳児の体位を引いたものである．表中の太字の部分は最大の年間発育量を示す．

7.1 心身の発育の特徴

また最近の2年間（平成11年度および12年度調査）における男女の年齢別の身長および体重の平均値を表7.1に示す）．

また，体位の向上とともに体力・運動能力も幼児期にくらべ発達する時期であるが，文部科学省による体力・運動能力調査報告書では，最近10年以上，1970年代より体力・運動能力の減少が見られる．これらは子どもたちの生活環境の変化によるものと思われる．

学童期は，身長や体重の増加とともに内臓，筋肉，骨格の成長が著しく，乳歯から永久歯に変わる時期である．乳歯の脱落は7歳前後に始まり，12～13歳頃までに永久歯に生えかわる．よい歯の形成と咀嚼力をつける大切な時期である．

思春期は，第二次性徴によって形態的にも生理的にも性的成熟をする．女子では，乳房，乳腺，骨盤の発達，性毛の発生，生殖器の発達，初経（初めての月経出血），皮下脂肪の増加による丸みを帯びた体格への変化などが起こる．男子では，睾丸の増大，性毛の発生，声変わり，精通（初めての射精）などがみられる．

[身長平均値の年次推移]

		昭和25	35	45	55	平成2	12
5歳	男	104.4	107.4	109.6	110.3	110.9	110.7
	女	104.5	106.2	108.5	109.4	110.1	109.9
8歳	男	118.4	121.9	125.5	126.9	128.1	128.1
	女	117.6	121.1	124.6	126.2	127.4	127.5
11歳	男	131.1	136.2	140.5	142.9	144.4	145.3
	女	131.7	138.1	142.9	144.9	146.3	147.1
14歳	男	147.3	155.1	160.5	163.6	164.5	165.5
	女	146.6	150.7	154.2	156.0	156.4	156.8
17歳	男	161.8	165.0	167.8	169.7	170.4	170.8
	女	152.7	153.7	155.6	157.0	157.9	158.1

[体重平均値の年次推移]

		昭和25	35	45	55	平成2	12
5歳	男	17.3	17.7	18.5	19.0	19.3	19.2
	女	16.8	17.2	18.0	18.5	19.0	18.8
8歳	男	22.4	23.2	25.0	26.0	27.2	27.7
	女	21.8	22.7	24.4	25.5	26.6	27.0
11歳	男	28.7	30.7	33.8	36.2	38.0	39.4
	女	28.8	32.3	35.7	37.3	38.9	40.1
14歳	男	39.7	45.3	49.6	52.4	54.2	55.4
	女	41.2	45.3	48.3	49.6	50.2	50.7
17歳	男	52.6	56.1	58.7	60.6	62.0	62.6
	女	49.1	50.4	52.1	52.1	52.8	53.1

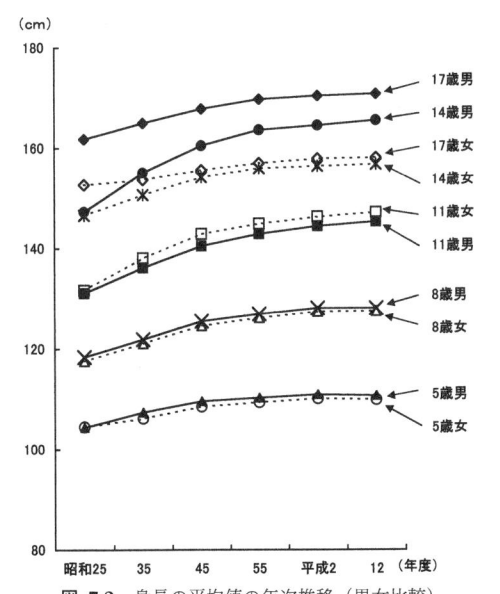

図 7.2 身長の平均値の年次推移（男女比較）
平成12年度の学校保健統計調査報告書（文部科学省）をもとに作成

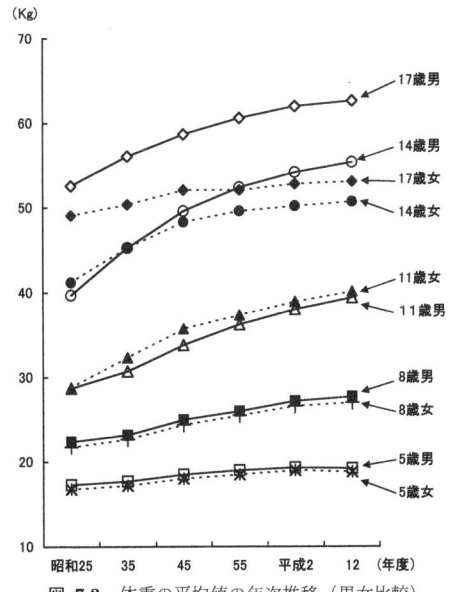

図 7.3 体重の平均値の年次推移（男女比較）
平成12年度の学校保健統計調査報告書（文部科学省）をもとに作成

表 7.1 男女の年齢別身長および体重の平均値（平成11年度および12年度）

区分			身長 (cm)		体重 (kg)	
			平成11年度	平成12年度	平成11年度	平成12年度
男	幼稚園	5歳	110.8	110.7	19.2	19.2
	小学校	6歳	116.6	116.7	21.7	21.8
		7歳	122.4	122.5	24.4	24.4
		8歳	128.0	128.1	27.7	27.7
		9歳	133.5	133.6	31.2	31.2
		10歳	139.1	139.1	**35.1**	35.1
		11歳	145.3	145.3	39.3	39.4
	中学校	12歳	152.7	**152.9**	45.1	**45.4**
		13歳	**160.0**	160.0	50.2	**50.4**
		14歳	**165.5**	165.5	55.3	**55.4**
	高校	15歳	168.5	**168.6**	59.3	59.7
		16歳	170.2	170.1	61.1	61.2
		17歳	170.9	170.8	62.4	62.6
女	幼稚園	5歳	109.9	109.9	18.8	18.8
	小学校	6歳	115.8	115.8	21.3	21.3
		7歳	121.6	121.7	23.8	23.8
		8歳	127.4	127.5	27.0	27.0
		9歳	133.5	133.5	**30.7**	30.7
		10歳	140.3	140.3	34.9	34.9
		11歳	**147.1**	147.1	40.0	40.1
	中学校	12歳	**152.2**	152.1	**45.1**	45.0
		13歳	155.1	155.1	48.2	48.3
		14歳	156.7	156.8	**50.7**	50.7
	高校	15歳	157.3	157.3	52.2	52.1
		16歳	157.8	157.7	53.1	53.0
		17歳	158.1	158.1	53.1	53.1

注：1　平成12年度の学校保健統計調査報告書（文部科学省）による．
　　2　年齢は，各年4月1日現在の満年齢である．
　　3　太字の部分は，昭和23年度の調査実施以来過去最高を示す．

b. 精神の発達の特徴

1) 小学生

小学校6年間には，心理的変化がかなりみられる．

低学年（1～2年）の時期は，自己中心性が次第に減少し，他人との関係で相手の立場や人格を尊重し，自分をコントロールすることができるようになる．自我意識は発達するが，判断力などは大人に頼ることが多い．ものの考え方は具体的である．

中学年（3～4年）の時期は，仲間意識が強くなり仲間集団との行動が多くなる．客観的に考えることができるようになり，判断力もついてくる．個人差が大きく出てくる時期である．

高学年（5～6年）の時期は，自立心が強くなり，社会的なことについても判断し行動できるようになり，責任感，協調性，自制心が発達してくる．しかし，依存心と自立心の間で葛藤が起こりやすく，大人に対して反抗的になる児童も出てくる．

2) 中学生・高校生

この時期は，判断力，思考力，推理力などの論理的能力が著しく発達する．客観的に自分や他人をみることによって，社会的に位置づけることができ，自立心が旺盛になるが，大人との間に摩擦がおきやすく反抗となってあらわれる．また，性的な成熟が著しく，情緒的に不安定になることが多い．反抗，非行，苦悩などの面で，行きすぎを生じやすくなる．友人関係ではいろいろなことを共有しながら，助け合う関係をつくり，幅広く活

動する.

c. 栄養の特徴

基礎代謝量は，年齢とともに増加し，男子は15～17歳，女子は12～14歳が最高となるが，それに伴って，著しい身体発育やそれぞれの運動量を考慮した栄養素が必要となってくる．それは栄養所要量（表3.4～3.9）として定められている．また，栄養所要量を満たすためには，1日にどんな食品をどれだけ摂取したらよいかの目安が決められている．それは年齢区分別食品構成（表3.11）である．

1）エネルギー

この時期は，旺盛な発育のための成長エネルギーと活発な生活活動のための消費エネルギーが必要であり，男子では15～17歳で2,750 kcal，女子では12～14歳で2,300 kcal（それぞれ生活活動強度Ⅲ）が最高となる（表3.4）.

2）たんぱく質

この時期は，身長の伸び，筋肉・骨量の増加，貧血の防止のために良質な動物性たんぱく質を全所要量の45～50％を確保し，十分摂取する必要がある．たんぱく質所要量は12～14歳で男女とも最高となり，男子で85 g，女子で70 gに設定される（表3.6）.

3）脂質

脂肪エネルギー比率は，成長，発育を考えて25～30％とする．ただし，18歳未満であっても10歳代後半については，脂質の過剰摂取はコレステロール値を高め，動脈硬化促進の可能性が高くなるため，脂質エネルギー比率は25％に近づけることが望ましい．また，量ばかりでなく質の問題として，多過不飽和脂肪酸を多く含む植物油を多めにとるよう，脂肪酸のバランスにも注意したい．

4）カルシウム

骨や歯の発育，骨密度の増加，筋肉の収縮や神経の伝達の調節，血液凝固などの重要な役割をするカルシウムは，十分摂取しなければならない．また，カルシウム代謝にはたんぱく質，ビタミンD，リンなどが関与するので，これらもカルシウムとの関係を考慮しながら十分摂取する必要がある．この時期のカルシウム摂取は，老後の骨粗鬆症発症に大きく関係している．この時期の摂取量は，男子12～14歳で900 mg，女子9～17歳で700 mgで，全生涯を通じて最高である．

5）鉄

この時期は，身長の急伸，筋肉の増加，女子ではさらに月経により，鉄の所要量は最高となり12 mgである．鉄の摂取が不足すると，鉄欠乏性貧血が起こる．鉄の吸収率は低く，10～15％である．たんぱく質，銅，ビタミンCは，鉄の吸収率をよくする．そのためには，レバー，肉類，卵類，豆類，緑黄色野菜などを摂取するとよい．

6）ビタミン類

ビタミンは，摂取された栄養素の代謝に欠くことができない．大部分のビタミンは，体内で合成することができないので，食物として摂り入れなければならない．調理により損失しやすいので，その点を考慮することが必要である．体の抵抗力や夜盲症に関係するビタミンA，カルシウムの吸収を助けるビタミンD，不足すると脚気症状を呈するビタミンB_1や口角炎を呈するビタミンB_2，抵抗力低下，壊血病を呈するビタミンCなどがあげられる．

d. 食生活の特徴

いままで述べたように，学童期・思春期は，健全な心身の育成のために，より多くの栄養素が必要であるにもかかわらず，社会的因子，心理的因子が下記のように食生活を大きく乱す時期でもある．

1）欠食・孤食

子どもたちの習いごと・塾通い・部活動や母親の就業などで，個人スケジュールが過密化し，食事時間が合わず，食生活が乱れて，欠食，孤食が増加している．塾に行く前の軽食やおやつ，途中の買い食い，帰宅後の食事，夜食などをとることにより，食事とおやつ，夜食との区別が不明確になっている．

朝食の欠食について，日本学校保健会の調査（図7.4）によると，小学3～4年生から高校生と

年代があがるにつれて毎日食べる子どもが男子で91.3%から74.2%，女子で92.9%から80.7%と下がっている．また，年々朝食の欠食が増えている．欠食の理由をみると（図7.5），朝起きるのが遅くて時間がない，食欲がないが大半をしめている．また，孤食も増加している．栄養のアンバランスだけでなく，精神のアンバランスも引き起こしている．

2）間食・夜食

学童期における間食は，栄養を補う意味と精神的満足のために必要であるが，正しくとられていないのが現状である．すなわち，間食は市販品のものが多く，自分で買って食べることもあり，間食の過剰摂取は次の食事に影響し，食生活のリズムが崩れてくる．また夜食は，受験勉強や夜型の生活によって摂取することが多くなっている．朝食が摂れないことや肥満の原因になっている．

3）偏 食

この時期の偏食は，幼児期のそれとは異なる点がみられる．精神的ストレスや社会的要因によって，食物摂取に偏りが発生する場合が多くなる．ダイエットの実践からくるもの，摂食障害につながるものなどがみられる．原因を正しくみきわめ，是正しなければならない．栄養の偏りは当然，疲れやすいなどの体の不調を引き起こしてくる．

4）肥 満

過剰な栄養摂取や運動不足が引き起こす単純性肥満と，先天性あるいは内分泌性の疾患による症候性肥満がある．この時期の肥満は，将来の生活習慣病につながる場合が多く，また高脂血症，高血圧，糖尿病などの合併症もみられ，いじめなどにより心理的な問題発生につながることもある．これらのことから肥満予防対策は大変重要である．食事では，脂質，糖質の摂取を減らし，運動不足にならないよう生活を改善し，間食，夜食の習慣を是正することが大切である．

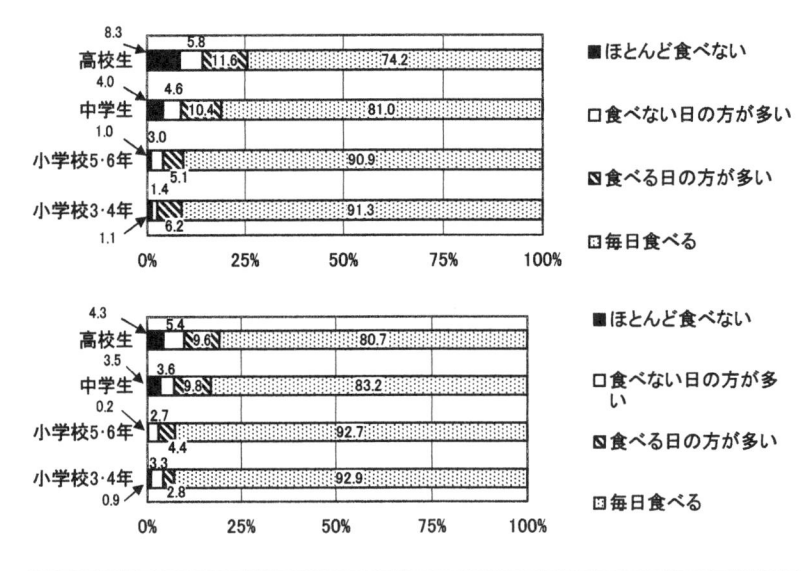

区分	小学校3・4年	小学校5・6年	中学生	高校生	計
男子	456	511	910	1,021	2,898
女子	432	487	873	1,905	3,697
計	888	998	1,783	2,926	6,595

図7.4 学校に行く日の朝食の摂取状況（上：男子，下：女子，平成10年度）
調査対象は，協力を得られた全国10都県計45校の児童生徒6595人（平成10年4月～平成11年2月調査）．
（財団法人日本学校保健会「平成10年度児童生徒の健康状態サーベイランス事業報告書」2000）

5) 高脂血症

食事の洋風化が進み，子どもたちが動物性脂質を多く摂取する傾向がある．手軽に外食をしたり，スナック菓子を食事代わりにしたり，孤食などにより，栄養摂取のバランスがくずれ脂質の摂取が多くなり，コレステロールの過剰摂取が促される．

小学生・中学生の嗜好傾向をみると，カレーライス・焼き肉・ハンバーグ・スパゲティ・シチューなど脂肪を多く含む食品や料理が好まれ，しかもこれらの偏食癖は固定化しやすい．嫌いなものとしてあげられる野菜や魚は和風の料理ではいろいろな調理法があるので，献立を工夫し，和風の料理を子どもたちに食べさせるようにしたい．和風の料理は比較的脂質の摂取も少なくてすむ．

食事だけでなく運動不足もまた，高脂血症には大きく影響する．体力・運動能力の向上のためにも，十分に体を動かすことが大切である．

6) 貧血

思春期に起こる貧血は，栄養素の摂取の偏りからくる鉄欠乏性貧血が多い．思春期の急激な身体の発育，女子では月経開始に伴う血液の損失，極端な食事制限，欠食，外食，間食などの食生活の乱れが原因として考えられる．

7) ダイエット

とくに思春期の女子は男子より自己の容姿に完全なものを求めやすく，無理な間違ったダイエットを実行しやすい．自分の体型についての調査（図7.6）によると，「かなりやせたいと思っている」は，男子では中学生7.0%，高校生8.8%に対して女子では中学生35.4%，高校生44.6%と大きな差がみられる．またダイエットの経験の調査（図7.7）によると，「ダイエットを実行した」は，男子では中学生10.1%，高校生14.8%に対して女子では中学生31.1%，高校生48.6%を占め，「ダイエットを実行したいと思っている」も含めると，男子では中学生29.2%，高校生38.4%に対して女子では中学生80.9%，高校生90.8%に達し，男子と大きな差がみられる．間違ったダイエットにより筋力や基礎代謝が低下し，かえって肥りやすい体質になったり，骨密度の低下から骨粗鬆症を引き起こす原因になり，とくに女子に正しいダイエットの食教育が十分なされることが必要である．

8) 摂食障害

9章でも述べるように，摂食障害には拒食，神

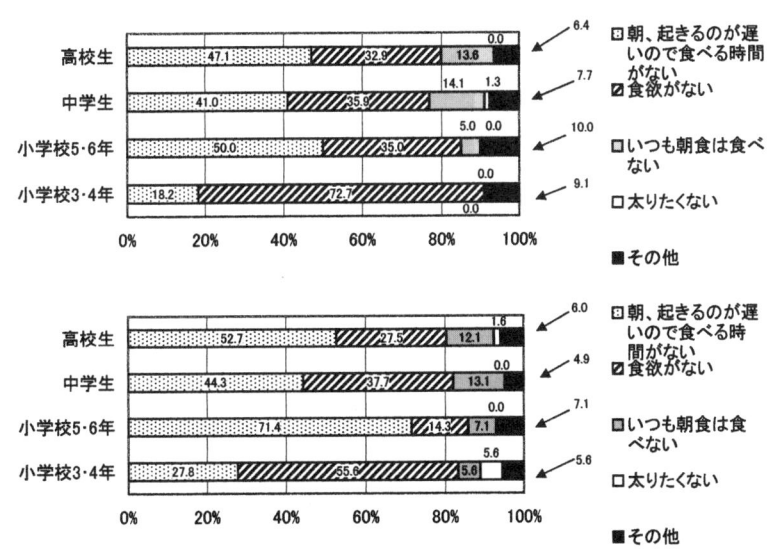

図7.5 朝食をとらない理由（上：男子，下：女子，平成10年度）
調査対象は，図7.4の調査のうち，朝食を「食べない日の方が多い」「ほとんど食べない」と答えた524人．
（財団法人日本学校保健会「平成10年度児童生徒の健康状態サーベイランス事業報告書」2000）

経性食欲不振症（anorexia nervosa）と，過食，神経性過食症（anorexia bulimia）がみられる．この両者は交互にくり返されることもある．

思春期の女子に多発する心身症であるが，近年発症が低年齢化し，小学生や男子にもみられる．社会・家族・本人の資質などの複数の要因が複雑に絡み合った症候群であるといわれている．診断には米国精神医学協会精神障害分類（DSM-IV）の診断基準がよく用いられる（表7.2, 7.3）．

拒食症は精神の安定をはかりつつ食事のケアを丁寧に行うが，治療はむずかしく，深刻な身体合

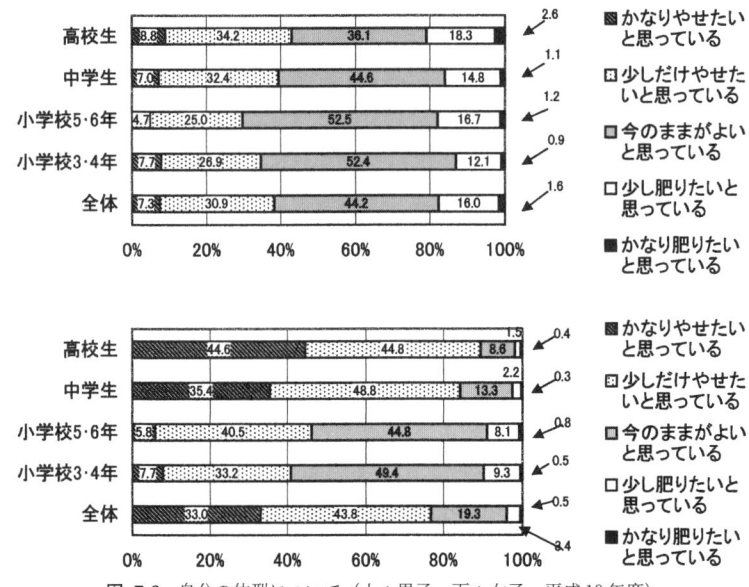

図 7.6 自分の体型について（上：男子，下：女子，平成10年度）
調査対象は，図7.4に同じ．（財団法人日本学校保健会「平成10年度児童生徒の健康状態サーベイランス事業報告書」2000）

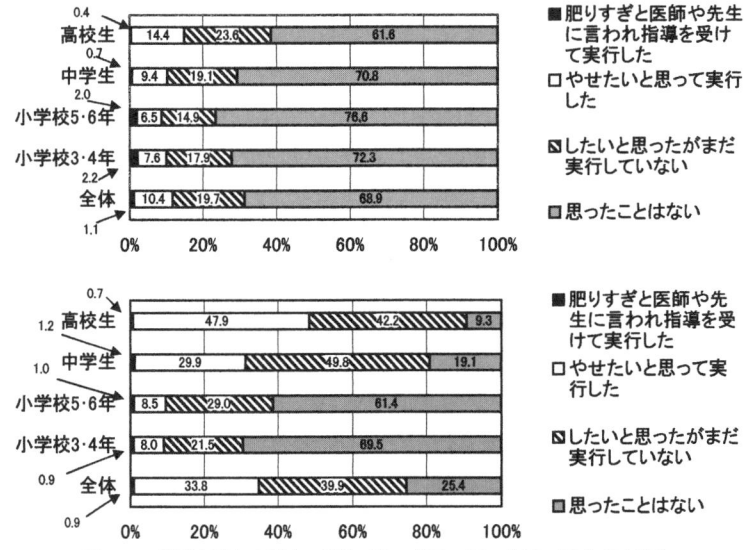

図 7.7 体重を減らす努力の経験（上：男子，下：女子，平成10年度）
調査対象は，図7.4に同じ．（財団法人日本学校保健会「平成10年度児童生徒の健康状態サーベイランス事業報告書」2000）

表 7.2　神経性食欲不振症

A.	本来の体重から15％以上のやせ，または健康な必要最低体重の維持を拒否
B.	やせていながら体重増加や肥満に異常な恐怖を抱く
C.	身体への認知感覚障害と病識の欠如
D.	生理のある者では3カ月以上の無月経
タイプ	①　やせ型 ②　過食・嘔吐・下痢・利尿剤の乱用型

表 7.3　神経性過食症

A.	反復する過食発作 　1）一挙に過剰量の食物摂取 　2）食べる勢いをコントロールできない無力感
B.	定期的に自己誘発嘔吐，下剤，利尿剤にふける
C.	平均週2回以上の過食と随伴行動が3カ月続く
D.	容姿と体重にとらわれた自己評価
E.	拒食期のみ過食発作が消失
タイプ	①　自己誘発嘔吐・下剤・利尿剤の乱用型 ②　過食した分の調節に，食ぬき，過剰な運動を用いる型

併症や感情障害，うつ病，万引きや放火，薬物，アルコール依存症などの精神障害にも発展しやすい．重症になると心機能の低下から突然死に至る生命の危機も伴う．一度発症すると再発をくり返しやすい．

このように恐ろしい病気であるが，摂食障害の本人には「自分が病気である」という意識がない場合が多い．このため周囲が早い時期に気づき，病気であることを自覚させることが大切である．このとき，本人の意思を尊重し，指導的になったり命令口調にならないようおだやかに助言するようにする．また，少し回復した時期にほめることは，自分ではやせた体をよいと思っているので逆効果になってしまうこともあるから気をつけたい．

マスコミによる安易なやせ志向の助長は厳に慎むべきである．正しい食習慣により健康を維持するよう，日頃から食教育をしっかりすることが予防となる．

7.2　学校給食

a.　意義と目標

学校給食は，1954（昭和29）年の「学校給食法」の制定により，大部分の小・中学校で実施されており，児童および生徒の食生活を通しての心身の健全な発達，および生涯を通しての健康教育の場として考えられている．したがって，それは学校教育のなかでは特別活動のなかの「学級活動」として実践されており，以下の4項目が目標としてあげられている．

①　日常生活における食事について正しい理解と望ましい習慣を養うこと．
②　学校生活を豊かにし，明るい社会性を身につけること．
③　食生活の合理化，栄養の改善および健康の増進を図ること．
④　食料の生産，配分および消費について正しい理解に導くこと．

b.　給食指導

学校給食は，成長期にある児童生徒の心身の健全な発達のために，バランスのとれた栄養豊かな食事を提供することにより健康の増進・体位の向上を図り，正しい食事のあり方や望ましい食習慣を身につけ好ましい人間関係を育てるなど，多様で豊かな教育的ねらいをもっている．したがって，給食指導は学校全体の健康教育のなかで重要な役割をもち，積極的に取り組むことが求められている．

小学生の給食指導のねらいは，健康の保持と増進のための食事のとり方，食事の場にふさわしい環境づくり，食生活の健康に対する影響などについての関心を高める．また，よいマナーで気持ちよく食事をし，多くの人びとと触れ合い協力し合うという内容が考えられている．教師は，児童と一緒に給食を食べることにより，手洗い，準備，食事中のようす，後片づけなどを観察し，改善することを心がけなければならない．

c. 学校栄養職員から栄養教諭へ

現在，学校栄養職員は，内容豊かな給食を提供するばかりでなく，給食指導の面でも学級担任への協力などにより積極的に参加することが求められる．また，保護者に働きかけ，学校，家庭，地域との連携を図り，大きく貢献し，人びとの理解と協力を得ることが大切である．そのためには，以下にあげる具体策が考えられる．① 食事調査などにより，家庭や地域における食生活を把握する．② 献立や給食だよりなどの紹介で，献立や給食のようすなどを紹介する．③ 学校給食の参観，試食会などにより，給食への理解と関心を高めるばかりでなく，家庭における食生活の具体的な課題を見出すことに役立てる．④ 親子料理教室や，食生活と健康，栄養などについて講習会を開催する．⑤ 地場産物の活用や郷土食，行事食などにより，地域の産業や文化に関心をもたせ，食物生産の苦労，感謝する心を育む手助けをする．

しかし，子供をとりまく食生活の乱れが年々深刻化するなか，これを改善指導するために教員としての資質を備えた「栄養教諭」が求められ，文部科学省は 2005 年 4 月からの制度の実施を目指している．栄養教諭は学校栄養職員の役割を広げ，これまでの給食管理に加え，教育の観点から児童生徒への個別の相談指導（偏食，肥満，誤ったダイエット，食物アレルギー，欠食などについて）をし，授業や給食時間において栄養，食習慣，食文化，マナーなどを教え，ほかの教職員，保護者，地域と協力して，子供たちの食生活を改善する役割を担う．

d. 学校給食の栄養基準と食品構成

学校給食においては「児童生徒 1 人 1 回当たりの平均栄養所要量の基準」（表 7.4）が定められている．エネルギーは 1 日の 33%，たんぱく質は 40% 程度，カルシウムは 50%，鉄は 33%，ビタミン類は基本的には 33%，ただし，ビタミン B_1，B_2 は 40% としている．食物繊維は摂取エネルギー 1000 kcal 当たり 10 g で換算し，ナトリウム（食塩相当量）は 3 g 以下，マグネシウムおよび亜鉛を新たに目標値として示している．

現代の子供の食生活をみると，嗜好品，食べやすい料理が好まれ，菓子や肉類を多くとり，魚や野菜類の摂取が少ない傾向にあり，栄養がアンバランスである．学校給食は，このような状況に対処し，バランスのとれた栄養豊かな食事を児童生徒に提供することが基本である．よって，学校給食における食品構成では，食品の種類の選択を幅広くし，食事内容の充実，栄養所要量の均衡を図るよう配慮している．実施にあたっては，家庭で

表 7.4 児童または生徒 1 人 1 回当たりの平均栄養所要量の基準（文部科学省「学校給食実施基準」平成 15 年改正）

区　分	栄　養　量			
	児童 (6歳〜7歳)	児童 (8歳〜9歳)	児童 (10歳〜11歳)	生徒 (12歳〜14歳)
エネルギー (kcal)	580	650	730	830
たんぱく質 (g)	21	24	28	32
脂肪 (%)	学校給食による摂取エネルギー全体の 25%〜30%			
ナトリウム（食塩相当量）(g)	3 以下	3 以下	3 以下	3 以下
カルシウム (mg)	300	330	350	400
鉄 (mg)	3	3	3	4
ビタミン A (μgRE)	120	130	150	190
ビタミン B_1 (mg)	0.3	0.3	0.4	0.4
ビタミン B_2 (mg)	0.3	0.4	0.4	0.5
ビタミン C (mg)	20	20	25	25
食物繊維 (g)	5.5	6.5	7	8

注：1　表に掲げるもののほか，次に掲げるものについてもそれぞれ示した摂取量について配慮すること．
　　　マグネシウム：児童（6歳〜7歳）60 mg　　児童（8歳〜9歳）70 mg　　児童（10歳〜11歳）80 mg
　　　　生徒（12歳〜14歳）110 mg
　　　亜鉛：児童（6歳〜7歳）2 mg　　児童（8歳〜9歳）2 mg　　児童（10歳〜11歳）2 mg
　　　　児童（12歳〜14歳）3 mg
　　2　この所要栄養量の基準は，全体的な平均値を示したものであるから，適用にあたっては，個々の健康および生活活動などの実態並びに地域の実情などに十分配慮し，弾力的に運用すること．

の食生活の指標になるよう，特に，日本の食文化の継承，豆類の摂取，小魚類・牛乳の摂取などについて十分配慮・工夫するよう求められている．

e. 学校給食の実施状況

学校給食の型としては，以下の3種類が実施されている．

① 完全給食（パンまたは米飯，ミルク，おかず）
② 補食給食（ミルク，おかず）
③ ミルク給食（ミルク）

調理方式としては，単独校給食と共同調理給食がある（表7.5）．

f. 学校給食の衛生

学校給食が衛生的で安全であることは必要不可欠である．食中毒の発生の防止のため，日常の手洗い，調理器具の洗浄，加熱調理，食品管理，および施設設備に関する基本的事柄などについて定期的な検査・点検を徹底しなければならない．また，調理従事員は活動的で清潔な専用白衣，三角巾（または帽子），マスクを着用し，頭髪などが食物に混入しないように注意しなければならない．

7.3 実　　習

表7.5 学校給食実施状況

区分	幼児・児童・生徒総数	実施率（幼児・児童・生徒数比）			
		計	完全給食	補食給食	ミルク給食
小学校	724万人	99.3% (719万人)	98.60%	0.30%	0.50%
	[730万人]	[99.3% (725万人)]	[98.5%]	[0.3%]	[0.5%]
中学校	386万人	82.1% (317万人)	68.30%	0.50%	13.30%
	[399万人]	[82.0% (327万人)]	[67.5%]	[0.5%]	[14.0%]
小計	1,110万人	93.3% (1,036万人)	88.00%	0.40%	4.90%
	[1,129万人]	[93.2% (1,052万人)]	[87.6%]	[0.4%]	[5.3%]
諸特殊学校教育	9万人	89.3% (8万人)	87.70%	0.00%	1.60%
	[9万人]	[88.8% (8万人)]	[86.1%]	[0.0%]	[1.7%]
高等学校夜間定時制	10万人	73.3% (7万人)	50.80%	22.50%	0.00%
	[10万人]	[72.1% (7万人)]	[51.6%]	[20.5%]	[0.0%]
計	1,130万人	93.1% (1,052万人)	87.70%	0.60%	4.90%
	[1,148万人]	[93.0% (1,068万人)]	[87.2%]	[0.5%]	[5.2%]

注：平成14年5月1日現在（文部科学省）
　　[ ]内は，平成13年度の数値である．
　　中学校には中等教育学校前期課程を含む．

表7.6 小学校低学年1日分の献立例

	献立	材料	1人分分量
朝食	パン	ロールパン	60g
	ポテトサラダ	じゃがいも	30g
		ハム	10g
		たまねぎ	10g
		きゅうり	10g
		にんじん	15g
		レタス	10g
		トマト	20g
		マヨネーズ	10g
		食塩/こしょう	0.4/少々
	フルーツヨーグルト	バナナ	20g
		りんご	20g
		全脂無糖ヨーグルト	50g
	牛乳	牛乳	180ml
給食	ご飯	精白米	60g
	八宝菜	豚こま	30g
		いか	20g
		むきえび	20g
		ピーマン	10g
		たまねぎ	40g
		にんじん	20g
		たけのこ	20g
		白菜	80g
		もやし	40g
		干ししいたけ	1g
		食塩/こしょう	1.5/少々
		しょうゆ	1ml
		ごま油	1ml
		でん粉	4g
		油	5ml
		中華スープの素	1g
		化学調味料	0.1g
		水	70ml
	春雨スープ	春雨	7g
		ハム	5g
		さやえんどう	5g
		チキンスープ	150ml
		食塩/こしょう	1.1/少々

献立	材料	1人分分量
間食	カスタードプリン	卵	25 g
		牛乳	40 ml
		砂糖	8 g
		バニラエッセンス	少々
		砂糖	8 g
		水	6 ml
		バター	少々
夕食	ご飯	精白米	60 g
	生揚げと野菜の煮物	生揚げ	60 g
		じゃがいも	70 g
		にんじん	30 g
		たまねぎ	50 g
		さやいんげん	20 g
		砂糖	5 g
		しょうゆ	10 ml
		酒	8 ml
		だし汁	100 ml
	いんげんまめの煮豆	いんげん豆	25 g
		砂糖	10 g
	みそ汁	たまねぎ	10 g
		小松菜	10 g
		赤みそ	12 g
		だし汁	150 ml

エネルギー (kcal)	たんぱく質 (g)	脂肪エネルギー比率(%)	カルシウム (mg)	鉄 (mg)
1,715	65.9	28	759	10.8

〔つくり方〕

八宝菜
① いかは短冊に切り，えびとともに軽くゆでる．
② たけのこ，にんじんは薄切り，ピーマン，白菜は短冊切り，水で戻した干ししいたけは削ぎ切り，たまねぎはくし型に切る．もやしは洗う．
③ 豚こま，たまねぎ，たけのこ，にんじん，しいたけの順に炒め，白菜を加えて熱湯を入れて煮込む．
④ 材料に火が通ってきたら，①，ピーマン，もやしを入れて調味料で味をととのえる．
⑤ でん粉でとろみをつけ，ごま油を回し入れ，香りづけをして仕上げる．

春雨スープ
① 春雨は，湯で戻して適当な長さに切っておく．
② さやえんどうは，軽くゆでハムとともにせん切りにする．
③ スープに調味し，材料を加える．

カスタードプリン
① 卵は割りほぐす．牛乳に砂糖を入れて温め，さめたら卵と混ぜて裏ごしし，バニラエッセンスを加える．
② 砂糖と水でカラメルソースをつくり，バターをぬったプリン型に流す．
③ プリン型に卵液を注ぎ，蒸し器に入れ，中火で12～13分間蒸す．

生揚げと野菜の煮物
① 生揚げは，熱湯で3～4分下ゆでし，8つに切る．
② じゃがいもは，皮をむいて8つ割りにし水にさらす．
③ にんじんは一口大に，たまねぎはくし型に切る．
④ 鍋にじゃがいも，にんじん，たまねぎとだし汁を入れ，煮立ったら生揚げを加えて調味し，材料がやわらかくなるまで弱火で煮る．仕上げにいんげんを加えて少々煮る．

表 7.7 小学校高学年1日分の献立例

献立	材料	1人分分量
朝食	パン	食パン	90 g
		ジャム	15 g
	野菜サラダ	ロースハム	10 g
		キャベツ	40 g
		きゅうり	15 g
		にんじん	10 g
		マヨネーズ	8 g
	牛乳	牛乳	200 ml
給食	ご飯	精白米	100 g
	牛肉の八幡巻き	牛もも薄切り	60 g
		ごぼう	30 g
		にんじん	30 g
		しょうゆ	10 ml
		砂糖	6 g
		みりん	3 ml
	かき揚げ	たまねぎ	30 g
		にんじん	5 g
		ピーマン	5 g
		小麦粉	10 g
		油	13 ml
	かぼちゃの煮つけ	かぼちゃ	80 g
		砂糖	5 g
		しょうゆ	4 ml
		だし汁	20 ml
	おひたし	ほうれん草	60 g
		しょうゆ	3 ml
	かき玉汁	卵	20 g
		みつ葉	5 g
		でん粉	2 g
		薄口しょうゆ	2 ml
		食塩	0.9 g
		だし汁	150 ml
間食	ブラマンジェ	牛乳	70 ml
		コーンスターチ	6 g
		砂糖	7 g
		バニラエッセンス	少々
		キウイフルーツ	20 g
夕食	ご飯	精白米	90 g
	きんめ鯛の煮付け	きんめ鯛	60 g
		しょうゆ	10 ml
		砂糖	2 g

	献立	材料	1人分分量
夕食		みりん	10 ml
		しょうが	1 g
		水	30 ml
	チーズサンドはんぺん	はんぺん	15 g
		チーズ	20 g
	せん切りキャベツ	キャベツ	30 g
	きんぴら	ごぼう	30 g
		にんじん	15 g
		しょうゆ	3 ml
		砂糖	2 g
		油	3 ml
	みそ汁	じゃがいも	20 g
		もやし	10 g
		さやいんげん	10 g
		みそ	15 g
		だし汁	150 ml

エネルギー (kcal)	たんぱく質 (g)	脂肪エネルギー比率(%)	カルシウム (mg)	鉄 (mg)
2,158	78.5	25	707	10.5

〔つくり方〕

牛肉の八幡巻き
① ごぼう，にんじんは棒状に切り，ゆでる．
② 牛肉で①を巻く．
③ ②を炒めてしょうゆ，砂糖，みりんで味をととのえて煮上げる．

かき揚げ
① たまねぎは薄切りにし，にんじん，ピーマンはせん切りにする．
② 小麦粉をまぶして天ぷら衣を合わせ，形をととのえて揚げる．

かぼちゃの煮つけ
① かぼちゃは乱切りにする．
② しょうゆ，砂糖，だし汁に①を加えて煮上げる．

ブラマンジェ
① 牛乳，コーンスターチ，砂糖をあわせ，木じゃくしで混ぜながら十分に火を通し，火からおろしてバニラエッセンスを加える．
② ①を型に流し，冷やし固める．
③ ②を皿に盛り，裏ごししたキウイソースをかける．

金目鯛の煮付け
煮汁を煮立て，しょうがと金目鯛を入れ，落し蓋をして弱火で煮る．

表 7.8 中学生（男子）1日分の献立例

	献立	材料	1人分分量
朝食	サンドイッチ	食パン	80 g
		マーガリン	5 g
		卵	20 g
		マヨネーズ	5 g
		きゅうり	15 g
		チーズ	20 g
		トマト	25 g
		こしょう	少々
	牛乳	牛乳	200 ml
給食	ご飯	精白米	95 g
	シュウマイ	シュウマイの皮	25 g
		合挽き肉	60 g
		むきえび	20 g
		ねぎ	10 g
		干ししいたけ	1 g
		たけのこ	10 g
		卵	10 g
		しょうが	0.5 g
		にんにく	0.3 g
		しょうゆ	2 ml
		食塩/こしょう	0.4/少々
		でん粉	3 g
		グリーンピース	5 g
		マスタード	1 g
	辛味和え	春雨	10 g
		プレスハム	10 g
		きゅうり	10 g
		卵	10 g
		油	1 ml
		酢	10 ml
		砂糖	5 g
		しょうゆ	3 ml
		トウバンジャン	0.5 g
		ごま油	0.5 ml
	せん切りキャベツ	キャベツ	40 g
		パセリ	2 g
	コーンスープ	コーン缶（クリーム）	50 g
		たまねぎ	10 g
		マーガリン	5 g
		薄力粉	3 g
		チキンスープ	100 ml
		牛乳	50 ml
		食塩/こしょう	0.2/少々
間食	杏仁豆腐	粉寒天	0.8 g
		牛乳	60 ml
		水	30 ml
		砂糖	4 g
		いちご	20 g
		みかん缶	20 g
		黄桃缶	20 g
		砂糖	6 g
		水	50 ml
		アーモンドエッセンス	少々

献立	材料名	1人分分量
ご飯	精白米	95 g
鯵の南蛮漬け	鯵	75 g
	かたくり粉	3 g
	ねぎ	20 g
	唐辛子	少々
	揚げ油	13 ml
	酢	15 ml
	砂糖	3 g
	しょうゆ	3 ml
	水	12 ml
ほうれん草のごま和え	ほうれん草	50 g
	黒ごま	2 g
	砂糖	2 g
	しょうゆ	3 ml
沢煮椀	ごぼう	10 g
	たけのこ	10 g
	にんじん	10 g
	干ししいたけ	1 g
	みつ葉	5 g
	豚もも	10 g
	食塩	1 g
	しょうゆ	4 ml
	だし汁	180 ml

（夕食）

エネルギー (kcal)	たんぱく質 (g)	脂肪エネルギー比率 (%)	カルシウム (mg)	鉄 (mg)
2,352	90.4	29	836	14.0

〔つくり方〕

シュウマイ
① むきえびはすりつぶす．
② 干ししいたけは水で戻していしづきをとり，ねぎ，たけのこ，しょうが，にんにくと同様にみじん切りにする．
③ ①，②，合挽き，卵，調味料を合わせてよく練る．
④ 皮にあんを入れ，形をととのえグリンピースをのせる．

辛味和え
① 春雨は，ゆでて冷やし5 cmくらいに切る．
② きゅうりはせん切りにし，塩をふって水気を切る．
③ ハムはせん切りにし，ゆでて冷やす．
④ 卵は薄焼きにし，せん切りにする．
⑤ ①～④の材料を調味料で和えて仕上げる．

コーンスープ
① みじん切りしたたまねぎをマーガリンで炒め，小麦粉を加えて弱火で炒めチキンスープでのばす．
② ①にコーンと牛乳を加え，調味する．

杏仁豆腐
① 鍋に水，粉寒天を入れ，火にかけ砂糖，牛乳を加えて煮溶かし，型に流し固める．
② 砂糖，水，アーモンドエッセンスでシロップをつくり，冷やしておく．
③ ①をひし形に切り，シロップと一口大に切った果物を加える．

鯵の南蛮漬け
① 3枚におろした鯵は，水気を拭き，かたくり粉をまぶす．
② ねぎと唐辛子は，漬け汁と合わせておく．
③ 中温の油で①を揚げ，漬け汁に浸す．

7.4 演 習

① 各食品の栄養的特質を知り，小・中学生に必要な栄養を満たす1日分の献立を考えてみよう．

② 心身ともに，健康で豊かな食生活を営むためには，どんなことに注意したらよいか考えてみよう（栄養のアンバランス，脂質のエネルギー比率の増加，食習慣の偏り，健康や栄養についての不適切な情報などが，身近に発生していないだろうか）．

③ 自分の1日の食事記録をつけ，栄養価計算をし，問題点を探ってみよう．

④ 学校給食は，小・中学生の心身の発達にどのような貢献をしているか考えてみよう．

⑤ バイキング給食は，バランスのよい食事のパターンを学ぶのによい機会である．図7.8は小学校のバイキング給食のモデルである．ここにある料理を組み合わせて，1食分の給食の選択をするとしたら，生徒にどのようなアドバイスをしたらよいと思いますか．

7.4 演習

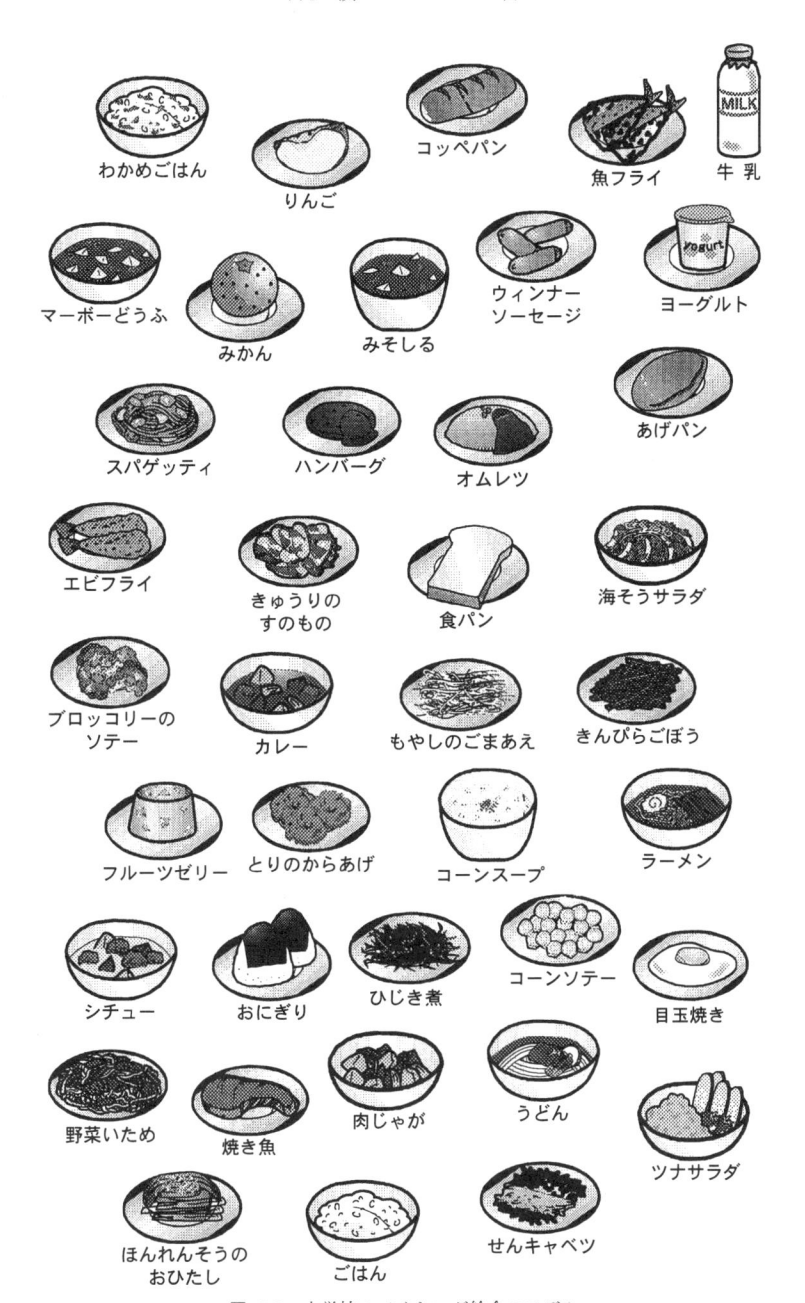

わかめごはん　りんご　コッペパン　魚フライ　牛乳

マーボーどうふ　みかん　みそしる　ウィンナーソーセージ　ヨーグルト

スパゲッティ　ハンバーグ　オムレツ　あげパン

エビフライ　きゅうりのすのもの　食パン　海そうサラダ

ブロッコリーのソテー　カレー　もやしのごまあえ　きんぴらごぼう

フルーツゼリー　とりのからあげ　コーンスープ　ラーメン

シチュー　おにぎり　ひじき煮　コーンソテー　目玉焼き

野菜いため　焼き魚　肉じゃが　うどん　ツナサラダ

ほんれんそうのおひたし　ごはん　せんキャベツ

図 **7.8** 小学校のバイキング給食のモデル
文部科学省ホームページ http://www.mext.go.jp/b_menu/houdou/14/05/0205/5b より．

8. 小児期の疾病と食事

8.1 子どもの疾病・症状

ほとんどの子どもたちが，その成長段階において数多くの病気にかかる．まず大切なことは，それぞれの症状が，かなり危険な症状で重大な結果をもたらすのか，あるいはそれほどのことではないのかをみきわめることである．それには症状を分類しておくと便利である（表8.1参照）．

危険な症状としては，循環器症状としてのチアノーゼ（皮膚の色が紫色になること）や，呼吸器症状としての呼吸困難，神経症状としての意識障害やけいれん，泌尿器症状としての無尿（おしっこが出ないこと）などがある．これらの症状が起こったときには，かなり急いで対処する必要があるので医師に見てもらうべきである．その他の症状も，1つ1つの症状がある場合と，いくつかの症状が重なって出るときがあるが，子どもが病気になった場合の基本的な事項は発熱と全身症状である．

表 8.1 症状群

全身症状	発熱，発汗，全身倦怠，食欲不振，るいそう（やせ），悪寒戦慄，成人であれば不定愁訴症候群
循環器症状	頻脈，徐脈，不整脈，胸痛，チアノーゼ
呼吸器症状	咳，喀痰，胸痛，喀血，過呼吸，呼吸困難
消化器症状	悪心，嘔吐，下痢，便秘，腹痛，吐血
泌尿器症状	多尿，頻尿，乏尿，背部痛，排尿時痛
神経症状	悪心，嘔吐，けいれん，意識障害など

a. 発 熱

多くの子どもにとっての大敵は，脱水である．発熱や嘔吐など，子どもたちにとって，体内水分を失う機会は多い．したがって，ほとんどの場合，経口的に水分を補給することが大切である．しかし，意識がない場合と嘔吐が激しい場合はこれを避けねばならないが，これ以外であれば，多くの場合，気をつけながら口から水分を与えることができる．

b. 全身症状

子どもにとって大切な全身症状は機嫌と食欲である．機嫌がよく，しかも食欲がある場合はそれほど重大な病気でないことが多い．

8.2 比較的よく見られる疾病・症状と食事

a. 発 熱

まず知っておくべきことは，はたして小児においては何度以上を発熱と考えるかという問題である．成人においては，普通体温表で37℃のところに赤線が引いてあるので，これ以上を発熱と思いがちだが，小児においては，37℃～37.5℃の熱を示すことは珍しくないので，基本的には37.5℃以上を発熱と考えてよい．37℃～37.5℃までの体温は，いわば要注意の体温といえる．

発熱は基本的には体の中に発熱を引き起こす原因があるから体温が上がるわけで，いくら熱を下げても，その原因がなくならないかぎり一度下がってもまた上がってくるので，基本的には発熱を下げることは必要なく，発熱を引き起こす原因をとり除くことが必要である．

しかし，発熱があると体力を消耗するので，とくに高い熱が続くときは解熱剤を用いたり，冷やしたりもする．冷やす場合，とくに幼児においては，体を動かして頭に当てた水枕が，お腹を冷やしたりするので注意を要する．

熱のために安静が保てない場合には熱を下げてやることも大切である．この場合の対処法は，経

口的に解熱剤を投与したり、肛門から入れる坐薬を用いる．解熱剤の注射は大腿四頭筋短縮症が問題になって以来，ほとんど用いられない．

よく，高熱のために脳が冒されるといわれるが，これは全く根拠のない話で心配は無用である．

b．嘔吐（胃から内容物が出てくること）

嘔吐は子どもによく見られる症状である．消化器系・神経系・呼吸器系・泌尿器系など多くの病気でこの症状が出るので注意が必要である．嘔吐がひどいときには，口から何かを与えると，なおひどくなるので，与えるのはやめる．点滴により水分の補給を行う．しかし，上述したように，子どもにとって脱水症はきわめて大敵であるので，症状をみながら少量の水分を少しずつ与えて脱水症を予防することが大切である．この場合，与える水分は，現在いわゆるスポーツドリンクとして売られている電解質補正液で十分である．これで吐き気が出ないようであれば，30 ml → 50 ml と少しずつ増量していくことが大切である．

c．下痢

下痢もいろいろの病気で起こる．消化器系の病気でも起こるが，最近の風邪ではそのウイルスによって下痢が起こる場合もよくある．下痢の場合は，食事の内容に注意をすることが大切である．下痢の程度によって異なるが，食事をやめる程度から，軟らかな消化のよい食事を与える程度まで，その程度はいろいろである．

また，上述したように一番問題なのは脱水状態であり，とくに下痢のときには脱水症にしないこ

表 8.2　下痢のときの食事例

白がゆツナそぼろがけ（3〜4人分）		
米 1 カップ／水 7 カップ　30分以上浸ける		① 米はよくといでざるに一度上げ，水を切ってから分量の水に浸け，30分以上おく．火にかけ沸騰したら弱火にして40分以上煮る．
ツナ（水煮缶）	小 1 缶	② ツナは缶から出して水気を切り，細かくほぐす．
しょうゆ	大さじ 1 1/2	③ 鍋にツナと調味料を加え，箸 4, 5 本でかき混ぜながら焦がさないように汁気がなくなるまで炒める．
砂糖	大さじ 1	④ 器にかゆを盛り，ツナのそぼろをかける．梅干しの種を取り，果肉を少々乗せる．
酒	大さじ 1	
梅干し	少量	

煮こみそうめん（1人分）		
そうめん	1 わ	① そうめんをゆでる．
かぼちゃ	70 g	② 鶏ささみは筋を取り，塩少々をふる．
鶏ささみ	70〜80 g	③ トマトは皮をむき，横に厚さ 5 mm に切り，種を取って食べやすい大きさのいちょう切りにする．
かたくり粉	大さじ 1	④ オクラは小口切りにする．
トマト	小 1/2 個	⑤ だしに調味料を合わせる．
オクラ	2 本	⑥ 皮をむいて種を取り 5 mm 厚さくらいの食べやすい大きさに切ったかぼちゃを⑤に入れ，約 10 分煮る．
だし	2 カップ	⑦ かぼちゃに火が通ったら②の鶏ささみを加え，中に火が通るまで煮る．
塩	小さじ 1	⑧ ①③④を加え，ひと煮立ちしたら火を止め，器に盛る．
砂糖	大さじ 1	
しょうゆ	大さじ 1	

白身魚の薄くずおろし煮（1人分）		
ひらめ（かれいなど）	60 g	① 魚は 1 口大のそぎ切りにし，かたくり粉をまぶす．
かたくり粉	小さじ 1	② 大根はおろして水気を切る．
大根	50 g	③ にんじんは 3 mm 厚さの輪切りにし，あさつきはみじん切りにする．
にんじん	10 g	
あさつき	少々	④ 鍋にだしとにんじんを入れ煮る．煮立ったら弱火にして 2〜3 分煮て，調味料を加える．
しょうゆ	小さじ 1	⑤ 魚の身をくずさないようにして④の煮汁を入れ，4〜5 分煮る．
みりん	小さじ 1	⑥ 大根おろしを加え火を止め器に盛り，あさつきを上にふる．
だし	1/4 カップ	

とが大切である．これには，いかに上手に口から水分を与えるかがポイントになるといえよう．

重症の場合は食事は控え，少量ずつ頻繁に水分補給のみ行う．白湯，薄めた番茶，りんごジュース，野菜スープなどを与える．

下痢の回復に従い，おもゆ，温かな牛乳，三分がゆ，五分がゆと次第に食事の質や分量を増やしていく．腸に刺激を与えないよう繊維や脂の少ないものから与える．

進め方は離乳食の進め方を参考にするとよい．

白湯，薄めた番茶，りんごジュース，野菜スープ
↓
おもゆ，温かい牛乳
↓
三分がゆ，五分がゆ，パンがゆ，マッシュポテト，煮りんごのつぶし
↓
七分がゆ，うどんの軟らか煮（塩分も薄くする），豆腐，卵，にんじんの軟らか煮
↓
全がゆ，脂肪の少ない魚・鶏肉・はんぺん，繊維の少ない野菜や葉菜類の葉先の軟らか煮
↓
普段の食事

同じ下痢といっても，血液が混じった血便や，さらに粘液が混じった粘血便などは医師に診察をしてもらう必要がある．下痢のほかに異常が見られない場合には，普通に食事を与える．食事を制限することによりかえって体力を消耗させ，回復を遅らせ，症状を悪化させてしまうこともあるからである．熱や吐き気・嘔吐を伴う下痢のときは医師の治療を受け，その指示に従う．

表 8.3 便秘のときの食事例

おからのいり煮（1人分）

	材料	分量	作り方
	おから	50 g	① 耐熱容器におからを入れ，ラップをして電子レンジ強3分加熱．とり出してラップをとり，泡立て器でほぐし，余分な水分を飛ばす．
	にんじん	25 g	
	油揚げ	15 g	② にんじんはみじん切り，油揚げは2枚に開いてから，生しいたけはいしづきをとってからみじん切りにする．
	生しいたけ	10 g	
	ちりめんじゃこ	5 g	
	万能ねぎ	5 g	③ 耐熱容器に②とaを入れ，ラップして，電子レンジ強で2分加熱する．
a	砂糖	6 g	
	しょうゆ	6 ml	④ ①に③とちりめんじゃこを加え，ざっくり混ぜ，器に盛り，小口切りした万能ねぎをふる．
	ごま油	2 ml	
	水	30 ml	

筑前煮（1人分）

材料	分量	作り方
鶏肉	30 g（約1/6枚）	① 鶏肉は皮をとり，一口大に切る．
にんじん	10 g	② ごぼうとこんにゃくは，一口大に切り，ゆでる．
ごぼう	20 g	③ 他の野菜は一口大に切る．
こんにゃく	30 g	④ ①〜③を鍋に入れ，大さじ1の油で炒める．だしを入れ煮る．
たけのこ	小1/2本	⑤ 塩，しょうゆで味をととのえる．
しいたけ	1枚	

ライ麦パンのサンドイッチ（2人分）

材料	分量	作り方
ライ麦パン（サンドイッチ用）	8枚	① ライ麦パンの片面にバターをぬり，2枚1組に合わせておく．
バター	10 g	② 卵はゆで，荒くみじん切りし，パセリのみじん切りとマヨネーズであえる．
卵	1個	③ サラダ菜は洗ってよく水を切り，①のパンの1枚の上にのせ，その上に②を塗り，さらにもう1枚サラダ菜をのせ，パンで挟む．
パセリみじん切り	大さじ1	
サラダ菜	10 g	
マヨネーズ	小さじ2	
ツナ（缶）	50 g	④ ツナ缶は油を切りマヨネーズで和える．
マヨネーズ	小さじ1	⑤ きゅうりは小口切りし，塩少々でもみ水気を切る．
きゅうり	30 g	⑥ トマトは薄く輪切りにする．
トマト	60 g	⑦ パンに④，⑤，⑥をはさむ．
		⑧ ③⑦に軽めの重しをして落ち着かせてから，食べよい大きさに切り，器に盛る．

d. 便　秘

便秘はどこから便秘というかは必ずしも明確ではないが，一般的には，数日便が出ないことをいうと考えられる．しかし問題なのは，これが日常的に，しかも連続して起こるときであって，数日間の便秘そのものが問題とは思われない．

便秘がひどいときには，浣腸剤を用いることはかまわないが，あまり習慣的にならないよう次のような対応を講じることが肝要である．

便秘を解消するためには，日頃から生活リズムを整え規則正しい生活を送り，運動をしっかりさせる．水分を十分に補給する．根菜類・豆類・いも類を多くとるよう工夫し，繊維の多い食物を食べさせるなどの注意をする．オリゴ糖なども腸内の乳酸菌を増やし，腸内のぜん動運動を促す．

幼児の場合には少食や偏食から便秘になることもある．好きなものを中心にして食欲を起こせるよう，食事に興味をもたせるようにする．

また，1日1回トイレに座る練習をさせたり，便意のあるときに我慢せずトイレに行くようにさせる．

e. 風　邪

安静にさせ，体をあたため，水分を十分に補給する．高熱のときや暑がっているときは，着物や掛け物を薄くして，熱を発散させる．汗をかけば熱が下がるというものではない．食事は幼児が食べなれていて食べやすいもの，温かいものを与える．

胃や腸の働きが弱り，食欲がなく，食事を嫌がるときには無理せず水分補給のみにする．熱があって食欲のないときは，熱が下がると食欲も回復するので，水分補給を十分にして食欲が回復するまで待つ．

のどが痛むときは，飲み込みやすい流動食，半流動食を与え，消化がよく，少量でも栄養の摂れるようなものを与える．牛乳・卵などを用いるとよい．

表 8.4　風邪のときの食事例

ジンジャーハニーミルク（1人分）		
牛乳	1カップ	① 材料を耐熱カップに入れ混ぜ合わせる．
はちみつ	大さじ 1/2	② 電子レンジ強で 1.5 分加熱する．
おろししょうが	小さじ 1	

中華風茶碗蒸し（2人分）		
a とりひき肉	50 g	① 器にごま油を薄く塗り，a を混ぜ合わせて入れる．
ネギのみじん切り	5 cm分	② 牛乳を煮立たせないよう軽く温め，b を加え，とかす．
おろししょうが	小さじ 2	③ 卵をといて②を加え混ぜ，①に注ぎ入れ，よく混ぜてひき肉をほぐす．
しょうゆ	小さじ 2	④ 蒸気の上がった蒸し器に入れ，強火で 2 分，その後弱火にして 18 分蒸す．
カキ油	小さじ 1/2	
牛乳	2カップ	
b 砂糖	大さじ 1/2	
塩	小さじ 1/3	
卵	2個	
ごま油	少々	

かぼちゃのミルクスープ（2人分）		
たまねぎ	1/2個分	① たまねぎは薄切りにしてバターで炒める．
バター	大さじ 1	② かぼちゃは薄切りにして①に加え炒める．水とブイヨンを加えて中火にして 15 分ほど煮る．
かぼちゃ（皮と種を除いて）	100 g	③ 牛乳を②に加え煮る．
水	1 1/2カップ	④ 器に注ぎパセリのみじん切りをふる．
固形ブイヨン	1/2個	
牛乳	1カップ	
パセリみじん切り	小さじ 1	

f. 口内炎・扁桃炎

口内炎があると，食物の刺激により痛みがあり，食事がとりにくくなる．このため症状の回復が遅れてしまうことにもなるので，食べやすいものを与える．味の濃いもの・刺激のあるものは避け，食物の温度も熱すぎず冷たすぎないようにする．硬いものはさわると痛いので，あまりかまなくてもよいように軟らかく調理する．流動食や半流動食が食べやすい．

9. 子どもの発達に伴う食生活の問題

9.1 発達心理学的視点よりみた子どもの食行動

発達心理学的にみた食行動の自立の重要性

子どもは年齢が低いほど心理的発達は未分化で，その意味では動物的存在である．現在の発達心理学では言語発達以前の子どもの心理的発達について十分な研究はされていない．

子どもの身体的発達は胎内に存在する時期より測定が可能であり，行動についても明らかになってきているが，その精神発達については物理的測定が困難な領域であるだけに，仮説にとどまっていることが多い．

しかし，胎内に存在する時期から母親の影響を受けることは事実である．日本では各地域に伝承される胎教や言い伝えなどにより，妊娠中の母親が子どもに与える精神的，心理的影響について経験的に伝承されてきた育児文化を知ることができる．

この母親と子どもとの生物学的関係は胎内に存在したときから始まり，乳児期の授乳，離乳，普通食に至る食行動の自立の過程に，母親を主とする保育者との関わりがある．したがって，子どもの食行動の自立への過程は，生物学的な母子関係の前提にある母親あるいは保育者との関係が子どもの食行動を媒介として与える影響について考えていく必要がある．乳児期の母子関係の歪みや母性の喪失による，授乳の拒否，過飲，指しゃぶりなどは広く知られている事実である．また，発達過程での食生活の問題である拒食，偏食，過食，異食も幼児期の食行動の問題であり，不適応行動として考えてみる必要がある．

学童も同様であるが，学校で不適応を生じ，不登校を示す子どもの多くは給食が食べられない子どもであり，学童にとって給食で把握される偏った食行動は，学校生活への適応ならびに情緒の安定を知る手がかりともなる．

思春期にみられる摂食障害は，近年，思春期の低年齢化に伴い，大学生から高校生，中学生から小学生にひろがってきている．この背景には心理発達の歪み，背景にある家族関係の問題を無視できない問題となってきている．

子どもたちにとって食生活の自立は，子ども自身によってなされるものではなく，自立に至る過程で母親，家族，保育者，学校などの人との相互作用によって，身体発達にあわせて，食物を摂取し，生活のなかで新しい食物を摂取する学習を行い，食生活の自立がなされていくものと考える．

その意味で，食生活は生命の維持とともに，きわめて社会的な行動でもある．食するためのルール，人との関係は家庭生活から保育所，幼稚園へとひろがり，社会的行動となる．保育所，幼稚園での食生活は保育のなかでも大きな課題であり，とくに保育所においては保育の中心的な柱となっている．

生活の自立が未成熟であり，言語表出の十分できない乳幼児では子どもの心理的な不適応は食行動に表出されることが多いのは自然である．また精神的，心理的欲求不満が過食につながることは，フロイトを引用するまでもなく，各発達段階でみられることである．

生活の節目，楽しいとき，また哀しみのときに家族が集まっての食事，親しい人たちとの共食が行事に組まれるのは，社会生活をしていく人類の古くからのしきたりでもあった．楽しみを共にする食生活は社会生活を円滑に行う潤滑油であり，人の知恵でもあり，哀しみに食を共にすることは哀しみを分かち合う儀式でもあった．

社会生活のなかでの子どもの食行動を，発達心理学的な立場から，問題行動としての食行動と将来の健全な食行動の自立のために発達に対応して考えてみたい．

9.2 発達に伴う食生活の問題
―その原因と対策―

母子関係は発達心理学にとって常に大切な課題であるが，新生児期，乳児期の食行動は，とくに母親ないしは保育者なくしてとりあげることはできない．なぜならば，乳児が自分の力で食物を求めるのは不可能であるからである．

幼児の栄養について日本の小児医学ならびに小児栄養学は大きな貢献をし，現在，乳児の死亡率は急速に低下し，世界で最も乳児死亡率の低い国となっている．母乳が十分でなくとも，精度の高い人工栄養は母乳に代わるものとして定着し，そのコストも家庭の経済を脅かすものではなくなっている．かつては母親の特権であった子どもの生命をつかさどる母乳による育児は，質の高い人工栄養の出現で，父親もその恩恵を受けて母親と同等に子育てに関与することが可能となり，母親と乳児の特別な関係は人類始まって以来大きく変わった．

同時に，母親に代わる保育者により乳児は育てられることが可能となり，乳児保育は少子化時代の現代では母親の職業と育児の両立に貢献し，また，今後増加する傾向と考えられる．

人類始まって以来，長い歴史のなかで母乳で子どもを育てる育児形態は洋の東西を問わず行われてきたことであり，母乳による育児は食行動の第一段階であることは否定できない事実であった．

高品質の人工栄養の出現はまだ50年にもみたず，母乳のみの育児の歴史に比較してその時間は短い．私たちは人工栄養の質の向上に関心を払ってきたが，食行動の第一段階の哺乳のあり方についてはまだ十分検討するまでに至っていない．生物学的にあまりに当然な胎盤栄養から消化管栄養への転換の介助が母親によってなされてきたこの事実の重みを受けとめてみなければならない．

哺乳は母乳のみでなく，人工栄養の占める割合が高くなり，とくに月齢とともに，その傾向は顕著になりつつある．また，介助が母親から保育者へと移行してきている現在，乳児への哺乳の介助のあり方について，育児学，小児栄養学にとって第一段階の食行動の介助をどのようにすべきか大切な課題である．

a. 乳児期

i ）指しゃぶり　新生児期から3カ月までの間には一連の反射による食行動から随意的な食行動に至る過程があり，学習が介在するといえる．指しゃぶりは胎内に存在するときから認められるものであるが，3カ月頃にピークを迎える現象であり，吸啜（きゅうてつ）反射が十分に満足されないと常同行動として定着するものといえよう．指しゃぶりは母乳栄養より人工栄養に頻度が高いという事実から，哺乳介助のあり方（介助の時間・人）について検討してみる必要がある．問題性の低い指しゃぶりは3カ月以後減少する傾向があるが，たこができたり，人に対しての反応が低下し，常同行動とみられる指しゃぶりは母性喪失症候群との関連について検討する必要がある．

ii ）ミルク嫌い　ミルク嫌いは乳児期早期より生ずる傾向がある．反射的にミルクを飲むのとは異なり，選択的に哺乳を拒否するものであり，母乳の出が悪いときに疲れてしまい，十分に飲めない状態とは異なる．飲まない乳児にできるだけ栄養を摂取させるために濃厚なミルクを飲ませようとすると悪循環となる．無理強いに対しては防衛が強くなるので，薄めのミルクを強制しないで飲ませていくことが大切である．この行動は第一子，高年齢の母親にみられる傾向があり，子どもが飲まないときには母親は育児不安を強くする．哺乳は空腹を満たし，乾きを癒すことであり，育児をする母親あるいは保育者との間の愛着関係を育てる自然の母子相互作用の行動である．母乳での育児は人工栄養より自然に行われる一方，母乳で育てられない母親の不安が強かったり，人工栄養の基準にとらわれすぎるなど，子どもの食行動に育児不安が強い傾向がある．無意識

に哺乳を強制するために子どもがミルクの拒否を起こすことがあるので，母親の育児不安を安定させる指導が必要になる．離乳の進め方においても，このような母と子には配慮しながら食事指導，哺乳指導をしなければならない．

iii) **過食**　子どもにとって，母乳，ミルクを飲む，食事を摂取する行動は，生命の維持のための欲求であるとともに，乳児にとっては人との関係においてなされる安定の場でもある．近年問題になってきたのは，乳児が母親から離れて養育されるとき，保育者が1人当たりの哺乳に使う時間が制限されていることである．このようなケースでは，哺乳びんをタオルにくるみ哺乳びんをささえる器具を用いてベッドに寝かせたまま哺乳をさせるなど子どもに接する時間が少なく，乳児院，施設，病院などでこの方法が用いられ，ホスピタリズムの原因といわれてきた．保育者が1人の乳児にかける時間に制限があると，最も時間が必要とされる哺乳，授乳時間をカットすることとなる．1回の授乳時間は少なくとも30分は保育者との関係を強くするためにも必要とされる．母乳であれば，人工栄養より授乳時間も授乳間隔も乳児のリズムにまかせることができるが，人工栄養は時間で与えられる．乳児院では決められた時間に与えられるのが一般的である．授乳時間前後の母親あるいは保育者との関係は非言語的なコミュニケーションの場であり，前言語期の学習の場である．ミルクの拒否が母親の育児不安からくる強制への拒否行動であるのに対して，過飲，過食は愛情不足の欲求不満からくる解消の手段である場合が多い．3カ月を過ぎた乳児は，発達に伴って自己の意思で母乳・ミルクを要求し，哺乳後の時間を母親あるいは保育者と楽しむようになる．この食行動を媒介としての人との関係をもてない乳児は飲むことに執着し，過飲となり，下痢の症状を示すものも少なくない．

iv) **食欲不振**　食欲には個人差があり，一概に問題行動とはいいがたい．育児不安の母親の養育態度は，母親のあせりから人工栄養の量を強制するので乳児の食への意欲を低下させるし，離乳食への導入が困難となる場合がある．母乳，ミルク以外の新しい食物は乳児にとって新しい経験であり，初めての味覚・触覚は安定した母親，あるいは母親に代わる保育者によって慎重に進められることが望ましい．

b. 幼児期

幼児期は運動発達が進み，言語表出が可能となり，未分化であった認知発達が分化・統合される時期であり，自我の発達が顕著となる．また，家庭集団から社会集団に入る時期でもある．社会化は，低年齢化する傾向があり，3年保育は一般化し，保育所では乳児保育への門戸がひろがってきている．この幼児をとりまく環境の変化と身体的な成長と認知，社会的発達と現代の食生活は，子どもの食生活を多彩なものにしているといえよう．

幼児期で表面化する食行動の問題は，幼児期で初めて生じるものではなく，乳児期にその前提となる環境要因があることを無視することはできない．幼児期もまた乳児期と同様に，言語表出，行動表出がまだ未分化な発達段階であるために，基本的な食行動に問題が見出されることが少なくない．

i) **食行動の社会化**　食行動に関連する微細運動の発達が進み，スプーン，箸，ストローなどを用いるためのスキルの発達が進む．菓子やみかんの皮をむくなどが可能になり，3歳6カ月をすぎるとほとんど，こぼさないで食事ができるようになる．また，汚すと拭いたりすることもできる．社会性の発達とともに，人とあるいは集団の中での食生活ができるようになり，食事のマナーを理解し，人と食生活を共にするなかで挨拶などを学習する．また簡単な片付けなどに参加し，社会化が進む時期である．

ii) **協応運動の困難な子どもの問題**　不器用児（clumsy child）が臨床発達心理学では問題となってきているが，認知能力は低くないのに，表出全体（運動，話す，書くなど）が理解能力に比較して遅れている子どもがいる．このような子どもは食生活のスキルの発達が遅れているので，箸が上手に持てなかったり，こぼしたり，汚した

り，またよだれがとまらなかったりする傾向がある．他の同年の子どもたちに比較して親や保育者から注意されることが多い．このような子どもは他の子どもと同様に自分ができないことに気づいたりする能力は低くないので集団での食生活は情緒的に不安定になりやすい．食行動の発達を理解して対応しないと，低年齢での不登園，不登校の原因をつくるし，食生活を楽しめない．

iii) **過保護な子ども**　自分で上手に食行動のできない子どものなかには，ひとりっ子など大人のなかで生活し，自立できていない子どもがみられる．このような子どもは，自分から積極的に食べる態度ができていないだけでなく，偏食，間食が多いのも特徴である．本来の認知能力に比較して行動が幼く，意欲が低くみられやすい．食行動も年齢に比較して幼いが，保育所，幼稚園の生活に適応することにより，変化がみられる．

iv) **社会性に問題をもつ食行動**　食生活は，人の手を介して料理されたものを子どもは家族あるいは保育所，幼稚園の集団のなかで，一定のルールに従って摂取する社会的行動でもある．したがって，食行動は原則として家庭で学習が始まり習慣化され，子どもの属する集団でルール化されて一定の時間に摂取する形がつくられていく．その意味で発達に対応した食行動のルールが習慣化されているかどうかは家庭によって異なってくる．食行動のルールを無視し，集団のなかで摂食行動ができない子どもがいる．多くは入園時に一過性にみられる放任，過保護による社会性の未熟な子どもたちである．問題とされるのは，人と行動することを無視し，食事のルールを理解できず，自分勝手に行動する子どもである．このような子どものなかには自閉性障害，ADHD（注意欠陥・多動障害），LD（学習障害）がいる．また，嗜好も偏り，特定のもののみを執着的に摂取する傾向をもつものもあるので，経過をみて専門家に相談することが望ましい．このようなタイプの子どもたちは，食行動のみでなく集団への適応が困難なことが多い．特定の食品のみを好む子どもの中には食物以外のものを口に入れ，食べる場合がある．たとえば，砂，クレヨン，繊維，髪の毛などである．このような症状は異食の症状であり，異常な行動として考えなければならない．異食は重度の知的障害，自閉性障害のみでなく，十分な愛情を受けないで育った子どもにみられる．

v) **過食**　過食は幼児期，学童期，思春期の発達段階でみられる食行動であり，近年，過食による肥満傾向は増加の傾向にある．住環境が変化し，アパートなど高層建築で生活する家族が都会で多くなり，自然の環境が子どもの周囲から限定されてきている．ひとり遊びが多くなった子どもたちはTV，VTR，ゲームなどで時間を過ごし，運動量が少なくなってきている．さらに，スナック菓子などが与えられ，ひとり遊びの欲求不満は食べることに転換され，肥満を生じさせている．

vi) **幼児期の異常な食行動**

① 発達障害：手にしたものを口に運ぶのは幼児期後半からみられる行動であるが，これも学習の1つであり，食べてしまうこととは異なる．食べることと口に入れる行動は同じではない．前述した発達障害児にみられる異食，偏食，拒食とは異なる．これらの異常な食行動は，全体の発達と対応して考える必要がある．

② 情緒障害：ここでいう情緒障害は，幼児期に至るまでの養育環境による食行動の問題である．これらは，出生以後の養育環境に問題があり，基本的な親，保育者による介助が十分でない乳幼児期の食生活を過ごした場合にみられる．被虐待児がその例であり，その時期が乳児期であるほど後遺症は大きい．親から離されて保護された子どものなかに栄養障害，過食，盗み食い，食物を隠す，早食い，偏食などの偏った食行動が一過性あるいは長期に続く例があることから，養育環境が食行動に与える影響の重要性を考えたい．

c. **学童期**

学童期は身体的にも安定する時期であり，心理発達も，環境による個人差も調整され，発達も整い，学校という社会生活の第一歩を踏み出す時期である．

公立小学校は学校給食があり，給食は共同生活

の一環として生徒は当番制に参加し，食事に対する知識，食事のマナーを学習する場ともなっている．

一方，家庭では豊かな食生活のなかで家族構成の変化（少子化，核家族，職業をもつ母親），子どもをとりまく環境の変化（都会の高層住宅，遊び場の減少，TV，VTR，ゲームによるひとり遊び）などにより，食生活も急速に変化し，外食，孤食，既成食が家庭のなかに入ってきている．学童保育は小学校3年生までであり，仕事をもつ母親の増加からみると十分とは言い難い．小学校中学年からは学校保育に変わって塾通いが増加するなど，子どもの生活に大きな変化がみられる．

i）学童期の過食の傾向 過食傾向は就学前から目立つ例が多く，不規則な食事，間食，偏食は養育者の食生活の管理のあり方とも関係し，これは子どもに対する養育態度を示すものであり，健康に影響する問題となってきている．

食行動は，乳児期より積み重ねられた生活習慣であり，子どもにとっての食生活は養育者の介助のあり方によって習慣化されたものといえる．運動の十分にできない環境，1人で過ごす孤独な時間，限定された楽しみと欲求不満の解消の手段としての間食は肥満への構図であり，背景にある孤立した家族関係を改めて見直さなければならない．

ii）給食への不適応 子どもにとって，学校は1つの社会であり，不登校，学級崩壊，いじめ，担任との関係などの問題が浮上してくる．小学校の時期は身体的な成長が進み，運動量も多く，食欲も増進する時期であるが，学校生活に適応できない学童の多くは給食に問題をもつ例が少なくない．時間がかかる，量が少ない，偏食が多い，拒否する，なかには腹痛，吐き気を訴えることもある．とくに低学年で不登校傾向をもつものは心身症とあわせて給食への不適応がみられる．

学校への適応の問題が解消すると給食の問題が消失する例も多く，給食は学校への適応を観察する1つの手がかりとなる．

d. 思春期

思春期は子どもにとって越えなければならない人生の危機的な節目である．身体的な成長とともに男女ともに第二次性徴がみられる．心理的にも自我が確立する時期で，感情的な起伏も激しくなり，価値観の変化に伴い劣等感，権威に対する反抗など複雑な心理的動揺を経験する年齢である．思春期は低年齢化の傾向があり，小学校5～6年に兆しがみられるようになってきている．多彩な思春期の症状の1つに摂食障害があげられる．

摂食障害：摂食障害は，思春期食行動の問題であり，かつては，決して頻度の高いものではなく，女子にみられる食行動であったが，近年は男子の例も報告され，また低年齢化の傾向がみられる．14歳以下の年齢での発症は全体の12.5%を占めるとの報告もあり，摂食障害も中学から小学校高学年の食行動の問題となってきている．

摂食障害は，食欲不振を訴える食物制限タイプと，過食の後に吐く，下剤を使用して体重の増加をコントロールするタイプに大別できる．

現代のやせ願望は女子学生の一般的な願望でもあり，自己の肥満度に対する評価は厳しく，低年齢では食物制限タイプが多い．摂食障害は食物を制限し，短期にやせ症状を発症するタイプが主流であったが，食物制限と過食をくり返す症状，過食で吐く症状と，その症状は高年齢化するとともに複雑になり，長期にわたるほど予後が悪くなる傾向がみられる．

低学年の摂食障害はやせ願望で意図的なダイエットに始まり，食べないでやせることで親の注意を向かせようとするケースもあり，早期に対処すると落ち着くものもある．思春期の摂食障害は増加する傾向にあり，その背景に家族関係，学校不適応，不登校，受験のストレスなど複雑な問題がある．体重の増加にのみ関心を向けても治療としては逆効果になる場合が多い．家族と食事をしなくなる，選択的に食事を食べる，突然，無茶食いをしたり，夜中に過食する，食べたあとに隠れて吐く，下剤を使用するなどの行動がみられるときは，放置しないで子どものようすを把握していく必要がある．多くの親は症状が進み体重の減少が

目立つようになって気づくことがあり，その時期には摂食障害が進んでいる場合が少なくない．

高校，大学になるほどに症状も過食を伴い，複雑化する．また，吐くことによって外観上は体重の増加が目立たなくなるので，親は気づかないまま慢性化していく傾向がある．慢性化すると摂食障害は予後も悪く，人格の発達にも影響を与える．したがって乳幼児期からの食教育が望まれる．

9.3 健全な食行動の発達援助

食生活は，人にとって，生命の維持，健全な成長のために親，保育者が最も関心をもって，子どもの発達援助を行わなければならない課題である．食行動は，乳幼児期の生活のなかで，親，保育者の介助があって習慣化されていくものであるだけに，親，保育者による乳幼児期の食生活への配慮が十分になされなかった子どもは，食行動の偏りがその後の発達に影響を与える．被虐待児の多くは健全な食生活がなされなかった子どもたちであり，食行動に何らかの問題をもつ場合が少なくない．

養育環境の改善，保護により，子どもの発達に見合った環境を与えられれば，被虐待児は健全な食生活から健康な食行動に変化していくことができる．その過程はそれぞれの子どもによって異なるものであり，一過性のものから長期にわたるものまである．被虐待児の乳児期より長期にわたる食行動の問題はパーソナリティの発達に影響を与える．

子どもたちにとっての食生活は，乳児期は親，保育者に全介助を求めなければならない．自立までに1年以上も要するが，自分で食することはできても，食物を自給することはできない．

食物の供給から食べることの介助まで，実は1人の子どもが食生活を自立するまでに忍耐強い食生活を媒介としての親・保育者の愛情が必要であり，今後の育児支援に，子どもに対する食行動の指導は基本的な課題である．

育児は哺乳から始まり，食生活を介して子どもとのコミュニケーションと学習の場である．健全な食行動を育てるためには，食生活が親子，保育者と子どもにとって楽しいものであることが望ましく，食生活の管理こそ子どもにとって親・保育者がしなければならない最も大切な発達援助であると考える．

9.4 心身障害児（者）の摂食・嚥下障害への対応

9.3節までにおいて子ども（健常児）の発達過程における食行動の問題を述べてきたが，この節では障害をもつ子どもの食行動の発達や援助の仕方についてとりあげる．

a. 摂食訓練のポイント
1) 姿 勢

首の角度はきわめて重要である．したがって，その姿勢をまず家庭での在宅介護でできるかどうかが，一番始めの到達段階として重要な点である．症例によっては，不随意運動などのため，これらの体位をとることがなかなかできにくい症例も少なくない．そのためには，摂食訓練以外の時間においても，摂食時にとるべき体位の確保が図れるような働きかけが，日常の家庭生活で必要である．また，多くの症例においては，摂食時間にかなりの時間を要することも事実で，できるだけ介助者の負担を考えて，長時間でも耐えうるような介助者の体位を最初から考慮することが必要である．よく用いる方法としては，たとえば，介助者の子どもを支える方の肘を一方の壁により掛からせて座らせ，下になる肘の下にフトンや座ブトンなどを入れるなどの指導方法を行っている．多くの重症心身障害児にみられる仰臥位での寝たきりのままの食事介助は，少なくとも年少児においては速やかに修正する必要がある．現在の問題点は，これらの認識がまだまだ不十分であることである．

2) 上口唇の重要性

上口唇の重要性に関しては，強調しすぎることがないほどに重要である．この機能に関しては，運動機能ばかりでなく，感覚機能の問題もないが

しろにできないのではないかと考えられる．受診した症例の多くは，上口唇が厚く，しかも，そっくり返って，いかにも摂食に問題があるのではないかとの印象を初めから与える．これらの症例に基本的訓練方法をくり返して行っていると，だんだんとそのそっくり返りが減少し，上口唇の厚みも減少してくるようである．感覚機能の問題に関しても，いまだ，何らかの理論的根拠や実証をもち得ていないが，上口唇の接触感覚がかなり重要でないかと考えられる．すなわち，食塊などが上口唇に触れて口腔内に入ることにより，この接触感覚を獲得することで，運動機能にも何らかの向上をもたらすのではないかという仮説である．

さらに，過敏（口唇などに触れられることに異常に反応して，嫌がることを過敏という）の問題も重要である．多くは，それまでの不適切な介助により，非常に不愉快な経験をくり返した結果，過敏状態になるのではないかと考えられている．したがって，過敏がみられる症状については，まず過敏をとることから始めないと治療効果は少ない（これを脱感作という）．

3) 口唇を閉じることの大切さ

もとより，健常児は嚥下時において必ず口唇を閉じて嚥下をしている．しかし，摂食障害を有する症例においては，大部分この機能を獲得していないものが多いようである．そのためには，口唇を閉じての嚥下をいかにマスターさせるかが肝心である．口唇を閉ざすために通常用いられる，介護者による指を用いての口唇の閉鎖は行わずに，口唇が閉じられない場合でも，下顎を上方に向けて固定することだけで口を閉ざさせるような方法をとる方がよい．その理由は，上口唇は通常最も敏感な場所であり，この部分に触れられることを，多くの症例では嫌がるからである．

4) 舌の突出

舌の突出も訓練の妨げとなることが少なくない．しかし，これが特殊な訓練によって消失しうるのかどうかはいまだ不明である．むしろ，正しい摂食方法を獲得させることにより，自然に消失していくものではないかと考えられる．舌の動きを十分に観察し，舌の運動の発達レベルを把握しておくことは，訓練にとってきわめて重要な事項である．舌の発達は原則として，前後，上下，左右に発達すると考えられているが，舌の前後，上下の発達はきわめて重症な重症心身障害児においても，かなりの発達が見込まれるが，左右の発達はかなりむずかしい症例も多いようである．

5) 食塊を入れる場所

多くの介助者は，中央が凹んだ普通のスプーンを使用しており，これを使用すると，どうしても口の奥に入れようとする．このようにならないためにも，平らなスプーンを使用し，しかもとくに最初のうちには奥の方に入れないように下口唇と下の歯列との間に入れるようにする．

6) 咀嚼機能

咀嚼機能に関しては，重い障害の症例においての機能の獲得はかなりむずかしいゴールと考えられる．

7) 水分摂取

食物の摂取と同様に，大切な摂食行動として水分摂取がある．水分摂取に関しての指導も訓練の進行状態にあわせて並行的に進めなければならない．最初は水分そのものの摂取はかなりむずかしい場合も少なくないため，増粘剤などを使用して水分摂取を始める場合もある．また，水分を投与する方法として，スポイトなどの使用もかなり有効である．

b. 摂食機能の改善のために

心身障害児の摂食の訓練は，まだまだその症例数もわずかであり，多方面からの検討が必要であることはいうまでもないが，少なくとも現段階においていえることは，重症心身障害児という最も重度の障害をもつ症例においても，基本的摂食の発達の道筋を歩ませることに関しては，かなりの期待をもちうることが明瞭となった．また，重症心身障害児施設に入所中の症例の分析でも，その他の機能に関しては，ほとんど見るべき変化が認められないのに対して，食事機能に関してのみ，それなりの向上が認められている．

10. 児童福祉施設における食生活

10.1 児童福祉施設における給食の意義

児童福祉施設には，大別すると保健食を与えるところと治療食を与えるところがある．

保健食は，さらに一食給食と三食給食に分けられる．三食給食の保健食には，乳児院，児童養護施設，知的障がい児施設，盲ろうあ児施設，児童自立支援施設があり，一食給食の保健食には保育所，知的障がい児通園施設がある．

治療食は三食給食で，肢体不自由児施設，重症心身障がい児施設が含まれる．

児童福祉施設における給食は，ここに入所する児童が，健全に発育し，健康を維持および増進するもととなるものである．一方，食事は児童の情緒にも大きく関わってくるので，楽しむことも必要であり，また将来に向けて，正しい習慣を身につけさせたり，栄養教育をする場としても大切な役割を果たす．家庭に代わり，あるいはそれと協力しながら，児童一人一人の心身の発育・発達を図るものでなければならない．

10.2 栄養給与目標

a. 児童福祉施設の栄養給与目標

入所施設（助産施設，肢体不自由児施設，第一種自閉症児施設，重症心身障がい児施設および母子生活支援施設を除く）における栄養素などの給与目標量については，「児童福祉施設における年齢別・性別栄養所要量」（表10.1）を用い，入所している児童の年齢，性別と人員構成から，施設ごとに荷重平均栄養所要量を算定し，それを栄養給与目標とする．

通園形態の施設（肢体不自由児通園施設を除

表 10.1 児童福祉施設における年齢別・性別栄養所要量（厚生労働省，平成13年）

年齢（歳）	エネルギー (kcal)		たんぱく質 (g)		脂肪エネルギー比率 (%)	カルシウム (mg)		鉄 (mg)		ビタミンA (μgRE)[*2]		ビタミンB$_1$ (mg)		ビタミンB$_2$ (mg)		ビタミンC (mg)
	男	女	男	女		男	女	男	女	男	女	男	女	男	女	
0〜（月）	110〜120/kg		2.6/kg		45	200		6		300		0.2		0.2		40
6〜（月）	100/kg		2.7/kg		30〜40	500		6		300		0.3		0.3		40
1〜2	1,100		35			500		7		300		0.5		0.6		45
3〜5	1,400		45			500		8		300		0.6		0.8		50
6〜8	1,750	1,600	60	55	25〜30	600	600	9	9	350	350	0.8	0.7	1.0	0.8	60
9〜11	2,100	1,900	75	65		700	700	10	10[*1]	450	450	1.0	0.8	1.1	1.0	70
12〜14	2,400	2,200	85	70		900	700	12	12	600	540	1.1	1.0	1.2	1.1	80
15〜17	2,600	2,100	80	65		800	700	12	12	600	540	1.2	1.0	1.3	1.1	90
18	2,500	1,950	70	55	20〜25	700	600	10	12	600	540	1.1	0.8	1.2	1.0	100

注：1） エネルギーについては，入所児の生活活動強度などの実態を考慮し，適宜「生活活動強度別エネルギー所要量」（表3.4参照）におけるII（やや低い）またはIII（適度）などを適用すること．
2） 炭水化物の摂取量は，総エネルギー比の少なくとも50%以上であることが望ましい．
3） 1歳以上における食物繊維の目標摂取量は100kcal当たり1g程度とすること．
4） 栄養所要量はあくまでも献立作成上の目安であり，対象児の食事の給与に際しては，その特性について十分配慮し弾力的に運用すること．

[*1] 11歳女子は12mg/日
[*2] RE：レチノール当量

表 10.2 保育所における栄養給与目標算出例（厚生労働省，平成 13 年）

I. 1～2 歳児の栄養給与目標（完全給食・おやつを含む）

	エネルギー (kcal)	たんぱく質 (g)	脂肪 (g)	カルシウム (mg)	鉄 (mg)	ビタミン A (μgRE)	ビタミン B_1 (mg)	ビタミン B_2 (mg)	ビタミン C (mg)
1～2 歳児栄養所要量 (1)	1,100	35	31～37	500	7	300	0.5	0.6	45
昼食とおやつの給与目標　所要量に対する比率(%)(2)	50	50	50	50	50	50	50	50	50
保育所における栄養給与目標〔(1)×(2)〕	550	18	16～19	250	3.5	150	0.25	0.30	23

注：1) 昼食およびおやつで栄養所要量の 50% を給与する．
　　2) 脂肪は，エネルギーの 25～30% に相当する量である．
　　3) 食物繊維の目標摂取量は 100 kcal 当たり 1 g 程度とすること．

II. 3～5 歳児の栄養給与目標（副食・おやつを含む）

	エネルギー (kcal)	たんぱく質 (g)	脂肪 (g)	カルシウム (mg)	鉄 (mg)	ビタミン A (μgRE)	ビタミン B_1 (mg)	ビタミン B_2 (mg)	ビタミン C (mg)
3～5 歳児栄養所要量 (1)	1,400	45	39～47	500	8	300	0.6	0.8	50
昼食とおやつの給与目標　所要量に対する比率(%)(2)	40	40	40	50	40	50	40	50	40
栄養量〔(1)×(2)〕(3)	560	18	16～19	250	3.2	150	0.24	0.40	20
家庭から米飯 110 g 持参するとしてその栄養量 (4)	185	3	0	3	0.1	0	0.02	0.01	0
副食とおやつの栄養給与目標〔(3)−(4)〕	375	15	16～19	247	3.1	150	0.22	0.39	20
保育所における栄養給与目標	400	15	16～19	250	3.1	150	0.22	0.39	20

注：1) 昼食（主食は家庭より持参）およびおやつで栄養所要量の 40%（ただし，日常不足しやすいカルシウム，ビタミン A，ビタミン B_2 は 50%）を給与する．
　　2) 表に示した家庭から持参する主食の量は一例を示したものであり，施設の食品構成に応じて検討し，その量を決定すること．さらに個々の児童への適用にあっては，その特性について十分配慮し柔軟に行うこと．
　　3) 脂肪は，エネルギーの 25～30% に相当する量である．
　　4) 食物繊維の目標摂取量は 100 kcal 当たり 1 g 程度とすること．

く）については，入所施設の給与目標に準じ，実態にそった取り扱いをする．

　入所児童の年齢幅が大きい場合など，一律の荷重平均栄養所要量が適当でないときは，適宜，年齢階層ごとに荷重平均栄養所要量を求める．また乳児については，乳児ごとの月齢階級別栄養所要量を用いる．

b. 保育所の栄養給与目標

　保育所における給食の栄養給与目標については，1～2 歳児および 3～5 歳児に分け，「保育所における栄養給与目標算出例」（表 10.2）を参照する．1～2 歳児食は，昼食およびおやつで栄養所要量の 50% を給与し，完全給食である．3～5 歳児食は，主食を家庭より持参する副食給食とし，昼食およびおやつで栄養所要量の 40%（カルシウム，ビタミン A，ビタミン B_2 は 50%）を給与する．

　なお，延長保育に伴うおやつは栄養所要量の 10% 程度，夕食は栄養所要量の 25～30% 程度を目安とするが，保育時間や家庭での食事の状況を考慮し，連絡を密にし，柔軟に対応する．

　また乳児については，乳児ごとの月齢階級別栄養所要量を用い，保育の実態にあわせて取り扱う．

10.3 給食管理

　給食を実施するにあたっての注意点を以下にあげる．

　① 献立を作成する者，調理する者，児童に食べさせる者が異なる場合が多いため，それぞれが連絡を密にし，協力し合うことが大切である．また，給食担当者と児童との交流も大切にしたい．

② 調理の設備，調理する者の人数，予算，配膳方法を考慮して献立を作成しなければならない．また，作業の効率化を図るために設備を合理化し，環境および食品の衛生的管理の改善に努める．食品の購入および検収に留意し，新鮮かつ栄養価の高いものをできるだけ安価に購入するように努める．

③ 献立が栄養給与目標を満たしていたとしても，残食が多いのでは意味がない．常に児童の嗜好，残食調査などを行い，その結果を活用して適正な献立を作成し，残食の防止を図る．また，栄養給与目標は献立作成の目安であり，子ども一人一人の特性を十分配慮し，弾力的に用いる．

④ 調理技術の向上を図るとともに，季節に応じた適温給食，合理的な食品の選択，盛りつけ方法の研究などを心がけ，児童に受け入れられにくい食品や調理方法も工夫して，偏食の是正に留意する．また，行事食やバイキング方式をとり入れたり，児童が野菜作りや調理に携わることなどで，興味をひいたり，栄養教育を行うことも効果的である．

⑤ よりよい給食管理のために，少なくとも月1回は施設長を含む関係職員による給食に関する打ち合わせ会を行い，給食計画を立てる．

⑥ 近年，集団給食での食中毒が問題となっている．集団給食は調理から食するまでの時間が長いので菌が繁殖する危険性が高く，また多くの者が食するため被害が大きい．とくに，対象が抵抗力の弱い幼児では症状が重くなりやすいため，注意が必要である．給食担当者の健康診断，および定期検便，食品の衛生的取り扱い，消毒など保健衛生に万全の注意を払い，食中毒や感染症の発生防止に努める．また，食中毒のおそれのあるもの，品質のはっきりしない食材の使用を避ける．

食品はすべて殺菌消毒あるいは加熱し，中まで十分に加熱されているか，中心温度を測って確認する（75℃1分間以上，3.3節「食品衛生」参照）．食中毒が発生した場合の原因追求のために，原材料と調理されたものをそれぞれ50g程度ビニール袋などに入れて密封し，−18℃以下で2週間保存する．

保育の側でも，児童や職員の健康管理に留意し，手洗いを徹底したい．

⑦ 調理されたものはまず，給食責任者（施設長など）が検食し，児童にとって問題がないことを確認してから供食する．

⑧ 正しい食習慣形成に向けて，入所児童，保護者などに対する給食献立の提示，各種教材の活用などによる栄養指導の実施に努める．

10.4 保育所給食の実際

a. 食事計画

家庭における食生活状況と職員数，厨房設備などの実状をふまえ，食事計画を立てる（表10.3）．入所時はとくに健康状態，発育，家庭での生活リズムなどを調査し，子どもの特性に柔軟に応じて，急激な変化を避けるようにする．

b. 調乳

調乳は，明るく清潔で安全な専用の場所，できれば調乳室で行う．育児用粉乳は，メーカーによって味，調乳濃度が異なるので，1種類に統一し，入所前に慣らしておくとよい．調乳の方法は，無菌操作法，あるいは乳児が10名以上いる場合は終末殺菌法を用いる．いずれの方法でも，手をきれいに洗い，一人一人の子どもに応じた分量で行う．

保護者が母乳栄養を希望する場合，母親が保育所に授乳に来る方法と，冷凍母乳を用いる方法がある．冷凍母乳を扱うためには，保育所側の体制を整え，保護者側の衛生などに対する意識を確認，指導することが必要である．母乳は，衛生に注意して搾り，専用の母乳バッグに入れて空気を抜き，口を閉じる．搾乳日時，量をラベルに記入して貼り，他の食品に触れないようビニール袋などに入れてすぐに冷凍する．運ぶときは，クーラーボックスなどを用いて溶けないように注意する．解凍するときは，水が入らないように気をつけて流水で自然解凍し，熱湯や電子レンジの使用は避ける．解凍後，哺乳びんに移し，体温程度に温めて直ちに授乳する．

表 10.3 保育所給食の食事計画例

	時間	2～4カ月	5カ月	6カ月	7カ月	8カ月	9カ月	10カ月	11カ月	12～15カ月	1～2歳	3～5歳
家庭で	午前6時	乳	乳	乳	乳	乳	乳					
	午前7時							食事	食事	食事	食事	食事
保育所で	午前10時	乳	つぶしがゆ 30 g / 副食 0.5 / 乳 180 ml	7倍がゆ 40 g / 副食 0.5 / 乳 160 ml	かゆ 50 g / 副食 0.7 / 乳 120 ml	かゆ 80 g / 副食 0.8 / 乳 100 ml	かゆ 90 g / 副食 1 / 乳 60 ml	果汁 80 ml	果汁 80 ml	果汁 80 ml / おやつ 20 kcal	おやつ	
	12時		果汁 50 ml	果汁 60 ml	果汁 70 ml	果汁 80 ml	果汁 80 ml	かゆ 100 g / 副食 1	軟飯 80 g / 副食 1	軟飯 90 g / 副食 1.2	食事	食事
	午後2時	乳	乳 200 ml	7倍がゆ 40 g / 副食 0.5 / 乳 160 ml	かゆ 50 g / 副食 0.7 / 乳 120 ml	かゆ 80 g / 副食 0.8 / 乳 100 ml	かゆ 90 g / 副食 1 / 乳 60 ml					
	午後3時							乳 200 ml / おやつ 30 kcal	乳 200 ml / おやつ 30 kcal	乳 150 ml / おやつ 60 kcal	おやつ	おやつ
家庭で	午後6時	乳	乳	乳	乳	乳	食事 乳					
	午後7時							食事	食事	食事	食事	食事
	午後10時	乳	乳	乳	乳	乳	乳					

注：1）乳＝乳汁，12カ月未満は母乳またはミルク，12カ月以降はミルクまたは牛乳
　　かゆ＝米の代わりにパンやめん類を用いてもよい．
　　副食＝離乳後期を1としたときの量の目安．それぞれの期に合った調理形態をとり，最小月齢児に使用できる食品を選ぶこと．
2）6～9カ月は食事を保育所で2回与える場合の例．食事を保育所で1回にする場合は，食事の代わりにミルク200 ml，おやつ30 kcal程度を与える．

c. 離乳食

子どもの発育・発達状態に応じて，ほぼ5カ月頃より，離乳を開始する．「離乳の基本」をもとに進行させ，一人一人の子どもの発育，発達状態，食べ方や健康状態に配慮しながら，次第に食品の種類や献立を豊富にし，栄養のバランスにも気をつける．また，適切な時期に離乳を完了し，幼児食に移行する．

保育所で供する離乳食の回数は，忙しい家庭を支援するために，

　　離乳初期前半（1日1回食）で1回
　　離乳初期後半から中期（1日2回食）で2回
　　離乳後期，完了期（1日3回食）で1回

が望ましい．しかし一方，さまざまな月齢の乳児がいると，それぞれの発達段階に即した栄養量，調理形態を考慮しなければならず，また食べさせる保育者の負担も大きいため，1回のみにしている保育所が多いといわれている．いずれにしても，家庭との連絡を密にし，協力して進めていくことが大切である．また，休日など家庭で過ごす際も同様に用意できるよう，指導する．

多岐にわたる集団での離乳食作りを合理化させるために，以下に示すような2通りの方法が考えられる．

①　1～2歳児，3～5歳児食の献立をそのまま，あるいは調理形態，分量を変化させて利用する．

②　離乳期の乳児が多い場合，あるいは1～2歳児，3～5歳児食を利用できない場合は離乳後期の献立を基本とし，各期の調理形態，分量に調整する．

d. 1〜2歳児および3〜5歳児の食事

栄養給与目標を満たす献立をつくるために，どのような食品を組み合わせればよいか，基礎になるものが食品構成である（表10.4）．これを目安にすると，献立を作成しやすい．本食品構成例において，鉄の充足率は1〜2歳91％，3〜5歳94％となっている．鉄を増やすにはさまざまな方法があるが，子どもの嗜好，調理の現状，施設や家庭の状況などを考慮のうえ，その方法を考えることが望ましい．

1〜2歳児食と3〜5歳児食は使用できる食品がほとんど変わらないので同一献立を用いることができる．1〜2歳児の副食は3〜5歳児と同量か，80％程度とし，牛乳，果物などの間食を1回多くする．また，食べにくいものは細かくしたり，魚の骨や果物の種を取っておくなどの配慮が必要である．

給食時には，楽しい雰囲気のなかで食事ができるように配慮するとともに，各年齢に応じた食前の準備（手洗い，うがい，テーブルセッティング，挨拶），食べ方（食器の扱い方，マナー），食後の始末（挨拶，片付け，歯みがき）についての指導も行い，食べ物や健康への関心を高める（表10.5）．

表10.4 食品構成例（第六次改定 日本人の栄養所要量 食事摂取基準の活用より） (g)

6つの基礎食品		1〜2歳	3〜5歳
1類	肉	15	15
	魚	20	20
	卵	10	10
	大豆製品	20	20
2類	牛乳	130	100
	乳製品	10	10
	海藻	1.0	1.2
3類	緑黄色野菜	30	40
4類	その他の野菜	40	50
	果実類	50	40
5類	穀類	58	15
	いも類	20	25
	菓子類	6	6
	砂糖類	4	5
6類	油脂類（種実類・マヨネーズなどを含む）	6	7

表10.5 食事に関する保育上の注意（保育所保育指針より）

	ねらい	内容	配慮事項
6カ月未満児	・一人一人の子どもの生活のリズムを重視して，食欲，睡眠，排泄などの生理的欲求を満たし，生命の保持と生活の安定を図る． ・個人差に応じて授乳を行い，離乳を進めて，健やかな発育・発達を促す．	・授乳は，抱いて微笑みかけたり，優しく言葉をかけたりしながら，ゆったりとした気持ちで行う． ・ミルク以外の味やスプーンから飲むことに慣れるようにし，嘱託医などと相談して一人一人の子どもの状態に応じて離乳を開始する． ・授乳，食事の前後や汚れたときは，優しく言葉をかけながら顔や手を拭く．	・授乳や食事は清潔に行えるように配慮し，子どもの個人差や健康状態に十分に注意を払う．授乳は，必ず抱いて，子どもの楽な姿勢で行う．一人一人の子どもの哺乳量を考慮して授乳し，哺乳後は必ず排気させ，吐乳を防ぐ．
6カ月から1歳3カ月未満児	・一人一人の子どもの生活のリズムを重視して，食欲，睡眠，排泄などの生理的欲求を満たし，生命の保持と生活の安定を図る． ・離乳を進め，さまざまな食品に慣れさせながら幼児食への移行を図る．	・楽しい雰囲気のなかで，喜んで食事ができるようにし，嘱託医などと相談して離乳を進めながら，次第に幼児食に移行させる． ・食事の前後や汚れたときは，顔や手を拭いて，清潔になることの快さを喜ぶようにする．	・授乳，離乳は一人一人の子どもの健康状態や食欲に応じて行うとともに，発育・発達状態に応じて食品や調理形態に変化をもたせるなどして離乳を進め，適切な時期に離乳を完了し，幼児食に移行する． ・食事においては，咀嚼や嚥下の発達を適切に促せるように，食品や調理形態に配慮し，子どもが自分から食べようとする意欲や行動を大切にしながら適切な援助を行う． ・食事，排泄などへの対応は，一人一人の子どもの発育・発達状態に応じて，急がせることなく無理のないように行い，上手にできたときにはほめるなどの配慮をする．

	ねらい	内容	配慮事項
1歳3カ月から2歳未満児	・さまざまな食品や調理形態に慣れ，楽しい雰囲気のもとで食べることができるようにする． ・安心できる保育士との関係のもとで，食事，排泄などの活動を通して，自分でしようとする気持ちが芽生える．	・楽しい雰囲気のなかで，昼食や間食が食べられるようにする． ・スプーン，フォークを使って一人で食べようとする気持ちをもつようにする． ・食事の前後や汚れたときは顔や手を拭いて，きれいになった快さを感じることができるようにする．	・食欲や食事の好みに偏りが現れやすい時期なので，日常の心身の状態を把握しておき，無理なく個別に対応する． ・食事は，一人一人の子どもの健康状態に応じ，無理に食べさせないようにし，自分でしようとする気持ちを大切にする． 　また，食事のときには，一緒にかむまねをして見せたりして，かむことの大切さが身につくように配慮する．
2歳児	・楽しんで食事，間食をとることができるようにする． ・安心できる保育士との関係のもとで，食事，排泄などの簡単な身の回りの活動を自分でしようとする．	・楽しい雰囲気のなかで，自分で食事をしようとする気持ちをもたせ，嫌いなものでも少しずつ食べられるようにする．また，食事の後，保育士の手助けによって，うがいなどを行うようにする．	・食事，排泄，睡眠，衣類の着脱など生活に必要な基本的な習慣については，一人一人の子どもの発育・発達状態，健康状態に応じ，十分に落ち着いた雰囲気のなかで行うことができるようにし，また，その習慣形成にあたっては，自分でしようとする気持ちを損なわないように配慮する． ・食事の前後，排泄の後などにおいては，自分で清潔にしようとする気持ちがもてるように配慮し，一人でできたときは十分にほめるようにする．
3歳児	・楽しんで食事や間食をとることができるようにする． ・食事，排泄，睡眠，衣服の着脱などの生活に必要な基本的な習慣が身につくようにする．	・食事，排泄，睡眠，休息など生理的欲求が適切に満たされ，快適な生活や遊びができるようにする． ・楽しい雰囲気のなかで，さまざまな食べ物をすすんで食べようとする．	・食事は，摂取量に個人差が生じたり，偏食が出やすいので，一人一人の心身の状態を把握し，楽しい雰囲気のなかでとれるように配慮する．
4歳児	・友達と一緒に食事をしたり，さまざまな食べ物を食べる楽しさを味わうようにする． ・自分でできることに喜びをもちながら，健康，安全など生活に必要な基本的な習慣を次第に身につける．	・食事，排泄，睡眠，休息など生理的欲求が適切に満たされ，快適な生活や遊びができるようにする． ・食べ慣れないものや嫌いなものでも少しずつ食べようとする．	・健康，安全など生活に必要な基本的な習慣は，一人一人の子どもと保育士の親密な関係に基づいて，日常生活の直接的な体験のなかで身につくように配慮する．
5歳児	・食事をすることの意味がわかり，楽しんで食事や間食をとるようにする． ・自分でできることの範囲を広げながら，健康，安全など生活に必要な基本的習慣や態度を身につける．	・食事，排泄，睡眠，休息など生理的欲求が適切に満たされ，快適な生活や遊びができるようにする． ・体と食物の関係に関心をもつ． ・友達と一緒に食事をし，食事の仕方が身につく．	・健康，安全など生活に必要な基本的な習慣や態度が身につき，自分の体を大切にしようとする気持ちが育ち，自主的に行動することができるように配慮する．
6歳児	・できるだけ多くの種類の食べ物をとり，楽しんで食事や間食をとるようにする． ・体や病気について関心をもち，健康な生活に必要な基本的な習慣や態度を身につける．	・食事，排泄，睡眠，休息など生理的欲求が適切に満たされ，快適な生活や遊びができるようにする． ・体と食物との関係について関心をもつ． ・休息するわけがわかり，運動や食事の後は静かに休む．	・健康，安全など生活に必要な基本的な習慣や態度を身につけることの大切さを理解し，適切な行動を選択することができるように配慮する．

健康・安全に関する留意事項	・乳幼児期の食事は，生涯の健康にも関係し，順調な発育・発達に欠くことができない重要なものであり，一人一人の子どもの状態に応じて摂取法や摂取量などが考慮される必要がある． ・調乳は，手を清潔に洗った後，消毒した哺乳びん，乳首を用い，一人一人の子どもに応じた分量で行う． ・授乳は，必ず抱いて，子どもの楽な姿勢で行う．一人一人の子どもの哺乳量を考慮して授乳し，哺乳後は必ず排気させ，吐乳を防ぐ．また，授乳後もその他の体の状態に注意する． ・母乳育児を希望する保護者のために，冷凍母乳による栄養法などの配慮を行う．冷凍母乳による授乳を行うときには，十分に清潔で衛生的な処置が必要である． ・子どもの発育・発達状態に応じて，ほぼ5カ月頃より離乳を開始する．離乳の進行にあたっては，一人一人の子どもの発育・発達状態，食べ方や健康状態を配慮するとともに，次第に食品の種類や献立を豊富にし，栄養のバランスにも気をつける．その際，嘱託医などにも相談し，家庭との連絡を十分に行うことが望ましい． ・栄養源の大部分が乳汁以外の食品で摂取できるようになる，ほぼ1歳から1歳3カ月を目安に，遅くとも1歳6カ月までに離乳を完了させ，徐々に幼児食に移行させる．また，飲料として牛乳を与える場合には，1歳以降が望ましい． ・離乳食をはじめ，子どもの食事の調理は，清潔を保つように十分注意するとともに，子どもの発育・発達や食欲，さらに咀嚼や嚥下の機能の発達に応じて食品の種類，量，大きさ，固さを増し，将来のよい食習慣の基礎を養うように心がける． 　また，保育所での食事の状況について，家庭と連絡をとることが大切である．離乳食，幼児食などを与えた際，嘔吐，下痢，発疹などの体の状態の変化を常に観察し，異常が見られたときには，安易な食事制限などは行わず，保護者や嘱託医などと相談して，食事について必要な処置を行う．さらに，食事を与えるときには，その子どもの食欲に応じて，無理強いしないように注意する．

10.5　実　　習

保育所における栄養給与目標を満たすため，食品構成例を活用して作成した，3～5歳児，1～2歳児の献立例，およびそれから展開させた離乳食の献立例を示す．実習の際は，とくに衛生に留意し，大量に調理するときの注意点を学ぶ．3～5歳児，1～2歳児の昼食およびおやつの量の違いを知り，離乳食への展開の仕方を学ぶ．

表 10.6　保育所給食の献立例

I. 3～5歳児，1～2歳児食

	3～5歳				1～2歳			
	献　立	材　料	1人分分量	人分	献　立	材　料	1人分分量	人分
10時					きなこヨーグルト	ヨーグルト きな粉 黒砂糖	30 g 2 g 6 g	
昼食	スープ 豆腐 ハンバーグ	ほうれん草 生しいたけ 塩 スープの素 豚ひき肉 木綿豆腐 たまねぎ にんじん 油 ごま パン粉 スキムミルク 水 卵 片栗粉 塩	25 g 10 g 0.2 g 0.6 g 15 g 30 g 5 g 5 g 0.5 mℓ 2 g 3 g 1.5 g 2.5 mℓ 3 g 0.5 g 0.1 g		ご飯 スープ 豆腐 ハンバーグ	ご飯	100 g 3～5歳の80% 3～5歳と同量	

3～5歳				1～2歳			
献立	材料	1人分分量	人分	献立	材料	1人分分量	人分
ソテー	トマトケチャップ	3 g		ソテー		3～5歳の80%	
	もやし	20 g					
	油	0.5 ml					
	しょうゆ	0.5 ml					
ひじきの サラダ	ひじき	2.5 g		ひじきの サラダ		3～5歳の80%	
	ツナ缶	15 g					
	にんじん	10 g					
	キャベツ	15 g					
	酢	2 ml					
	しょうゆ	3 ml					
	油	2 ml					
果物	バナナ	40 g		果物		40 g	
さつまいも 蒸しパン	さつまいも	25 g		さつまいも 蒸しパン		3～5歳の80%	
	小麦粉	20 g					
	ベーキングパウダー	0.6 g					
	卵	5 g					
	砂糖	4 g					
	スキムミルク	1.5 g					
	水	10 ml					
牛乳	牛乳	100 ml		牛乳		100 ml	

（昼食、3時 区分は左端）

エネルギー (kcal)	たんぱく質 (g)	脂質 (g)	カルシウム (mg)	鉄 (mg)	エネルギー (kcal)	たんぱく質 (g)	脂質 (g)	カルシウム (mg)	鉄 (mg)
426	18.3	16.7	293	3.4	599	21.1	16.9	332	3.5

〔つくり方〕

豆腐ハンバーグ
① 豆腐は，水気をよく切っておく．にんじん，たまねぎはみじん切りにし，フライパンで炒める．スキムミルクは，水で溶いておく．
② ケチャップ以外の材料をすべてボールに入れ，よく混ぜる．人数分に丸めて中心をへこませる．
③ 200℃のオーブンで10分くらい焼き，中心温度を測る（75℃1分間以上）．
④ ケチャップをかける．

ひじきのサラダ
① ひじきを水で戻しておく．ツナ缶は軽く油を切る．にんじん，キャベツはせん切りにする．
② ひじきと，野菜をゆでる．
③ 調味料を合わせておき，水気を絞った②とツナ缶を和える．

さつまいも蒸しパン
① さつまいもは皮をむき，1cmの角切りにする．スキムミルクは水で溶く．小麦粉，ベーキングパウダーは合わせてふるっておく．
② 卵を割りほぐし，砂糖とスキムミルクを入れてよく混ぜ，さつまいもを加える．小麦粉を加え，軽く混ぜ合わせる．
③ アルミカップに入れ，蒸気の上がった蒸し器で強火で15分くらい蒸す．

II. 離乳食（3～5歳児，1～2歳児食（表I参照）を基本にした献立例）

	離乳完了期（12カ月）				離乳後期（10カ月）			
	献立	材料	1人分分量	人分	献立	材料	1人分分量	人分
10時	果汁 お菓子	オレンジジュース ウエハース	80 ml 5 g		果汁	オレンジジュース	80 ml	
昼食	軟飯 スープ 豆腐 　ハンバーグ ソテー 果物	軟飯 バナナ	90 g 後期の120% 後期の120% 後期の120% 30 g		かゆ スープ 豆腐 　ハンバーグ ソテー 果物	かゆ ほうれん草 塩 バナナ	100 g 10 g 0.3 g 3～5歳の80% （ごまは除く） 3～5歳の80% 20 g	
3時	さつまいも 蒸しパン 牛乳		3～5歳の50% 150 ml		さつまいも 蒸しパン ミルク		3～5歳の25% 200 ml	

エネルギー (kcal)	たんぱく質 (g)	脂質 (g)	カルシウム (mg)	鉄 (mg)	エネルギー (kcal)	たんぱく質 (g)	脂質 (g)	カルシウム (mg)	鉄 (mg)
432	16.0	12.4	263	1.5	375	11.7	11.7	171	2.8

	離乳中期（8カ月）				離乳初期（5カ月）			
	献立	材料	1人分分量	人分	献立	材料	1人分分量	人分
10時	かゆ スープ あんかけ 　豆腐 果物 ミルク	かゆ 豆腐 にんじん たまねぎ 油 砂糖 しょうゆ かたくり粉 バナナ	80 g 後期の80% 40 g 5 g 5 g 1 ml 2 g 少々 1 g 10 g 100 ml		つぶしかゆ あんかけ 　豆腐 果物 ミルク	かゆ バナナ	30 g 中期の70% （油・調味料は除く） 10 g 180 ml	
12時	果汁	オレンジジュース	80 ml		果汁	オレンジジュース	50 ml	
2時	パンがゆ チーズ煮 果物 ミルク	蒸しパン チーズ キャベツ にんじん りんご	3～5歳の50% 10 g 10 g 5 g 10 g 100 ml		ミルク		200 ml	

エネルギー (kcal)	たんぱく質 (g)	脂質 (g)	カルシウム (mg)	鉄 (mg)	エネルギー (kcal)	たんぱく質 (g)	脂質 (g)	カルシウム (mg)	鉄 (mg)
400	11.6	13.0	245	2.5	316	8.7	14.5	222	3.6

10.6 演習

① 集団で全員が同じ食事をすることの長所と短所を考える．

② 各離乳期および幼児期の食事を同じ食材でつくる方法を考える．

③ 保育のなかにとり入れやすい食と関係のある行事をあげ，その取り組みについて考える．

11. 保育所・幼稚園における栄養・食生活指導

11.1 子どもの栄養・食生活の教育や指導について

a. 栄養・食生活に関する教育や指導のあり方

食教育は人としての自尊と自立のため生涯学習として位置づけられるものであり，幼児期の教育と指導のねらいは，子どもの望ましい生活，食生活を営む力を育むことにある．生活習慣や食習慣は主に小児期に形成されるといわれている．望ましい生活習慣や食習慣の形成は一朝一夕にできるものではなく，小さい頃からの教育や指導が大切になる．

食に関する指導や教育を実施する場合には，カウンセリング的技法をとり入れて行うことが大切である．カウンセリングでは，相手の話をよく聞くことや相手の立場になって心を感じとることが大切とされている．このことは，子どもの栄養・食生活に関する指導や教育を行う際にも大切で，子どもの食行動や食生活をよく知ること，共感的に理解し指導することが必要である．教育や指導を行う場合に「学習」という方法を大切にしたい．学習の目的は知識の習得ばかりではなく，行動，実践にあり，わかるとおもしろい，1つわかると次のことも知りたくなる，試してみることはおもしろい，やってみると楽しいと子どもたちが感じるような指導が大切である．食事は子どもにとって楽しみなものであるので，押しつけにならないよう，愛情をもって根気よく行うことが必要であり，支援するという姿勢を大切にしたい．また，幼児の食指導は，子どもが楽しい気持ちで食事をすることができる環境を整えることや，子どもたちの食生活のあり方が心と体の健康の育成につながるよう，子どもの食生活の課題をとらえながら指導することが望まれる．

b. 幼児を対象にした指導計画について

幼児を対象にした指導に際しては，発達段階に応じた指導計画を立てること，職員相互の連帯や協調をはかること，保育所や幼稚園での保育の一環として指導することなどが重要である．さらに保育所や幼稚園での指導だけでなく，家庭との連携が大切であり，保護者会などの機会を利用して積極的に働きかけることが必要であり，また，食事に関しては指導・教育すべき内容が多いので基本として何を，どのように指導，教育すべきかを保育者はしっかりとらえることが必要である．教える目的を明確にすること，対象年齢に応じた指導であること，さらに計画についての反省点を整理しておくことが必要である．

食に関する教育を進めるためには，子どもについて次のような情報を把握することが大切である．

①子どもの世帯状況，②家庭の食事環境，③子どもの生活時間，④子どもの食事状況，偏食の有無，食事性アレルギーの有無，食欲の程度，⑤食事に要する時間，箸やスプーンの使い方など，⑥清潔に関しては，手を洗う，口をゆすぐことができるかなど，⑦マナーに関して，挨拶ができるかなどである．また，実際の教育・指導については，子どもは長い時間集中することはむずかしいので，子どもに興味をもたせ，理解を深めるには，話だけよりも絵や動きのある教材を利用するとよい．また，教材を使う場合は具体的に場面を想定して計画を練ることが大切である．教材の種類としては，スライド，ビデオ，紙芝居，指人形，ぬいぐるみ，ペープサート，パネル・ポスターなどがある．また，ゲーム方式を用いると子どもの興味，関心を高めることができる．

c. 栄養・食生活の教育や指導内容の視点

子どもが身につけることが望まれる事項について保育所保育指針や幼稚園教育要領（いずれも平成12年4月1日施行）では，子どもの発達の側面から，①心身の健康に関する領域である「健康」，②人との関わりに関する領域である「人間関係」，③身近な環境との関わりに関する領域である「環境」，④言葉の獲得に関する領域である「言葉」，⑤感性と表現に関する領域である「表現」の5つの領域を設定している．栄養・食生活の教育や指導内容は，保育所や幼稚園で子どもたちが，いろいろな体験をもち，重ねるなかで相互に関連をもちながら，しだいに達成されるものであり，保育所や幼稚園の保育活動は，1つの領域だけに限られるものではなく，領域の間で相互に関連しながら展開していくことが大切である．またこの5つの領域は，3歳未満児については，その発達の特性からみて各領域を明確に区分することが困難な面が多いので総合的に展開していくことが必要である．

食生活とこれらの領域との関連についてみると，図11.1のようなことが考えられる．

1) 食事と体の健康

生活習慣病の予防は幼少期からの学びが大切である．

子どもをとりまく食環境をみると，豊かになってきているようにみえるが，夜遅くまで起きていることによる睡眠時間の不足や，食事時間が不規則になってきていること，生活リズムが乱れてきていることが指摘されている．幼少期からの健康によい食生活習慣の形成のため，食物の名前や食べ物と体の健康との関連，咀嚼の重要性について，さらに衛生に関しての指導が大切である．

2) 食事は心の栄養

食の字は，屋根の下で人が集まって，穀物を食べていることを意味している．食事はもともと家族や仲間と食べるのが普通であるが，近年，孤食化の増加が指摘されている．食事は体の健康のもとであるとともに，団欒，触れ合いなどコミュニケーションの場であり，食に関する文化を伝える場でもある．食べ物や栄養や健康の知恵とともに，人間社会における交流の媒体としての役目をもつことを大切にしたい．ここでは食事態度（食物を食べることに感謝すること，挨拶することなど）の形成についてとりあげる．

3) 食の環境保護や伝統的食文化の維持と継承

最近，大量の食べ物の無駄やゴミの問題などが指摘されている．子どもたちに食べ物や飲み物を大切にすることや残さないで食べることについて，また食に関する文化の維持継承の視点から，

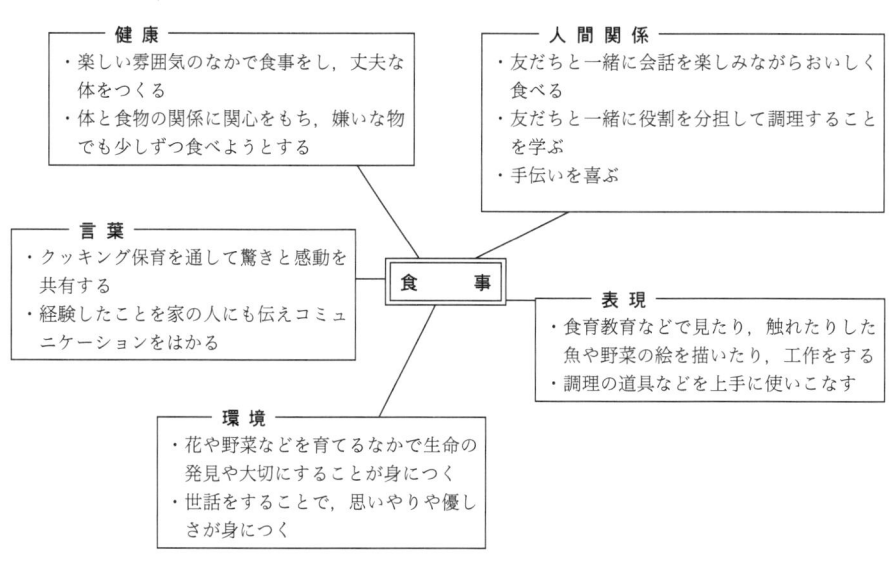

――― 健康 ―――
・楽しい雰囲気のなかで食事をし，丈夫な体をつくる
・体と食物の関係に関心をもち，嫌いな物でも少しずつ食べようとする

――― 人間関係 ―――
・友だちと一緒に会話を楽しみながらおいしく食べる
・友だちと一緒に役割を分担して調理することを学ぶ
・手伝いを喜ぶ

――― 言葉 ―――
・クッキング保育を通して驚きと感動を共有する
・経験したことを家の人にも伝えコミュニケーションをはかる

――― 表現 ―――
・食育教育などで見たり，触れたりした魚や野菜の絵を描いたり，工作をする
・調理の道具などを上手に使いこなす

――― 環境 ―――
・花や野菜などを育てるなかで生命の発見や大切にすることが身につく
・世話をすることで，思いやりや優しさが身につく

図11.1 食事に関する保育の組み立て

年中行事やそのときに食べる食事について指導したい．

4) 近年の子どもの食生活の課題の指導，教育が必要と思われる事項

食生活は食事だけではなく，子どもをとりまく環境が関わるので生活リズムや睡眠についてなどをとりあげる．これらは単独で指導することも可能であるが，総合的に展開する方が効果的である．

11.2 栄養・食生活の教育や指導内容の事例

a. 年齢別食事指導計画

実際の年齢別食事指導計画は，子どもや家庭の状況や保護者の意向，地域の実態を考慮し，作成することが望ましいが，保育所保育指針を参照にした事例を示す．

① 6カ月未満
・授乳は抱いて，ゆったりとした気持ちで行う．
・ミルク以外の味やスプーンから飲むことに慣れるようにする．

② 6カ月から1歳3カ月未満
・保育者との安定した関係のなかで，喜んで楽しく食事ができるように配慮する．
・個人差に配慮しながら，食品や調理形態に変化をもたせるなどして離乳をすすめ，幼児食に移行する．
・子どもが自分で食べようとする意欲や行動を大切にしながら，適切な援助を行う．

③ 1歳3カ月から3歳未満
・楽しい雰囲気のなかで自分で食事をしようとする気持ちをもたせ，嫌いなものでも少しずつ食べることができるようにする．
・1人で食べようとする気持ちを大切にする．また，食事のときは一緒にかむまねをして見せ，かむことや飲み込むことの発達を促す．
・スプーンが正しく使えるようになったら，箸を持たせ始める．

④ 3～5歳
・友だちと一緒に食事をしたり，さまざまな食べ物を食べる楽しさを味わうようにする．
・食事は，摂取量に個人差が生じたり，偏食が出やすいので，一人一人の心身の状態を把握して，楽しい雰囲気のなかで食事がとれるよう配慮する．
・食べ慣れない物や，嫌いな物でも少しずつ食べられるようにする．
・自分で手を洗うことができるようにする．また，手伝いなどを保育活動にとり入れる．
・食事の意味がわかり，食べ物と体の関係について関心をもつよう配慮する．
・栽培や調理した人に感謝し，挨拶することの大切さを知らせる．
・四季おりおりの年中行事に関心をもち，生活にとり入れ，伝統行事食を味わう．

b. 指導内容の事例

1) 食品の名前を教える

幼児をもつ家庭で食事のときに食物の名前を教えるかどうかを調査したところ，教えている家庭は約70％で，30％の家庭では話題にしていない（図11.2）．個々の食品の名前や仲間の食品（食品群）を知ることは，食べ物への興味，関心を高めることになり，偏食の予防にもなる．家庭においても，献立の料理名や，その食材などについて話題にすることが望まれる．また，「食べ物さんこんにちは―どんな食べ物があるのかな」など，お弁当や給食の前後を利用して，食べ物にはいろいろなものがあることを教えたい．また身近な食品について，その生育の仕方を説明すると興味関心が高まる．1つの食品が食べ物として口に入る

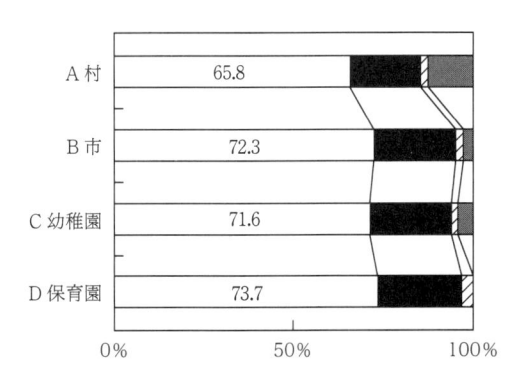

	教える	教えない	どちらとも	無回答
A村	65.8			
B市	72.3			
C幼稚園	71.6			
D保育園	73.7			

□教える ■教えない ▨どちらとも ■無回答

図11.2 普段の食事のとき食べ物の名前を子どもに教えるか

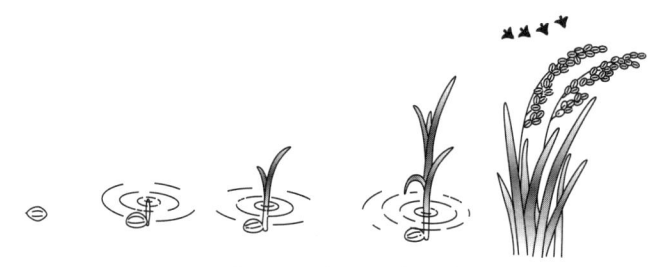

図 11.3 お米はどのようにして大きくなるのかな

前にたくさんの人びとが関わることを知ることは，食物を食べることに感謝する心を育てることにつながる．身近な食品についてとりあげることが大切である．

日本人の主食であり，日本型食生活の形成のうえからも大切な食品の1つであるお米について指導した例を述べる．楽しそうにおにぎりを食べている絵や稲の生育の絵などを利用するとよい．

［お米はどのようにして大きくなるのかな］（図11.3）

今日は，皆さんが毎日食べるご飯について，どのようにしてつくられるか，その秘密（様子）を探ってみましょう．

① おや，おいしそうにおにぎりを食べてますね．
　いただきますときちんとご挨拶してますね．皆さんもできますね．
② おにぎりは何からつくられているのかな．
　——おにぎりはお米からつくられています．
　このお米は，どのようにしてつくられているのかな．
　——たくさんの人が，たくさんの時間をかけて一生懸命つくってくれているのです．
では，その秘密（様子）を探ってみましょう．
③ この茶色い粒は，お米の種です．種もみといいます．
　これをまいて，毎日お水をあげると，芽を出し，どんどん大きくなっていきます．
　これを何本か集めた苗を，たんぼに植えます．
④ たんぼに苗を植えているところです．
　小学生のお兄さんやお姉さんが田植えの勉強をしてますね．
　おいしいお米がとれるといいですね．
⑤ 植えた苗は，夏の間にどんどん大きくなります．おや，この人は何をしているのでしょう．いらない草を取っているのです．草を取らないと稲がうまく育たないのです．そのため草を取り除いているのです．この人はね，稲がよく育つように肥料をあげているところです．
　このように多くの人が大切にお米を育ててくれているのです．
⑥ 秋になり，赤トンボが飛ぶ頃，たくさんのお米ができます．
　この一粒，一粒の穂の中にお米が入っているのです．
　これを刈り取って一粒，一粒のお米にします．
　多くの人が大切に育てているのがわかりましたね．
　ご飯を食べるときやお弁当を食べるときは，ありがとうございますという気持ちをこめて「いただきます」と言いましょう．食べ終わったときは「ごちそうさま」と挨拶をしましょう．
⑦ これから暑くなりますが，ジュースやお菓子ばかりでなくご飯も食べて元気に遊んでください．

2） 食べ物と体，健康について

自分の体をつくるためにはいろいろな食品を食べることが大切であること，栄養的にバランスのとれた食事をするにはどんな食品を組み合わせたらよいかなどをわかりやすく指導する．

① 赤，黄，緑の3色の食品群など，一般向きなものを幼児用にアレンジして用いて，3色の食品群の働きをわかりやすく説明する．「力をだす食べ物」については，寒いときにご飯を食べると暖かくなることや，遠足や山登りのお弁当のおにぎりの話など，子どもの経験と関連づけて説明するとよい．

② バランスよく栄養をとるために，どんな食品を選んだらよいか，どんな組み合わせがよいかなどを指導する．赤，黄，緑の3色の食品群が揃うのが望ましいことを教える．そのためには，食べ物がどの食品群に分類できるかなど，ゲームやぬり絵，絵本などを用いてわかりやすく楽しい教材を製作する．4色のランチョンマットを用いて，赤の食品群，緑の食品群，黄色の食品群，白（汁もの）が揃っているか，楽しくチェックしてみるのもよい．また，主食，主菜や副菜を食べることで栄養のバランスがとれるので，「ご飯に，どんなおかずを組み合わせたらよいのかな」と指導したい．ご飯は主食で，パンやうどん，パスタも主食に入る．おかずの中心になるものは主菜で，食事全体においしそうな色や味を加えるものに副菜がある．米国農務省は毎日元気で健康に生活できるようにと，2〜6歳までの幼児食のピラミッドを作成している．これは，食べる種類とともに量的なものがわかるように工夫してある．日本の子ども向きに作成したものを図11.5に示す．

食べ物と健康は大事な問題であるが，「食べなきゃだめ」という指導より，よい食べ物と仲良くなろうと思わせる指導の方が，子どもには受け入れやすい．

3) 朝ごはんの大切さ，規則正しい食事の大切さを教える

生活リズムの乱れは健康に影響する．体には生活リズムのあることをわかりやすく説明したい．食事と生体リズムとの関係についてみると，朝食を規則正しくとる人はその1時間前から消化液の分泌の準備が始まり，また腸のぜん動運動などが始まる．しかし朝食抜きの場合は，朝にはこうした準備体制は起こらず，したがって食欲も起こらないことになる．規則正しい食事にはこうしたリズムをつくる役割もある．幼児の起床から朝食までの時間をみると，15分以内が20％，15〜30分が62％で起床から朝食までの時間が30分以内が80％を占めている（図11.6）．子どもが朝食を欠食しないよう，起床から朝食までの時間を十分にとることを指導したい．また，朝食をとること，規則正しい食事は排泄を促すことについて関心を

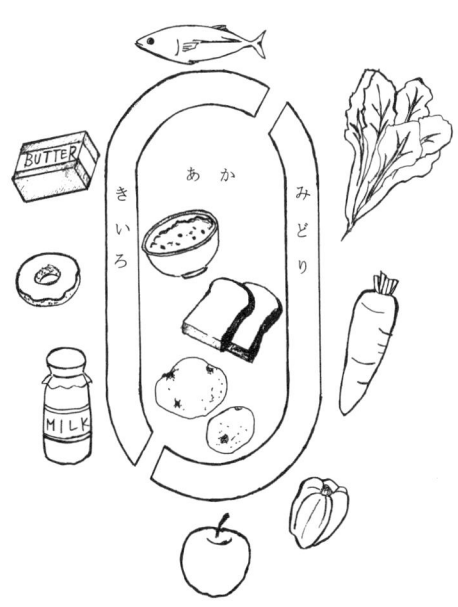

図 11.4 どんなおかずを組み合わせたらよいのかな

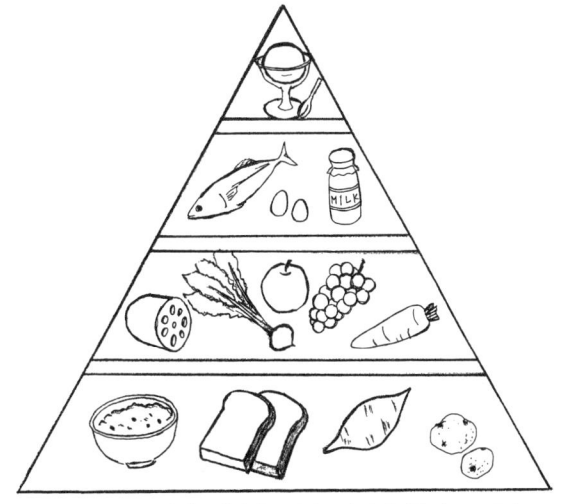

図 11.5 どんな食べ物をどのくらいえらんだらよいのかな（幼児食向きの食品ピラミッド）

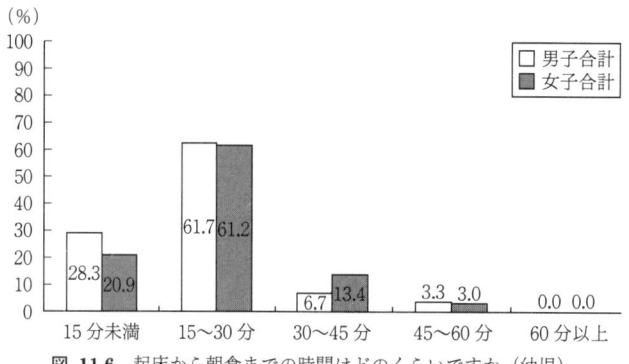

図 11.6 起床から朝食までの時間はどのくらいですか（幼児）

もたせよう．食べることとともに，排泄することの大切さを教えたい．

4） おやつについて

おやつは，子どもにとって楽しみなものである．おやつは栄養的に配慮されたものであると同時に，思い出に残るもの，親子や家族をつなぐものである．また子どもが自分で選ぶ楽しさや友達と同じ物を食べたいと思う気持ちを大切にしたい．これらを考慮して，おやつとしてどんなものがよいかを考えることが大切である．幼児をもつ家庭でおやつの時間を決めているかどうかをみると，決めている家庭は約半数である（図 11.7）．塾やクラブなどに通う子どもが多くなってきていて不規則になりやすいが，おやつが不規則であると食欲不振になり，心身の発達のうえからも好ましくないと考えられるので，量や時間を決めることは大切である．また，子どもは広告の影響を受けやすいが，市販のものばかりでなく，市販のものに手を加えたり，アイデアをつけ加えてつくる

ことが望まれる．デンマーク消費者省は，「あなたの体は食べ物でできている」と呼びかける，食べ物を擬人化させた，好ましい食べ物と好ましくない食べ物のレース競争のポスターを作成している．子どもの実態にあわせてこういった資料を参考にすることを心がけて欲しい．

5） 衛生について

食事の前に手を洗うこと，用便のあと手を正しくきちんと洗うこと，洗ったらハンカチで拭くことを指導する．清潔なもので拭くことや洗面所の高さにも注意したい．

また，食事の前や後に机の上を拭くこと，使った食器の始末などについて年齢に応じて指導する．衛生の指導は，保育のさまざまな場面で指導することが大切である．

6） 望ましい食事態度に関して

食前や食後に「いただきます」，「ごちそうさま」の挨拶をすることは，食べ物を大切にする気持ちを養うことや食物を食べることに感謝する心

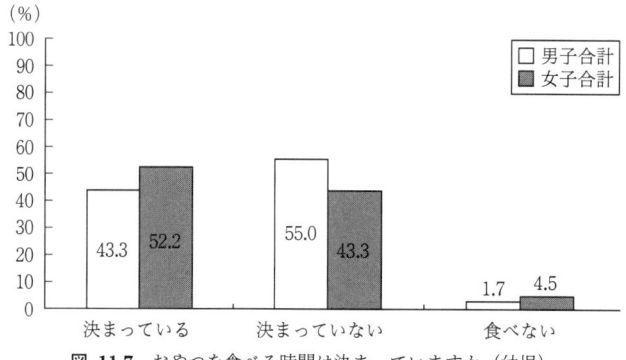

図 11.7 おやつを食べる時間は決まっていますか（幼児）

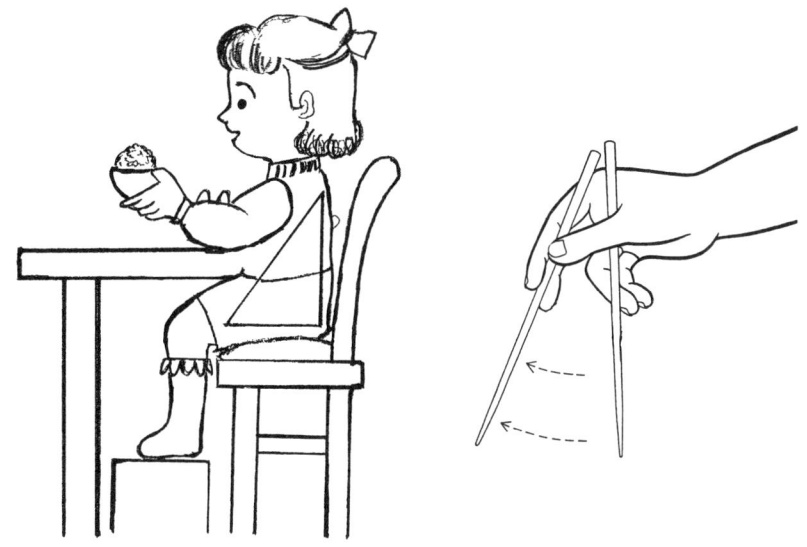

図 11.8 正しい姿勢と箸の持ち方
（左：正しい姿勢，右：正しい箸の持ち方）

のあらわれであり，これらは人として生きていくうえで大切な姿勢を形成することにつながる．また子どもがよい姿勢で食べるためには，テーブルや椅子の高さ，食べやすい食器かなどの条件をととのえることが必要である．よい姿勢は横から見て頭，お尻，ひざを結ぶと直角三角形の形になる（図 11.8）．最近，正しい姿勢を保つことが困難な子どもがいることが指摘される．テレビを見ながらの食事は姿勢が悪くなりやすいので，食事中はテレビを消して，子どもと向き合いたいものである．よい姿勢で食べることは，健康を保つうえでも大切なことである．食事の自立と食事の道具の使用との関連は強く，箸や食具などをうまく使える子どもは食物摂取量の増加や体格のよさがみられる．

7) 皆でつくるとおいしいね（クッキング保育）

人が他の動物と異なる人間らしい食生活の特徴は，食物をつくって食べることである．つくることに関わることは，つくることの喜び，おいしい食べ物との出会い，おいしく食べられる家族や仲間と出会う機会であり，将来に向けての食事づくりへの感受性を育てるうえで大切である．子どもの健康度と，家族のために料理をつくることやお手伝いをすることとの関連についてみると，健康度の高い子どもほどこれらのことを行う割合が高いことがわかる（図 11.9）．料理をしたり，お手伝いを嫌がらないでできる家庭の環境が，子どもの健康度を高めていると考えられる．お手伝いをすることは，子どもの心を育てるうえからも好ま

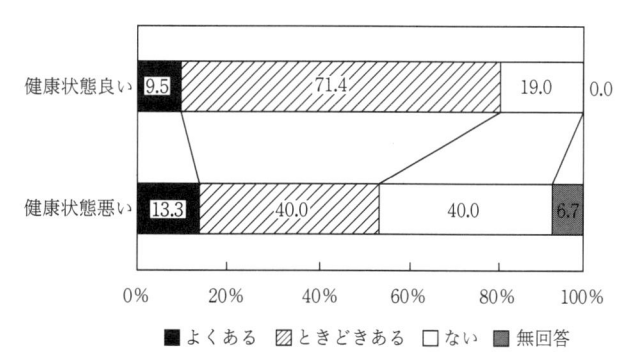

図 11.9 家族のために料理をつくってあげることがあるか（小学生）

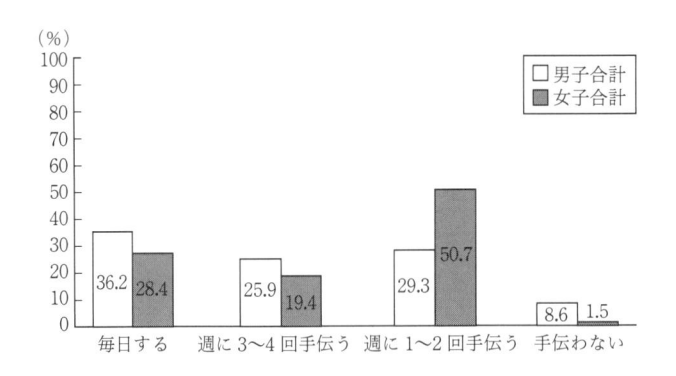

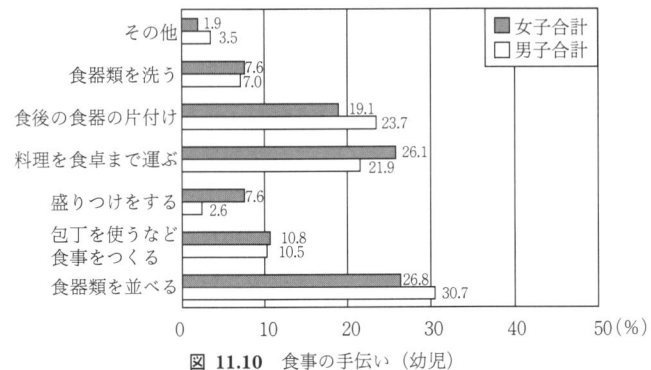

図 11.10 食事の手伝い（幼児）
（上：手伝いをする頻度　下：手伝いの内容）

しいことである．幼児の食に関するお手伝いについて，回数やどんなお手伝いをしているのかを図に示す（図11.10）．調理や配膳，片付けをすることは，食生活への関心を高め，生きる力を育むことにつながる．

［園の菜園でとれたにんじんやじゃがいもを切っておいしいカレーをつくろう］（園でのカレーづくりの例）

① 菜園でにんじんを抜く（そのとき，感謝のお礼をするとよい）
② にんじんを洗い，土をとる．
③ 子供たちは身支度をする（頭につける三角巾やハンカチの用意）
④ 手を洗う
⑤ 野菜の皮をむく（皮むき器を使用するとむきやすい）
⑥ 野菜を切り，お鍋に入れる（まな板と小さい包丁使用）

保護者が参加することができ，保護者にとって

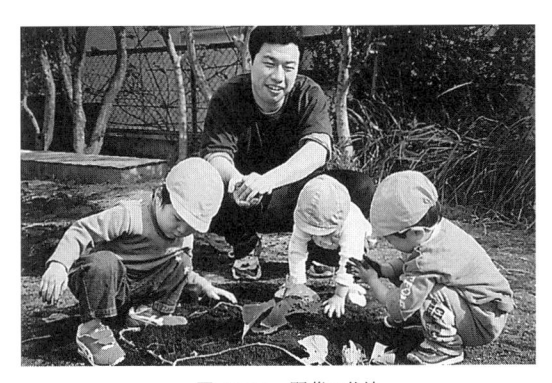

図 11.11 野菜の栽培
さつまいもの収穫をしているところ

も食事をふり返るよい機会になる．

8）育ててみよう

じゃがいもやにんじん，さつまいもなどを子どもたちが育てる教育が行われている（図11.11）．自分たちで栽培をしたり，園でとれるものを収穫し利用することは，自分たちが直接的に育てることに関わるので，食生活に対して関心を高め，ま

た食事に対して望ましい態度を育成することにつながる．栽培する場合，簡単な容器などを利用して種から育てると教育効果があがるようである．

9) 生活を考える

食生活は全体の生活と関連する．幼児向き（年長組）に食生活に関する事項をビンゴゲーム様に作成した例を示す．ビンゴゲーム様のカード（3×3の9マス）を作成する．子どもの食生活で大事な事項を選び番号をつけた用紙を用意する．用意ができたら，先生が番号と内容を読みあげ（壁に貼っておくとよい），子どもは番号をビンゴゲーム用紙に自由に書く．先生が適宜，番号とキーワードを読む．内容としては次のようなものが考えられる．

［幼児向き食生活ビンゴゲームの作成：よい子の食生活］

1 歯を磨こう　2 朝ごはんを食べよう　3 よくかんで食べよう　4 ご飯前に甘いものを食べるのはやめよう　5 野菜を食べよう　6 ご飯前に手を洗おう　7 夜は決められた時間に寝よう　8 おやつは食べ過ぎない　9 お魚を食べよう

11.3　食事への援助

幼児の食事上の問題としては遊び食い，むら食い，偏食をする，食べるのが遅い，少食である，よくかまない，食べ過ぎるなどがあげられている．また保護者からは，子どもが甘いものが好き，野菜が嫌い，太り過ぎや貧血であるなどの訴えが多い．幼児期の食物嗜好は生理的，社会的要因によって変化しやすい．日常生活のなかで子どもが楽しく，いろいろな食物を好んで食べるようになるための環境づくりが大切になる．

1) 遊び食いやむら食い

遊び食いやむら食いの多い子どもの割合が増加していることが指摘されている．

幼児期は，自我の発達するときで，周囲への関心が高まり，自立を求めて行動するようになる．また，身体は乳児に引き続き発育期であるが，発育速度は緩慢になるので，このような現象に対する1つの調節作用として，むら食いや遊び食いなどが現れるともいわれている．しかし一方では，食事に集中できない場合には，食事中にテレビをつけているとか，おもちゃが近くに散らかしてあるとか，子どもがおなかがすいてない，しつけを優先しすぎるなどの要因も考えられる．原則的には，決まった時間に，決まった場所で，落ち着いた楽しい雰囲気で食事するよう心がけたい．

1，2歳頃はまわりの人のまねをしながら，いろいろなことを身につけていくので，大人が楽しそうに，おいしそうに栄養のバランスのとれた食事をすることが大切である．

2) 嫌いなものがあるときどうしよう

食物に対する好き嫌いは言葉が発達してくること，自己主張が強くなることなどに関係していると考えられる．幼児や小学校低学年で嫌いな食品の上位を占める食品として野菜があげられる．幼児の場合は味覚が未発達のため，においの強い食品や苦みのある食品は生理的な味覚能力では受け入れにくく，また咀嚼能力が低いため，食べにくいものは嫌いということになる．野菜は，サラダがよく用いられるが，咀嚼機能がよく発達していない幼児では，みそ汁や煮物のかたちで与えると食べやすい．また，野菜嫌いの子どもには刻んだりするのも1つの方法であるが，そればかりではなく，調理では形を残し，味やにおいの配慮をしながら，子どもが自分で食べる経験，食べようと努力した経験をもたせる指導も大切である．家族が揃って食事をし，「おいしいね」というだけでも効果が期待される．友達と食べる機会が増えると嫌いな食品が減るといわれている．野菜を題材にした絵本などを読み，野菜とお友達という思いを大切に育てたい．強制すると，もっと嫌いになってしまうことがある．体が拒否している場合があるので，ゆっくり時間をかけて，いろいろな食べ物を食べられるように指導したい．嫌いなものがある子どもには，「いま食べられない人も，少しなめてみたり，小さくちぎって口に入れてみよう．だんだん，少しずつ味になれてくるよ」と優しく声をかけてみよう．

3) 太り過ぎると疲れるよ

幼児肥満は約1〜2%であるが，放置すると学童肥満に移行し，成人になっても肥満が改善されない場合がある．成人の高度肥満者（肥満を示す指数のBMIが30以上，BMIは体重/身長^2（4.1節参照））について血清脂質や肝機能を調べたところ，高度肥満者のうち，血清脂質が高い人が30%，肝機能が低下している人が20〜30%認められた．生活習慣病の予防のためにも早い時期からの注意が大切である．肥満予防の基本は，運動量の増加と適性な食事摂取量が柱になる．次の点に注意をしたい．

① 適正なエネルギーを心がけ，成長と発達に必要な栄養素が不足しないようにする．
② 規則正しい食事を心がける．幼児の場合は1日3食と間食1，2回という考え方が望ましい．
③ 食べ方はゆっくりとよくかんで食べる．
④ 夜食はできるだけ避けたい．食べる場合は果物や豆乳や乳製品，おにぎりなど，負担が少ないものがよい．
⑤ 味は薄味にする．
⑥ エネルギーの少ない汁物を先に食べ，次に主菜，副菜，ご飯という食べ方の工夫をする．
⑦ 甘いものはエネルギーが高いので量を決めて与える．

気をつけたいのは，体が太って，大きいのに，すぐに疲れる子ども，歩いたり，走るとすぐに疲れる子どもには，運動の楽しさとおやつのとり過ぎについて「食べ過ぎやお菓子ばかりは疲れるよ，外で遊んだり，公園で走ろう，楽しいよ」と注意したい．

4) 血が少なくなると，元気がなくなるよ

幼児のお母さんから相談を受ける事項の1つに子どもの貧血がある．肥満傾向の子どもであることもあり，見のがしやすいため注意したい．貧血の症状としては，①疲れやすくなる，②皮膚が青白い，③めまいや息切れなどが多いが，自覚症伏は比較的軽いので，気づかれずに経過している例も少なくない．貧血の多くは，鉄欠乏性貧血である．原因としては，①偏食や不規則な生活，甘いものに好みが偏りがち，②乳児期，小児期に鉄分補給が不十分である，③胃炎や胃下垂などの疾患があり，鉄の吸収が阻害される，などである．

貧血の子どもは食事からの必要な栄養素が不足する傾向にあるので，①1日3食を規則正しくとること，②おやつの内容とともに食べる時間（2時間ほどあけるとよい）にも気をつけること，③胃酸の分泌を活発にするためにもよくかんで食べることが大切である．貧血の予防のための食事として，たんぱく質，鉄や銅の多い食品，ビタミンB_6，B_{12}，葉酸，ビタミンCの多い食品をバランスよく摂取することが大切である．子どもに大きくなるとこんなに血が必要であることを示した例を図11.12に示す．

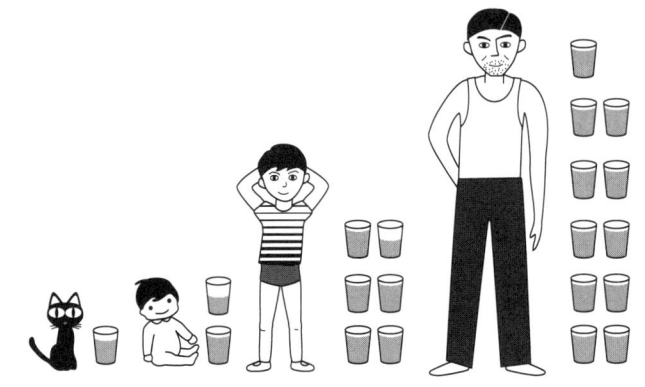

図11.12 おとなになるとこんなにちがいるよ
すき きらい しないでたべようね
（血のはなし，かがくのとも傑作集より）

11.4 食生活を見直す共食，行事食への取り組み

1) 共食を見直す

食事は，家族や仲間と食べる「共食」が普通であり，家族が時間や空間を共にして食べることを大切にしたい．

朝食を家族でとる割合を調査したところ，幼稚園児や小学生で家族全員でとる割合は，平日が30％～40％で，休日は60～70％である．夕食を家族全員でとる割合は，平日で50％前後であり，休日は80％前後である．さらに週何回家族揃って食べられるかとの質問には，毎日と答えた人は朝食では20～25％前後，夕食では30％前後であり，家族が時間や空間を共にして食べる割合は低下している．家族が揃って食事をすることは，親から子どもへよりよい習慣が継承される機会であり，また家族の団欒から，子どもは家族としての役割の意識や人格形成に必要な基本的な信頼関係を築いていく．子どもだけの食事では，栄養のバランスがとれにくいことや食欲が劣ることが指摘されている．健康度との関係をみると，健康度の高い子どもは共食率が高いことが指摘された（図11.13）．現在の家庭では，家族一人一人のライフスタイルが多様化し，家族全員が揃って食事をする機会が少なくなってきている．また家庭の食卓には，世界中から集められた食べ物が並び，季節感や地域特性がわかりにくくなっている．さらに外食産業が急増しており，食事は家庭でするものという習慣が変化しつつあり，「料理をつくること」と「料理を食べること」との距離が離れてきており，つくることに関心をもたない子どもやお手伝いをしない子が増えていることが指摘される．子どもが食べたい物を好きなときに好きなだけ食べる習慣は，生活習慣病の予防の上からも注意したい．

2) 子どもと行事を楽しむ

行事は人間の暮らしに対する認識を育てることにつながる．行事で普段とは違う食べ物（行事食：晴れの食事）をみんなで味わったり，雰囲気を感じたりすることで，いつもは気づかない家族の大切さや食事の楽しさなどを振り返ることができる．食文化は，食物や食事に対する態度を決めている精神や人びとの食に対する観念や価値の体系として現れるものであり，子どもにわかりやすく解説し，それらを学ぶ，感じる機会を与えることは大切である．食生活に関して，栄養や食べ物，調理技術などのハード面と食文化的内容のソフト面との両面から心を育てるうえでも重視したい．年中行事は1年を通して季節ごとに行われ，子どもにとっても楽しみなものである．保育所，幼稚園や家庭で行われる行事について多いものからみると，誕生日，正月，節分，クリスマス，年越し，ひな祭り，七夕，子どもの日，父母の日，月見，敬老の日があげられるが，地域や各園や保育所の地域性や特徴を考慮に入れ展開したい．

行事を行うことの意義について，幼児をもつ親は次のような意識をもっている．①伝統文化が継承される，②コミュニケーションをとることができる，③食べ物や自然，家族など身近なも

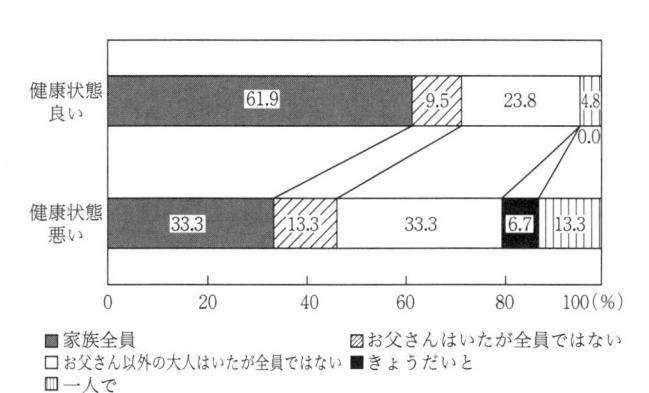

図11.13 子どもの健康度と共食との関連：夕食を誰と食べるか（平日）

健康状態良い：家族全員 61.9，お父さんはいたが全員ではない 9.5，お父さん以外の大人はいたが全員ではない 23.8，きょうだいと 4.8，一人で 0.0

健康状態悪い：家族全員 33.3，お父さんはいたが全員ではない 13.3，お父さん以外の大人はいたが全員ではない 33.3，きょうだいと 6.7，一人で 13.3

のへ感謝できる機会である．④子どもの心と体の栄養をとるうえで大切である．

3） 食生活を見直す行事食への取り組み

行事では普段とは違う食べ物を皆で味わったり，雰囲気を感じたりすることができる．行事にちなんだ料理をつくる楽しさを伝えたいものである．行事にちなんだ料理をつくる楽しさを伝えるためには，家族で楽しんでつくる体験が大切である．現在，行事食をつくっている人が自分が子どもの頃行事食を体験したかどうかについて調査したところ，現在，行事食をつくっている人は自分が子どもの頃行事食を体験している割合が高いことがわかる（図11.14）．いま，体験教育の重要性が指摘されている．子どもたちにさまざまな行事やそれにちなんだ料理づくりに参加させたい．すべてに子どもが参加するのがむずかしい場合は，その年齢にあった仕事ができるよう配慮することが大切である．3歳の子どもでは，クリスマスのときの食卓に花を飾ったり，クリスマスツリーの電気をつける役，ナプキンを置く役など，子どもが関わっていることに喜びを感じるような指導が望まれる．

4） 行事食の実際

① 正月：「お正月に供えるお供え餅はなぜ丸いのか」子どもに聞かれて困ったことはないだろうか．なぜ丸いのか．それは，日本人は古くから人の霊魂と穀物の霊魂とを同じものと考えており，穀物の霊魂を形にした円餅（まるもち）を食べることにより人の霊魂が強くなるようにと願ったからであるという．

正月七日を「七日正月（なのかしょうがつ）」といい，朝食に7種類の野菜を入れたお粥や雑炊，いわゆる「七草粥」を食べる．セリ，ナズナ，ゴギョウ，ハコベラ，ホトケノザ，スズナ（かぶ），スズシロ（大根）の七草を用いる（図11.15）．これは，自然界から新しい生命力をもらい，病気にならず，また寿命がのびることを願い行われる．いまは7種類の野菜をセットにして販売されている．

② 節分：節分は，暦が使用される以前の昔の自然暦の時代に，立春が1年の最初の日であるとしたので，その前日の日は大晦日と同じ性格をもつ．地方によっては，節分を「年とり」とか「年越し」という．節分の行事は，五穀の1つである大豆には穀物の霊が宿っていると考え，その霊力により悪霊を退散させることができるとし，豆をまいたことによる．いまは落花生を用いるところが多いが，大豆を煎ってその香りや音を楽しむのもよい．

③ 節供（せっく）：3月3日の雛祭りは，中国で行われていた不浄を払うための禊（みそぎ）といって，川に行き身

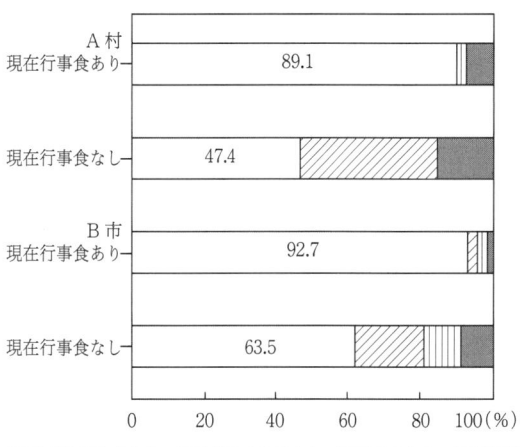

図11.14 現在の行事食の有無と子どもの頃の行事食の有無との関係

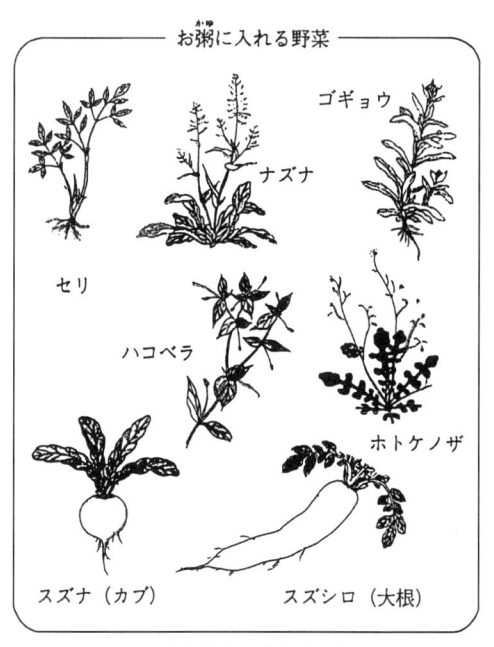

図11.15 春の七草

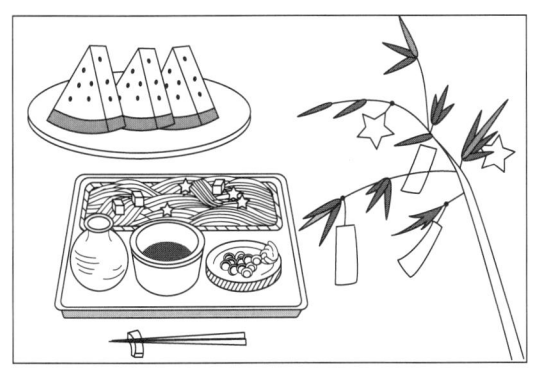

図 11.16 七夕祭りの食事

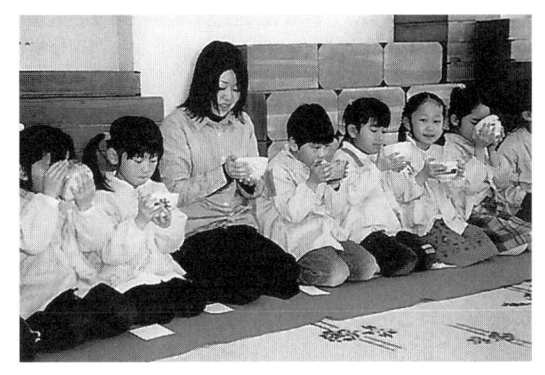

図 11.17 お茶会のようす

のけがれを洗い流し，酒を飲む風習と，日本で行われていた紙人形をつくり，それで体をなで，けがれを移し，海や川に流した風習とが結びついたものである．桃の花，白酒と菱餅は雛祭りに欠かせない．桃は邪気を払うといわれ，桃の花を浮かべたお酒は，白酒が用いられるようになってきた．また，菱餅の紅（アカ），白，緑の三段重ねの色は，桃，白酒，草餅を表すといわれている．「桃の節供」ともいう．幼稚園や保育園では子どもがお雛様をつくる．3歳，4歳，5歳と年齢に応じて，お雛様，雛祭りの由来を話しながら，心はなやぐ食卓をつくってみるとよい．雛祭りを楽しむ食事の献立としては，ちらし寿司やハマグリの吸い物などがよく用いられる．

5月5日は端午の節供で「菖蒲の節供」ともいう．もともとは，邪気払いと物忌みの祭りであったものが，武士の時代になり，「菖蒲」や「勝負」などと音が同じことから，しだいに男の子の節供になったといわれる．この日は，ちまきや柏餅を食べる．ちまきを食べるのは，中国の楚の時代に活躍した政治家の霊をなぐさめるために行った風習といわれている．

④ 七夕：日本では，けがれや災厄を払う禊の行事として行われており，棚機（たなばた）からきた言葉である．機（棚機）すなわち，はたをおりながら神を慰めたところからきている．また中国では，昔から，牽牛星（けんぎゅうせい）は農業の時期を知らせる星，織女星（しょくじょせい）は養蚕や針仕事をつかさどる星とされている．天の川をはさんで別れた牽牛星と織女星が，1年に一度会う日として伝えられている．水に関した行事が多く行われる．七夕祭りの食事の献立としては，天の川に見立てたそうめんを使った物がよく用いられる．色とりどりの短冊の下での食事，にんじんの星形は子どもが喜ぶ（図11.16）．

⑤ お月見：旧暦の8月15日（いまの9月中旬）に，神を祭るいう意味を込めてススキを供え，人と稲の魂を表す団子と季節の果物などを供え，その年の収穫を感謝する．団子や柿，さといも，枝豆などを供えた．昔は月の満ち欠けによって月日を知ったり，農作業を進めたり，祭事を行っていたので，大切な行事であった．

子どもは泥遊びが大好き，泥のお団子のご馳走はどの園でもたくさんつくられている．子どもと一緒に，お月見のおはぎや団子をつくり，ススキを供えてみよう．

⑥ お茶会：お花見の季節や雛祭りのときにお茶会を行うのもよい．日本文化に触れて，楽しむことを目的にしたい．しつけや作法にばかり注意が向かないように気をつけたい．年長組（5〜6歳）では，お菓子や茶碗を運ぶことができる．友だちのためにお菓子や茶碗を運ぶ姿のなかに，喜びと凛々しさが感じられる．

「いただきます」，「ありがとうございます」や「ごちそうさまでした」という言葉を子どもが自然に言えるようになる．心を形にあらわすことの喜びを子どもは学ぶようである．

参 考 図 書

1) 愛育病院：愛育病院の安産レシピ，主婦の友社，2002．
2) 青木菊麿編：小児栄養学，健帛社，1999．
3) 足立己幸ほか：ご飯大好き，大日本図書，2000．
4) 今村榮一：新々版 育児栄養学－乳幼児栄養の実際－，日本小児医事出版社，1999．
5) 岩井広實ほか：日本年中行事百科，河出書房新社，1997．
6) 江田節子：幼児のう蝕に関連する生活習慣とその因子．小児保健研究，**60**（6）：757-763，2001．
7) 科学技術庁資源調査会：五訂 日本食品標準成分表，大蔵省印刷局，2000．
8) かこさとし：たねからめがでて，童心社，1981．
9) 加藤忠明・原口宗之編：図説小児保健，健帛社，1996．
10) 金子芳洋・千野直一監修：摂食・嚥下リハビリテーション，医歯薬出版，1998．
11) 金子芳洋編：食べる機能の障害―その考え方とリハビリテーション―，医歯薬出版，1987．
12) 川井 尚編：新版・乳幼児保健指導，小児保健シリーズ55，日本小児保健協会．
13) 川越 厚・松岡 恵：妊娠から出産まで，婦人之友社，1994．
14) きくちともこ：グリーンマットのピーマンクン，岩崎書店，1985．
15) 健康・栄養情報研究会編：第六次改定 日本人の栄養所容量 食事摂取基準，第一出版，1999．
16) 健康・栄養情報研究会編：第六次改定 日本人の栄養所容量 食事摂取基準の活用，第一出版，2000．
17) 児玉 省・中村 孝監修：小児の問題行動，医歯薬出版，1992．
18) 五島雄一郎監修：食事指導のABC，日本医師会，1991．
19) 小永井道子：おかあさんといっしょに はしのもちかた，偕成社，1997．
20) 坂本元子編：子どもの栄養・食育ガイド，医歯薬出版，2001．
21) 真田幸一・土井正子ほか：ラクトスクロースの摂取が妊娠の腸内菌叢・糞便腐敗産物・糞便揮発性脂肪酸・糞便性状に及ぼす影響．母性衛生，**34**（1）：25-33，1993．
22) 少年写真新聞社：きゅうしょくニュース1月号（第196号付録），少年写真新聞社，2001．
23) 砂田登志子：今こそ食育を，法研，2000．
24) 竹村 望ほか：新衛生学の基礎，相川書房，1996．
25) 食べ物文化編集部：子どもと学ぶ食べ物食べ方，芽ばえ社，1997．
26) 辻山タカ子監修：0歳から3歳のしつけ，成美堂出版，2000．
27) 土井正子：妊娠中のミネラル摂取．周産期医学，**27**（4）：463-469，1997．
28) 土井正子：貧血妊娠への栄養指導．母性衛生，**38**（1）：3-10，1997．
29) 土井正子・中林正雄：女性の食生活の妊婦・胎児への影響．周産期医学，**31**（2）：201-206，2001．
30) 土井正子・長澤伸江ほか：妊娠悪阻患者の食事摂取状況―嗜好度と受容度との関係―．母性衛生，**29**（3）：310-319，1988．
31) 中村博志：重症心身障害児（者）の実態とその分析．重症心身障害研究会誌，**14**（2）：26-45，1989．
32) 中村博志ほか：摂食障害を有する重症心身障害児に対しての摂食訓練の試み．厚生省精神・神経研究委託費，1996年度研究報告書．
33) 和 秀雄編：どうぶつの妊娠，出産，子育て，メディカ出版，1999．
34) 日本学校保健会：平成10年度児童生徒の健康状態サーベイランス事業報告書2000．
35) 日本給食指導協会編：新 喜ばれた集団給食献立1，2，第一出版，1998．
36) 日本小児保健協会：小児保健研究，**60**（2），2001．
37) 日本小児保健協会：小児保健研究，**60**（6），2001．
38) 日本小児保健協会：幼児健康度調査報告書 平成12年度．
39) 馬場一雄・中村博志監修：小児保健学，日本小児医事出版社，1999．

40) 平山宗宏編：小児保健，日本小児医事出版社，1998．
41) 平山宗宏ほか：母子健康・栄養ハンドブック，医歯薬出版，2000．
42) 藤沢良知：子どもの食育を考える，第一出版，1997．
43) 堀内誠一：ちのはなし，福音館書店，1978．
44) 堀口貞夫ほか：乳化オリゴ糖摂取による出産直後の女性の排便回数及び便性に対する影響．母性衛生，**36**(4)：437-442, 1995．
45) 堀口雅子ほか：妊娠・授乳期の食事，医歯薬出版，1994．
46) 母子衛生研究会編：改定・離乳の基本（理論編），母子保健事業団，1998．
47) 母子衛生研究会編：改定・離乳の基本（実際編），母子保健事業団，1998．
48) 水野清子：保育所における離乳の進め方に関する提言．日本子ども家庭総合研究所紀要，**34**：173-181, 1998．
49) 向井美惠編著：乳幼児の摂食指導，医歯薬出版，2000．
50) 武藤静子監修：新版・小児栄養―理論と実習―，相川書房，1997．
51) 武藤静子編著：ライフステージの栄養学―理論と実習―，朝倉書店，1999．
52) 森永良子：情緒の発達と障害，医歯薬出版，1998．
53) 文部科学省：平成12年度学校保健統計調査報告書，財務省印刷局，2001．
54) 文部省：学校給食指導の手引き，慶應義塾大学出版会，1992．
55) 文部省：思春期における生徒指導上の諸問題―中学校編―，大蔵省印刷局，1974．
56) 文部省：思春期における生徒指導上の諸問題―高校編―，大蔵省印刷局，1974．
57) 文部省：児童の理解と指導，財務省印刷局，1982．
58) 山口規容子・水野清子：育児にかかわる人のための小児栄養学，診断と治療社，2001．
59) 山崎文雄：保育所におけるこどもの食生活指導，第一出版，1979．
60) 横山英世，野崎貞彦，中村博志ほか：重症心身障害児（者）の生存分析と予後について．厚生の指標，**46**(5)：3-8, 1996．

索　引

●ア行
IUGR　36
遊び食い　125
アトウォーター係数　15
アミノ酸価　15
アルコール　10
アレルギー反応　11

育児不安　102
育児文化　101
意識障害　96
異食　101, 104
5つの領域　118
胃内滞留時間　73
EPA　16, 37
いもおよびでん粉類　28
インスリン療法　43

ウイルス感染症　54
ウェルシュ菌　33

永久歯　14
エイコサペンタエン酸　16, 37
衛生　122
HFD児　36, 44
HTST法　31
栄養給与目標　108
栄養教育　110
栄養・食生活指導の教材　117
栄養・食生活の指導計画　117
栄養・食生活の指導内容　118
栄養所要量　18, 20
栄養比率　43
AFD児　36
SFD児　36
ADHD　104
LD　104
LTLT法　31
嚥下機能　13

黄色ブドウ球菌　33
嘔吐　40, 97
お茶会　129
お月見　129
お手伝い　123
お弁当　73
おやつ　122

●カ行
外呼吸　11
外食産業　127
過飲　101
学習障害　104
学童期　4, 82
果実類　29
過剰体重増加　44
過食　88, 101, 103, 104
ガス交換　11
学校給食　89
　──の栄養基準と食品構成　90
　──の実施状況　91
過敏　107
過保護　104
かみごたえ　72
間食　72, 86
完全給食　91, 109
カンピロバクター　33

奇形　38
機嫌　96
規則授乳法　53
基礎代謝基準値　19
喫煙　10
機能性食品　32
きのこ類　29
給食管理　109
給食指導　89
吸啜運動　12
吸啜反射　11, 102
胸囲　4
協応運動　103
行事食　128
共食　127
魚介類　29
極小未熟児　10
極低出生体重児　36
拒食　87, 101
巨大児　4, 35, 36, 44
許容上限摂取量　18

空腹感　74

計画出産　10
けいれん　96
血液循環　10
欠食　85
血清脂質　126
下痢　97
嫌悪食品　39
健康づくりのための食生活指針　24

健康日本21　25
高温短時間殺菌法　31
口腔機能の発達　69
口唇を閉じることの大切さ　107
口内の清潔　76
呼吸機能　11
呼吸困難　96
穀類　28
孤食　85, 118
五大栄養素　15
骨粗鬆症　85
コレステロール　42
献立例
　非妊時　48
　妊娠期・授乳期　49
　離乳期　65
　1〜2歳児　77
　3〜5歳児　78
　お弁当　79
　間食　79
　小学生1日分　91
　中学生1日分　93
　保育所給食　114

●サ行
栽培　124
サルモネラ菌　32
3色の食品群　27, 121
残食の防止　110

自我の芽生え　75
脂質所要量　21
思春期　4, 82
姿勢　123
GDM　43
児童福祉施設　108
自閉性障害　104
脂肪酸　16
重症心身障害児　106
終末殺菌法　56, 64
主菜　121
種実類　29
主食　120
受精　3
受胎　3
出生体重　4, 35
授乳　53, 54, 112
循環機能　10
消化管栄養　102

消化吸収機能　11
正月　128
上口唇の重要性　106
少子化　10
少食　125
情緒障害　104
常同行動　102
除去療法　77
食塩の過剰摂取　41
食塊を入れる場所　107
食教育　117
食具（食器）食べ　14
食行動　104, 105, 117
　──の自立　69
食事計画　110
食事態度　118
食指導　117
食事の道具　123
食習慣　117
　──の基礎づくり　69
食事例
　　下痢のとき　97
　　便秘のとき　98
　　風邪のとき　99
食生活　117
食生活指針　24
食中毒　32, 110
食品交換表　43
食品構成　20, 24, 112
食品の一次機能　26
食品の二次機能　26
食品の三次機能　27
食品の組み合わせ　71
食文化　127
食物アレルギー　76
食物抗原除去試験　76
食物繊維　45, 47
食物繊維摂取量　43
食欲　96
食欲不振　103
初経　83
初乳　52
自律授乳法　53
神経管閉鎖障害　38
神経性過食症　88
神経性食欲不振症　87
人工栄養　55
新・食生活指針　26
心身症　105
身体活動量の増加　75
身体発育調査　7
身長　4
身長体重曲線　8

水分摂取　107
水分補給　71
水溶性ビタミン　19

ステロール類　16

生活活動強度　19, 21
生活習慣　117
生活習慣病の予防　118
生活リズム　75, 118, 121
精神的なストレス　75
生体リズム　121
精通　83
成乳　53
青年期　4
生物価　15
生理機能　10
摂食機能　11
摂食訓練　106
摂食障害　10, 87, 105
節分　128
セレウス菌　33
全身症状　96
先天性代謝異常症　56

藻類　29
咀嚼機能　13, 125

●タ行
第一呼吸（うぶ声）　11
第一次急伸期　4
ダイエット　10, 35, 87
ダイオキシン　47
体温　12
胎芽　3
胎教　101
体重　4
体重増加量　35
第二次急伸期　4
第二次性徴　82, 83, 105
胎盤　36
胎盤栄養　102
胎盤早期剥離　38
脱水（症）　96, 97
多動障害　104
七夕　129
食べず嫌い　74
卵類　30
端午の節供　129
単純脂質　16
誕生　3
炭水化物　16
たんぱく質　15
　──の蓄積　70
たんぱく質所要量　21

注意欠陥　104
腸炎ビブリオ　32
腸管出血性大腸菌 O-157 感染症　33
超高温減菌法　31
朝食　121

朝食の欠食　71, 86
調製粉乳　55
超低出生体重児　36
腸内細菌叢　69
調乳　56, 110
調理の目的　26
調理法　26
　──の工夫　76
治療食　108

つわり　3, 36, 38

DHA　16, 37
低温殺菌法　31
低血糖対策　43
低出生体重児　4, 35, 36, 37
手づかみ食べ　13
鉄強化食品　41
鉄欠乏性貧血　85, 126
伝統的食文化　118

頭囲　4
糖質　16
糖尿病　43
糖負荷テスト　43
特定保健用食品　32
ドコサヘキサエン酸　16, 37

●ナ行
内呼吸　11

肉類　30
二分脊椎　38
日本型食生活　120
日本人の三大アレルゲン　76
乳歯　14
乳児期　4
乳児ビタミン K 欠乏性出血症　54
乳児ボツリヌス菌感染症　33
乳汁摂取　12
乳幼児期　51
乳幼児の摂食行動　12
乳類　30
妊娠悪阻　38
妊娠性鉄欠乏性貧血　40
妊娠中毒症　35, 41, 42, 44
妊娠糖尿病　35, 43, 44

盗み食い　104

年中行事　119, 127
年齢別食事指導計画　119

●ハ行
排泄　122
排泄機能　11
排尿　11

索引

排便　11
HACCP　34
パーセンタイル値　7
発育　3
発達　3
発達援助　106
発達障害　104
発熱　96
歯みがき　76
早食い　104

BMI　35, 36
被虐待児　104, 106
ビタミンA剤過剰症　70
ビタミン摂取基準　23
ビタミンD剤過剰症　70
雛祭り　128
非ヘム鉄　40
肥満　75, 86, 126
肥満度　8
病原性大腸菌　33
貧血　37, 87, 126

複合脂質　16
副菜　121
副食給食　109
不登園　104
不登校　104
プロテインスコア　15

ベビーフード　62
ヘム鉄　40
偏食　74, 86, 104, 119, 125

便秘　99

保育所保育指針　118
保健食　108
母子相互作用　102
補食給食　91
ホスピタリズム　103
母性喪失症候群　102
母性の喪失　101
ボツリヌス菌　33
哺乳　13
母乳栄養　51
母乳性黄疸　54
母乳の問題点　54
哺乳反射　11
母乳分泌　46

●マ行
豆類　28
満腹中枢　45

味覚　125
未熟児　4
ミルク給食　91

無機質　17, 18
無機質（ミネラル）摂取基準　22
無菌操作法　56, 64
無尿　96
むら食い　125

免疫反応　11

盛りつけ　72

●ヤ行
野菜類　29
夜食　86, 126
やせ　35

UHT法　31
油脂類　31
豊かな食経験　74
指しゃぶり　101, 102

幼児期　4, 69
幼児食　112
幼児に適した生活のリズム　71
幼稚園教育要領　118

●ラ行
卵価　15

離乳　54, 112
　——の基本　58
　——の進め方　59
離乳期　13
離乳食　62, 111
　——の回数　111

冷凍母乳　110

●ワ行
和風料理　72

編著者略歴

武藤静子(むとうしずこ)

1910年　茨城県に生まれる
1933年　日本女子大学校卒業
　　　　日本総合愛育研究所（現・日本子ども家庭総合研究所）
　　　　栄養部長，日本女子大学家政学部教授を経て
現　在　日本女子大学名誉教授
　　　　日本子ども家庭総合研究所研究顧問
　　　　医学博士

小児栄養学　　　　　　　　　定価はカバーに表示

2003年 2月10日　初版第1刷
2005年 4月20日　　　第4刷

編著者　武　藤　静　子
発行者　朝　倉　邦　造
発行所　株式会社　朝倉書店
　　　　東京都新宿区新小川町6-29
　　　　郵便番号　　１６２-８７０７
　　　　電　話　03(3260)0141
　　　　ＦＡＸ　03(3260)0180
　　　　http://www.asakura.co.jp

〈検印省略〉

© 2003〈無断複写・転載を禁ず〉　　中央印刷・渡辺製本

ISBN 4-254-61041-6　C 3077　　Printed in Japan

前日本女大 武藤静子編著	好評の旧版の全面改訂版。各ライフステージにおける栄養の基礎知識に実習用献立を加えて平易に解説。〔内容〕医学／栄養学・栄養管理／妊娠・授乳期／乳児期／幼児期／学童期／思春期・青年期／成人期・中高年期／高齢期／食事／食生活指針
新版 ライフステージの栄養学 ―理論と実習―	
61042-4 C3077　Ｂ５判 152頁 本体2800円	

前日本女大 門倉芳枝・日本女大 江澤郁子・ 小田原女短大 麻見直美・前日本女大 青島郁子著 日本女子大学家政学シリーズ	好評の「食物学」の全面改稿版。新版では，人間の健康と食物の関連にスポットをあて，現在の食生活の問題点をわかりやすく解説した。〔内容〕日本人の食生活における課題／栄養素のはたらき／食品のえらび方／栄養素のとり方／食物と病気
新版 食　　物　　学	
60538-2 C3377　Ａ５判 152頁 本体2800円	

前日本女大 加藤　翠編著 日本女子大学家政学シリーズ	小児栄養の基礎知識と実際の現場で役立つよう関連技能を含めて平易に解説。〔内容〕小児栄養実習の意義／実習計画と実習の場所の設営／献立／調理の基本／調乳／離乳／幼児食／保育所給食／行事の食生活／児童収容施設の給食／給食管理
小　児　栄　養　実　習	
60537-4 C3377　Ａ５判 200頁 本体2900円	

実践女短大 藤沢良知監修	大学・短大生および栄養士などを主対象に，健康管理や栄養指導のさいに必要な「基本的な用語」について，解説と図表を見開きの形で記述し，わかりやすく解説。〔内容〕栄養指導・食生活診断の指標／対象別栄養指導／健康指導／休養指導
キーワード　栄　養　指　導	
61033-5 C3077　Ｂ５判 176頁 本体3700円	

鈴峯女短大 青木　正編著	好評の教科書を食品標準成分表の改訂に準拠。〔内容〕総論(食品の分類，食品成分表，食品成分および嗜好成分とその変化，物理的特性，官能検査，食品の機能性)／各論(植物性・動物性食品，甘味料・調味料・香辛料・嗜好品，発酵食品，他)
新食品学総論・各論	
61040-8 C3077　Ａ５判 304頁 本体4000円	

農工大 高橋幸資・前農工大 和田敬三編	1960年以来多くの読者を得てきた「食品学実験法」の２度目の大改稿をさらに改訂。〔内容〕栄養成分実験／食品組織鑑察／嗜好性の実験／酵素の実験／クロマトグラフィー／簡易鑑別試験／実験のための基礎(実験器具と操作，他)
新食品学実験法（改訂版）	
61034-3 C3077　Ａ５判 224頁 本体3400円	

前岡山大 緒方正名・川崎医療福祉大 藤井俊子編著	大学・短大生向けのテキスト。〔内容〕序論／食品衛生行政／食品衛生関係法規／食品と微生物／食品と感染症、寄生虫および衛生動物／食品の変質と変質防止対策／食中毒／有害物質による食品汚染／食品添加物／付録
食　品　衛　生　学 ―食品の安全性と衛生管理―	
61038-6 C3077　Ａ５判 196頁 本体3000円	

名古屋女大 福田靖子編著	人にとって"食べる"とは何かを多方面からとらえ、現在の食の抱える問題と関連させ、その解決の糸口を示そうとする、好評の学生のための教科書。第２版。〔内容〕現代の食生活／食の文化／食料と食生活／これからの食生活
食　生　活　論（第２版）	
61036-X C3077　Ａ５判 164頁 本体2600円	

中部大 野口　忠編著	栄養学の基礎的な領域は，分子生物学，細胞生物学，生物学，化学，生物化学，医学，食品科学，食品工学といった広い範囲にわたっており，その学習・研究には多くの領域の辞書を必要としている。本書は，これらの基礎栄養学領域の用語，約14000語について基本的事項である定義(化学物質についてはその構造，分子量など，食品については学名など)を中心に，必要な情報を一冊に簡潔にまとめた五十音順の辞典で，栄養学の学習・研究に必携の書である。対応する英和索引も充実
栄　養　・　生　化　学　辞　典	
43075-2 C3561　Ａ５判 788頁 本体24000円	

茨城キリスト教大 五十嵐脩監訳	定評あるオックスフォードの辞典シリーズの一冊"Food&Nutrition"の翻訳。項目は五十音配列とし読者の便宜を図った。食品，栄養，ダイエット，健康などに関するあらゆる方面からの約6000項目を選定し解説している。食品と料理については、ヨーロッパはもとより、ロシア、アフリカ、南北アメリカ、アジアなど世界中から項目を選定。また特に、健康に関心のある一般読者のために、主要な栄養素の摂取源としての食品について、詳細かつ明解に解説されている
オックスフォード辞典シリーズ **オックスフォード 食品・栄養学辞典**	
61039-4 C3577　Ａ５判 424頁 本体9500円	

上記価格（税別）は 2005 年 3 月現在